public
hospitals

公立医院采购管理实务

中国医学装备协会采购分会系列丛书

Procurement Management Practice of Public Hospitals

全国40余家三甲医院采购管理、医学装备、后勤保障、财务、纪监审等领域专家 倾力奉献

主编 林 青

副主编 董政军 王宏斌 彭丽娟 晏 妮

主审 李天庆 刘 庆

华中科技大学出版社
http://press.hust.edu.cn
中国·武汉

编委会成员名单

- 主　编：林　青（武汉大学人民医院/湖北省人民医院）
- 副主编：董政军（上海市第一妇婴保健院/同济大学附属第一妇婴保健院）
  - 王宏斌（华中科技大学同济医学院附属同济医院）
  - 彭丽娟（四川大学华西第二医院/华西妇产儿童医院）
  - 晏　妮（武汉大学人民医院/湖北省人民医院）
- 主　审：李天庆（国家心血管病中心/中国医学科学院阜外医院）
  - 刘　庆（山东大学齐鲁医院）
- 主要参编人员：（按姓氏笔画排序）
  - 王　伟（华中科技大学同济医学院附属同济医院）
  - 王俊峰（内蒙古医科大学第二附属医院）
  - 王舜娟（北京大学第三医院）
  - 支　新（华中科技大学同济医学院附属协和医院）
  - 尹　娟（山东第一医科大学第一附属医院/山东省千佛山医院）
  - 包安裕（武汉大学人民医院/湖北省人民医院）
  - 吕　明（解放军总医院）
  - 曲　鸿（大连医科大学附属第二医院）
  - 朱　敏（武汉大学人民医院/湖北省人民医院）
  - 朱子寒（江苏省人民医院/南京医科大学第一附属医院）
  - 朱毅钧（武汉大学人民医院/湖北省人民医院）
  - 朱晓燕（河南省人民医院）
  - 任艳鸿（哈尔滨医科大学附属第一医院）
  - 刘锦初（浙江大学医学院附属邵逸夫医院）
  - 刘麒麟（四川大学华西医院）
  - 米永巍（中部战区总医院）
  - 孙冬杰（华中科技大学同济医学院附属同济医院）

编委会成员名单

李　宁（西安交通大学第一附属医院）

李　佳（内蒙古医科大学第二附属医院）

李　静（郑州大学第一附属医院）

李玉丹（国家心血管病中心/中国医学科学院阜外医院）

李雪芳（四川省医学科学院/四川省人民医院）

李晶慧（上海申康医院发展中心）

杨　昕（四川省八一康复中心/四川省康复医院）

杨　姣（四川大学华西第二医院/华西妇产儿童医院）

吴　慧（武汉儿童医院）

何　伟（空军军医大学第一附属医院）

谷　玮（中国科学技术大学附属第一医院/安徽省立医院）

宋承木（山东大学齐鲁医院）

沈　兵（上海申康医院发展中心）

张　平（江苏省人民医院/南京医科大学第一附属医院）

张冬雪（四川大学华西医院）

陈　钢（武汉大学中南医院）

陈　菁（武汉大学中南医院）

范医鲁（山东第一医科大学第一附属医院/山东省千佛山医院）

罗跃权（陆军军医大学第一附属医院）

金　涛（连云港市第一人民医院/徐州医科大学附属连云港医院）

周　琴（四川省第二中医院/四川省中医研究所）

周朝华（深圳市人民医院）

孟珂羽（国家心血管病中心/中国医学科学院阜外医院）

胡伟标（浙江省台州医院）

钟　园（武汉大学人民医院/湖北省人民医院）

编委会成员名单

序 1

公立医院是我国医疗服务体系的主体。在新的发展阶段，为了更好地满足人民日益增长的医疗卫生服务需求，党中央、国务院提出了推动公立医院高质量发展的重大任务，要求强化体系创新、技术创新、模式创新、管理创新，实现公立医院发展方式从规模扩张转向提质增效，运行模式从粗放管理转向精细化管理，资源配置从注重物质要素转向重视人才技术要素。

近年来，中央及地方财政不断加大对公立医院的财政投入力度。随着医改持续向纵深推进，医疗、医保、医药"三医"联动更加协同、深化，从某种程度来说，公立医院的采购管理水平是衡量医院经济管理精细化程度的一个重要标志，直接影响着医院的运行效率和内部控制建设。如何在确保医疗质量的前提下进一步加强采购管理，在开源节流和降低成本的同时杜绝人为疏漏和舞弊，以合规的方式、合理的价格，高效采购到优质的医学装备，保障公立医院的高质量发展，成为对实践具有重要意义的研究课题和重点工作。

中国医学装备协会以"提升医疗机构服务能力，推动医学装备产业发展"为使命，组织和团结全国医学装备工作者，围绕国家卫生健康发展与改革大局，发挥桥梁纽带作用，推动"产学研用"协同交流。中国医学装备协会高度重视公立医院高质量发展的转型探索和经验赋能，特别是将医学装备管理的科学化、规范化、精细化建设作为其重要工作而不懈努力。

中国医学装备协会采购分会副会长武汉大学人民医院采购与招投标管理中心林青主任在临床医学教育管理领域深耕多年，近年来从事医学工程和采购管理工作，承担国家级继续教育项目，组织开展采购规范化管理培训，深受同行好评。

在此基础上，她组织全国40余家公立医院的专家及相关领域的专家撰写了《公立医院采购管理实务》一书，为行业提供了系统的学习资料和可借鉴的实用经验。适逢《中华人民共和国政府采购法》颁布20年，《中华人民共和国政府采购法（修订草案征求意见稿）》公开征求意见，希望本书的出版能促进公立医院采购规范化管理，助力公立医院高质量发展。

中国医学装备协会理事长　侯岩

2022 年 9 月

序 2

公立医院（以下简称医院）采购管理工作是医院医疗水平的重要保障，是有效提升医院成本控制水平、医院管理能力的关键环节，在推动医院高质量的发展中发挥着不可替代的作用。随着国家医疗改革的深入推进、新政新规的相继出台，医院应全面强化依法采购，完善内控管理，补短板、堵漏洞，进一步提升采购管理的政策性、科学性和时效性。本书依据目前医院采购管理现状，针对医院采购管理职能多样化、岗位风险、负责人轮岗频繁、审计巡视巡察常态化等问题，以加强医院采购能力建设，提升医院招标采购从业人员的履职能力，提高医院采购规范化管理水平，推动以采购管理健康发展为目标，由武汉大学人民医院采购与招投标管理中心林青主任牵头，中国医学装备协会采购分会（以下简称分会）全力支持，各大三甲医院管理负责人、从事采购管理的专家和领导、行业采购大咖共同参与，从几个方面阐述医院采购管理机制、规范和流程，是目前市场为数不多的医院采购管理类实操书籍。

分会采购规范化培训部于 2021 年的 4 月和 7 月分别在武汉、西安举办了两期招标采购工作能力培训班，得到了专家、学员、协会以及社会各方的热烈反响和高度好评，年底申报以"招标采购工作规范化管理培训"为题的国家级继续医疗教育项目，在 2022 年 2 月正式获批。这两期的培训班实用性强、专业度高，在行业内产生了广泛影响，市场需求强劲。本书是由参与培训的授课老师将多年积累的采购管理经验提炼而成。

本书为中国医学装备协会采购分会系列丛书，分会以"服务政府、服务行业、服务会员"为宗旨，聚焦医学装备采购管理，竭力为政府、医疗机构、科研院所、生产与经营企业搭建沟通桥梁，发挥全产业链交流、合作、共享、服务的平台作用，推动行业高质量发展。分会将在供应链采购各环节进一步探讨国家新政新规下的创新管理，推动行业采购管理的标准制定，营造采购规范化、流程化、专业化的行业氛围，将采购管理作为推动医院高质量发展的重要动力。

中国医学装备协会采购分会会长　于清明

2022 年 9 月

序 3

随着我国医疗体制改革的不断深化、医疗市场竞争逐渐加剧，医院的生存和发展正面临前所未有的挑战。医院采购管理是医院运营管理中的重要环节，其管理能力与水平的高低直接影响着医院采购成本和资金的使用效益，对医院提质增效降本、高质量发展有着重要的意义。

众所周知，医院采购是日常开展的重要经济活动，采购品类繁多，涉及领域广泛，采购项目属性齐全，采购方式多样。医院采购管理是一项政策性、专业性、风险性于一体的复合型管理工作，需要从事采购管理的工作人员具备良好的职业素养、扎实的理论功底、丰富的实践经验。

由于从事医院采购管理的同仁们日常工作忙碌、压力大，很难有时间静下心来梳理、思考与总结，进而鲜有关于医院采购管理的系统性书籍供大家学习参考。有鉴于此，来自全国 40 余家公立医院的采购管理、医学装备、后勤保障、财务、纪监审等领域的专家，根据自身从事的工作岗位、工作经历，挤出时间，从不同的视角细致梳理、认真撰写本书，现推荐给大家。

本书理论体系完整、内容丰富、案例精彩，通过理论与实践相结合，系统地向读者介绍了全国 40 余家公立医院采购管理先进的管理理念、有效的运作方法和成功的经验。全书共四篇十三章五十一节，涵盖了医院采购管理体系建设、采购业务流程规范化管理、采购管理内部控制及评价体系建设，以及信息化在采购管理实践中的应用等内容。同时，还设置了"采购管理常见问题解答"等内容，就医院采购项目执行过程中遇到的问题简明扼要地做了解答。加上附录所包含的国内多家医院采购管理相关制度、流程及采购管理常用法律法规等内容，极大地增强了本书的操作性和实用性。如果你是刚刚转岗到采购管理岗位的新人，那么请把本书放在案头，相信它可以为你提供专业的理论指导；如果你已经从事采购管理工作多年，相信它也可以帮助你将实践之后的收获加以升华。

　　本书的出版不仅为医院采购管理从业者拓展了思维，建立了学习交流的平台，也为开展采购管理继续教育培训提供了理想教材，更是全国 40 余家医院采购管理工作者为纪念《政府采购法》颁布 20 周年的献礼。

武汉大学人民医院
湖北省人民医院　　院长
2022 年 9 月

凡 例

【宗旨】

本书系在深化医药卫生体制改革背景下，全国多家知名医院在采购管理方面的实践分享。本书主要探讨在依法合规的前提下，如何从采购业务管理、采购内部控制管理视角构建公立医院采购管理体系，通过加强对采购工作全方位、全流程的规范化管理，以保证采购质量，提高采购效率和医院的资金使用效益，以期对其他公立医院采购管理从业人员正确理解和把握采购政策、规范采购行为提供理论与实践指导。

【内容与结构】

本书分四篇，分别从总论、医院采购业务流程规范化管理、医院采购管理内部控制与评价体系建设探讨、医院采购信息化建设这四个方面进行深入阐述。同时还提供了医院采购管理相关制度、流程、示范文本供参考。

【体例说明】

一、含义

医院：本书所指的医院是在中华人民共和国境内，政府举办的纳入财政预算管理的公立医院。

业务归口管理部门：为采购项目的承办部门，负责管理职能范围内采购项目的有关事宜，主要负责项目立项、预算申报、采购需求管理和履约验收评价等工作。

采购归口管理部门：各医院指定某一内设机构为采购业务归口管理部门，具备条件的也可单独设立专门机构，配备专职人员，负责医院采购活动的组织实施和沟通协调等相关工作。

采购人代表：本书所指的采购人代表，是指受医院委托，代表医院参与评审、发表意见和确认有关事项的人。

二、简称

《中华人民共和国政府采购法》：全文简称《政府采购法》。

《中华人民共和国政府采购法实施条例》（国务院令第 658 号）：全文简称《政府采购法实施条例》。

《中华人民共和国招标投标法》：全文简称《招标投标法》。

《中华人民共和国招标投标法实施条例》（国务院令第 613 号）：全文简称《招标投标法实施条例》。

《中华人民共和国民法典》：全文简称《民法典》。

目 录

附录

后记

第一篇 | 总 论

Y I

第一章
医院采购管理

第一节　医院采购管理概述

一、医院采购管理的概念

1. 医院采购定义

采购作为组织从外部获取资源的行为，是生产活动的初始环节。医院采购活动的出现是由其运营需求引起的，其目的是维持自身良好的运营与发展，持续向社会公众提供优质的医疗服务。2002 年，国家财政部颁布《政府采购法》，提出事业单位需在法律法规约定的统一规则下组织政府采购活动。

基于国家法律规定，医院采购是指医院使用纳入预算管理的资金，以合同形式有偿取得所需货物、工程与服务的行为，包括购买、租赁、委托、雇用等。

2. 医院采购管理定义

采购管理，是指对采购计划下达、执行、验收、入库、结算以及采购资料归档的全过程进行管理。

医院采购管理，是指医院为了满足医疗、科研、行政、教学（有些高校附属医院还肩负临床教学）等工作需求，对医院采购活动全过程进行组织、实施与控制的管理过程。

二、医院采购管理总目标及其影响

1. 医院采购管理总目标

采购管理的总目标，是在依法合规地组织实施采购活动的前提下，尽可能地控制成本费用，提高采购管理质量和效率，提升整体资金使用效率，防范采购活动中出现的各种风险，预防腐败，促进廉政建设。

2. 医院采购管理总目标的影响

（1）对医疗服务质量的影响。在排除医生个体差异的前提下，医疗服务质量与采购的医疗设备、医用耗材、试剂、药品的质量紧密相关，两者呈现较强的正相关关系。采购管理中，选择正确的采购策略，可以选择良好的供应商与产品，从而有效提高医院的医疗服务质量。

（2）对医院运营成本的影响。采购成本是医院运营成本的重要组成部分，两者通常呈现较强的正相关关系。采购管理中，预算的科学编制与执行往往会给医院整体运营成本的降低带来积极影响。

（3）对资金使用效益的影响。采购需要占用医院大量的流动资金、库房场所，通过科学的采购管理能有效联结医院与资源市场，使医院的资金流动处于健康高效的运转模式，以提升医院资金的使用效益。

第二节　医院采购的特点及原则

一、医院采购的特点

医院采购应坚持质量优先、价格合理、阳光操作、严格监管的原则，涵盖采购预算与计划、采购需求申请与审批、采购活动组织实施、合同签订、履约验收、答复询问质疑、配合投诉处理等方面的内容，有着如下特点。

1. 采购执行规范性

医院对其采购活动依托法律及制度手段进行约束，通过相关采购法律法规、规章制度以及工作细则来规范自身采购活动。与其他类型单位的采购相比，除《政府采购法》外，国务院、发改委、财政部、国家各级卫生管理行政部门、地方政府还颁布了诸多规范医院采购活动的法律文件、政策法规，以推进医院采购工作朝着更好的方向发展。

2. 采购内容专业性

医院采购货物种类繁杂、数量众多，采购对象通常涉及医学、药学、热学、电学、力学、电磁学、声学、光学、机械学、材料学、信息技术等多学科。从相对简单的心电图机到凝聚高精尖技术的超声诊断仪、CT、DSA、MRI、PECT、直线加速器等，都是不同领域的技术合成。医院采购不同于一般的采购活动，医疗设备关系到患者的生命安全，只有保证医疗设备的质量，才能增加医院工作的安全性，保障人民群众的身体健康和患者的医疗安全。因此，相较其他组织的采购，医院采购内容呈现出显著的特殊性与专业性等特点。

3. 采购范围广泛性

较之以往，医院采购范围一改"单调作风"，其采购标的物不再仅仅局限于医疗设备、医疗耗材、药品、试剂等。采购范围已经延伸到医院的各个领域，如安保服务、消防设施维护保养、物业管理、医疗废物转运处理、医用被服租赁洗涤、工程造价咨询、法律咨询等。由于采购数量多，渠道复杂，同时加上医疗机构的特殊性与专业性，大大增加了采购工作的难度。

二、医院采购的原则

1. 集中采购原则

医院采购业务应集中管理，有条件的医院可以成立业务归口管理部门和采购归口管理部门，明确分工，由专人负责，避免医院内部多部门管理，以提高采购效率，降低采购成本。

2. 预算管理原则

医院所有的采购活动，无论何种资金来源，均需纳入医院财务预算和成本核算，实行统一计划管理。医院采购应按照批准的预算和计划执行，无计划不预算，无预算不采购。未执行采购程序的项目，财务部门不予付款。

3. 公平竞争原则

采购人在各采购程序环节中一视同仁地给予供应商平等竞争的机会，并使其享有同等的权利和义务，不得设置或者变相设置不合理的条件限制和排斥潜在供应商。除单一来源外，原则上应有 3 家（含）以上供应商参与采购活动，根据采购文件，最终确定中标（成交）供应商。

公平竞争原则主要体现在两个方面：一方面，机会均等，即潜在供应商具有均等的竞争机会；另一方面，各方权利、义务平等，即采购人和所有供应商之间权利、义务均衡并合理承担民事责任。

4. 公开透明原则

采购的信息，包括采购意向、采购公告、采购文件、采购结果和监督处罚信息等，应当在医院或省级以上政府采购监督管理部门指定的媒体上及时向社会公开发布，但涉及国家秘密、商业秘密的信息和依法不得公开的个人信息除外。根据采购方式的不同，采购信息公开的渠道、期限、内容不同，医院的所有采购活动应该按照国家及医院的相关政策法规要求将采购信息公开。

5. 公正廉洁原则

采购人依法设定科学、合理和统一的程序、方法及标准，真正择优确定供应商，不倾向、不歧视、不排斥，保证各供应商的合法平等权益。采购管理人员必须严格执行采购管理相关制度及工作流程，廉洁自律，公平公正，主动接受监督。

6. 诚实信用原则

诚实信用是市场经济的基石，也是采购活动的基本原则。采购当事人在采购活动和履行合同中应当以守法、诚实、守信、善意的意识和态度行使权利和履行义务，不得弄虚作假，不得串标、围标和恶意竞争，在追求自己合法利益的同时不得损害医院的合法利益和社会利益，依法维护双方利益以及与社会利益的平衡。

7. 绩效原则

医院应严格按照批复的预算进行采购，同时尽可能地降低采购成本，提高采购质量和效率，以达到实现预算绩效目标的要求，从而促进医院稳定、高质量发展。

8. 回避原则

在采购活动中，因亲属关系、利害关系影响采购工作公正执行的必须回避。供应商认为采购人员及相关人员与其他供应商有利害关系的，可以向采购人或采购代理机构书面提出回避申请，并说明理由。采购人或采购代理机构应当及时询问被申请回避人员，有利害关系的被申请回避人员应当回避。

第三节 医院采购管理要求

一、政策性要求

医院政府采购项目应落实国家相关政策要求，包括支持本国产业、维护国家安全、支持科技创新、促进中小企业发展、支持绿色发展等。医院应当将落实政府采购政策纳入项目绩效目标，在预算编制、采购需求确定、采购方式和竞争范围选择、项目评审、合同履约管理等环节予以落实。

二、公益性要求

公立医院应该以公益性为前提，以满足人民群众的健康需求为出发点和落脚点，按照社会效益和服务效能最大化的宗旨开展采购活动。

三、生态性要求

采购全流程应建成"约束机制健全、权力运行规范、风险控制有力、监督问责到位"的健康生态，从而有效防范舞弊和预防腐败。

四、整体性要求

医院采购应整合资源，统筹规划，加强协同，保障采供高质高效。

五、融合性要求

将采购管理与医疗、教学、科研、预防等核心业务活动充分融合起来，并创造衍生价值。

六、绩效性要求

强化预算、需求、交易、履约等重点环节的管理，综合采购成本与产出，以合理的成本获取良好的采购绩效。

七、内部控制要求

按照"全面管控与突出重点并举、分工制衡与提升效能并重、权责对等与依法惩处并行"的基本原则，以"分事行权、分岗设权、分级授权"为主线，形成依法合规、运转高效、风险可控、问责严格的内部运转和管控制度。

八、信息化要求

以智慧采购为目标，建设涵盖采购业务全流程的信息化管理系统，推进内外部系统互联互通，实现采购管理信息化。

第四节　医院采购管理模式

近年来，医院采购管理内涵不断丰富，管理范围不断扩大，管理理念不断更新，采购管理较之以前已发生较大变化。

《公立医院内部控制管理办法》指出，医院采购业务要实现归口管理，明确归口管理部门及职责，共同做好采购预算编制、计划实施、采购需求管理、采购活动组织、履约验收、询问质疑答复、配合投诉处理及监督检查等工作。医院应建立采购、资产、医务、医保、财务、内部审计、纪检监察等部门的相互协调和监督制约机制。

一、传统管理模式

目前大多数医院均采用传统管理模式，未成立采购归口管理部门，如采购中心、招标采购办公室等，而将采购管理职能归入业务归口管理部门（如医学工程部、后勤保障部、基建处、信息中心等职能部门），在各业务归口管理部门内部实现不相容岗位相互分离、相互制约的机制。

二、"采管分离"管理模式

近年来，有些医院成立采购归口管理部门，将采购活动中的采购管理职能进行统一管理。对医院采购业务内控关键环节，如采购需求编制与内部审查、采购活动组织实施、合同签订等，通过出台采购管理制度，分设岗位实现不相容岗位相互分离、相互制约、相互监督，规范采购权力运行。

需要注意的是，在"采管分离"管理模式下，医院根据自身管理模式的不同，采购管理会进一步分级划分职能。例如，医院制定集中采购限额标准，采购归口管理部门负责医院集中采购限额标准上的采购活动，业务归口管理部门负责医院集中采购限额标准下的采购活动。

第五节 医院采购当事人

医院采购当事人是指在医院采购活动中享有权利和承担义务的各类主体，包括采购人、采购代理机构和供应商等。

一、采购人

本书所指的采购人是指依法依规进行采购的各级公立医院。采购人应当在医院采购活动中维护国家利益和社会公共利益，公正廉洁，诚实守信，执行政府采购政策，建立医院采购内部管理制度，厉行节约，科学合理地确定采购需求。

二、采购代理机构

本书所指的采购代理机构是集中采购机构和社会代理机构。采购代理机构应当建立完善的政府采购内部监督管理制度，具备开展政府采购业务所需的评审条件和设施。采购代理机构不得以不正当手段获取政府采购代理业务，不得与采购人、供应商恶意串通操纵政府采购活动。

1. 集中采购机构

集中采购机构是设区的市级以上人民政府依法设立的非营利事业法人，根据采购人的委托办理采购事宜。采购人采购纳入集中采购目录的政府采购项目，必须委托集中采购机构代理采购；采购人采购未纳入集中采购目录的政府采购项目，可以自行采购，也可以委托集中采购机构在委托的范围内代理采购。集中采购机构不得将集中采购项目转委托。属于本单位有特殊要求的项目，经省级以上人民政府批准，可自行采购。

2. 社会代理机构

社会代理机构是指除集中采购机构以外，受采购人委托从事政府采购代理业务的社会中介机构。采购人可以委托集中采购机构以外的采购代理机构，在委托的范围内办理政府采购事宜，且有权自行选择采购代理机构，任何单位和个人不得以任何方式为采购人指定采购代理机构。

三、供应商

本书所指的供应商是向采购人提供货物、工程或服务的法人、其他组织或自然人。两个以上的自然人、法人或其他组织可以组成一个联合体，以一个供应商的身份共同参加采购活动。以联合体形式进行采购的，参加联合体的供应商应当具备《政府采购法》规定的条件，并应向采购人提交联合协议，载明联合体各方承担的工作和义务。联合体各方应当共同与采购人签订采购合同，就采购合同约定的事项对采购人承担连带责任。

采购当事人不得相互串通损害国家利益、社会公共利益和其他当事人的合法权益，不得以任何手段排斥其他供应商参与竞争。

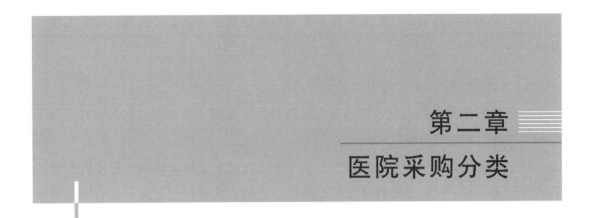

第二章

医院采购分类

第一节 政 府 采 购

医院政府采购，是指医院使用财政性资金采购依法制定的集中采购目录以内的或采购限额标准以上的货物、工程和服务的行为。

政府采购按组织形式分类，如图2-1所示。

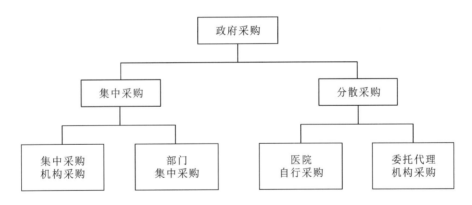

图2-1 政府采购按组织形式分类

一、按采购组织形式分类

政府采购按组织形式分为集中采购和分散采购。

1. 集中采购

集中采购是指医院将列入集中采购目录的项目委托集中采购机构采购或进行部门集中采购的行为。集中采购可分为集中采购机构采购和部门集中采购。

集中采购机构采购项目是指技术、服务等标准统一，采购人普遍使用的项目；

部门集中采购项目是指部门或系统基于业务有特殊的要求，需要由部门或系统统一采购的专用项目。

2. 分散采购

分散采购是指采购人将未列入集中采购目录且采购限额标准以上的项目自行采购或者委托采购代理机构采购的行为。

属于中央预算的政府采购项目，其集中采购目录和政府采购限额标准由国务院确定并公布；属于地方预算的政府采购项目，其集中采购目录和政府采购限额标准由省、自治区、直辖市人民政府或者其授权的机构确定并公布。

分散采购可分为医院自行采购或委托代理机构采购。

医院有权自行选择采购代理机构，其他任何单位和个人不得以任何方式为医院指定采购代理机构。医院依法委托采购代理机构办理采购事宜时，应当与采购代理机构签订委托代理协议，依法明确委托代理范围、权限和期限等，明确双方权利和义务。

二、按采购方式分类

《政府采购法》第二十六条规定，政府采购采用以下方式。

（1）公开招标。

（2）邀请招标。

（3）竞争性谈判。

（4）单一来源采购。

（5）询价。

（6）国务院政府采购监督管理部门认定的其他采购方式。

2014年12月31日，《政府采购竞争性磋商采购方式管理暂行办法》（财库〔2014〕214号）施行；2022年3月1日，《政府采购框架协议采购方式管理暂行办法》（财政部令第110号）施行。除法定规定的5种采购方式之外，还增加了竞争性磋商和框架协议采购两种方式。

7种采购方式可以分为招标和非招标两大类，公开招标和邀请招标为招标类采购方式；竞争性谈判、竞争性磋商、询价、单一来源采购和框架协议采购为非招标类采购方式。

根据以上内容，按政府采购方式分类如图 2-2 所示。

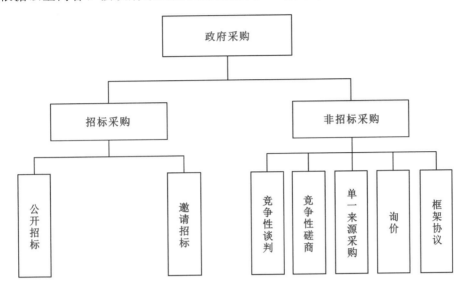

图 2-2 按政府采购方式分类

《政府采购法》《政府采购法实施条例》《政府采购货物和服务招标投标管理办法》（财政部令第 87 号）、《政府采购非招标采购方式管理办法》（财政部令第 74 号）、《政府采购竞争性磋商采购方式管理暂行办法》和《政府采购框架协议采购方式管理暂行办法》对 7 种采购方式的适用情形做了具体规定。

1. 公开招标

（1）按照公开招标数额标准执行，达到公开招标数额标准的，应当采用公开招标方式。

（2）达到公开招标数额标准的政府采购项目，因特殊情况需要采用公开招标以外的采购方式的，应当在采购活动开始前获得设区的市、自治州以上人民政府采购监督管理部门的批准。

2. 邀请招标

（1）具有特殊性，只能从有限范围的供应商处采购的。

（2）采用公开招标方式的费用占政府采购项目总价值的比例过大的。

3. 竞争性谈判

（1）招标后没有供应商投标或没有合格标的或重新招标未能成立的。

（2）技术复杂或性质特殊，不能确定详细规格或具体要求的。

（3）非采购人预见或拖延造成招标采购所需时间不能满足用户紧急需要的。

（4）因艺术品采购、专利、专有技术或服务的时间、数量事先不能确定等原因不能事先计算出价格总额的。

4. 询价

（1）采购的货物规格、标准统一。

（2）货源充足且价格变化幅度小。

5. 单一来源采购

（1）只能从唯一供应商处采购的。单一来源采购是指因货物或服务使用不可替代的专利、专有技术，或者公共服务项目具有特殊要求，导致只能从某一特定供应商处采购的。

（2）发生了不可预见的紧急情况不能从其他供应商处采购的。

（3）必须保证原有采购项目的一致性或服务配套的要求，需要继续从原供应商处添购，添购总额不超过原合同采购金额百分之十的。

6. 竞争性磋商

（1）政府购买服务项目。

（2）技术复杂或性质特殊，不能确定详细规格或具体要求的。

（3）因艺术品采购、专利、专有技术或服务的时间、数量事先不能确定等原因不能事先计算出价格总额的。

（4）市场竞争不充分的科研项目，以及需要扶持的科技成果转化项目。

（5）按照招标投标法及其实施条例必须进行招标的工程建设项目以外的工程建设项目。

7. 框架协议采购

（1）集中采购目录以内品目，以及与之配套的必要耗材、配件等，属于小额零星采购的。

（2）集中采购目录以外，采购限额标准以上，本部门、本系统行政管理所需的法律、评估、会计、审计等鉴证咨询服务，属于小额零星采购的。

（3）集中采购目录以外，采购限额标准以上，为本部门、本系统以外的服务对象提供服务的政府采购服务项目，需要确定2家以上供应商由服务对象自主选择的。

（4）国务院财政部门规定的其他情形。

第二节 非政府采购

非政府采购，是指医院除政府采购以外的采购行为。非政府采购，医院可以自行采购，也可以委托代理机构执行。

医院自行采购的非政府采购项目，国家未对采购方式作明确要求。不同医院自行采购的方式和名称有所不同，例如议价、比选等采购方式。采购归口管理部门或业务归口管理部门应遵照医院采购管理及内控管理制度，依据采购项目的属性及金额，参照《政府采购非招标采购方式管理办法》的有关规定，结合医院的实际情况，灵活制定医院自行采购方式。

要特别注意的是，对于未达到公开招标数额标准的采购项目，采购人、采购代理机构应当严格按照《政府采购非招标采购方式管理办法》（财政部令第74号）的有关规定，组织具有相关经验的专业人员与供应商商定合理的成交价格，并保证采购项目质量，做好协商情况记录。同时，采购人要建立和完善内部控制管理制度，强化采购、财务和业务归口管理部门责任，结合采购项目的具体情况，依法选择适用的采购方式，防止随意采用和滥用采购方式。

医院政府采购与非政府采购在采购的组织形式、采购方式、公开媒介、采购需求管理等方面均有不同。关于医院采购的组织形式和采购方式前面已进行阐述，政府采购和非政府采购相关采购信息的公开按照国家及医院的要求在指定媒体上及时向社会公开发布，但涉及国家秘密、商业秘密的信息和依法不得公开的个人信息的除外。

2021年颁布的《政府采购需求管理办法》（财库〔2021〕22号）指出，政府采购货物、工程和服务项目需要进行采购需求管理。该办法所称政府采购需求管理，是指采购人组织确定采购需求和制订采购实施计划，并实施相关风险控制管理的活动。因此，政府采购活动需要依据《政府采购需求管理办法》进行采购需求管理；对于非政府采购活动，由各家医院结合自身实际情况，制定相应的管理制度，进行采购需求管理。政府采购与非政府采购的对比如表2-1所示。

表 2-1 政府采购与非政府采购对比

	采购组织方式		采购方式	公开媒介	采购需求管理
政府采购	集中采购	集中采购机构组织	按集中采购机构要求的采购方式	政府指定媒介	依据《政府采购需求管理办法》进行
		部门集中采购机构组织	按部门集中采购机构要求的采购方式		
	分散采购	采购代理机构组织	公开招标		
			邀请招标		
			竞争性谈判		
			单一来源采购		
			询价		
			竞争性磋商		
			框架协议采购		
非政府采购	采购代理机构组织		按采购代理机构要求的采购方式	政府指定媒介	依据《政府采购需求管理办法》进行
	医院自行组织		医院自行制定	医院指定媒介	医院自行制定

第三节　特殊形式采购

一、紧急采购

紧急采购是为了应对重大突发事件而进行的一种特殊采购活动，要求具有较强的时效反应和紧急保障能力。

《政府采购法》第八十五条规定，对因严重自然灾害和其他不可抗力事件所实施的紧急采购和涉及国家安全与秘密的采购，不适用本法。

近年来，尤其是新冠疫情时期，在不断实践的基础上，部分省（市）陆续出台了紧急采购管理规定或预案等地方性规范制度，财政部仅在 2020 年出台过《关于疫情防控采购便利化的通知》（财办库〔2020〕23 号），国家层面尚未建立完整统一的紧急采购制度。

当医院面对重大突发公共卫生事件或其他巨大的考验时，需要迅速反应、集中力量，在尽可能短的时间内，迅速决策，调动各种资源保障好物资。因此，医院需制定紧急采购制度及流程，以明确紧急采购的范围并制定可行的采购流程及监督机制，确保采购活动高效安全。紧急采购应当遵循从严把控、归口管理、高效规范、及时处置的原则，切实保障采购行为的公开、公平和公正。

紧急采购的方式可以十分灵活，不局限于公开招标、竞争性磋商、竞争性谈判等采购方式。对于十分紧急的采购需求，能够就近及时采购的，可以采取单一来源和询价的采购方式；小额零星采购可以采取电商网购、市场直购等方式；具备电子招投标系统条件的医院可以进行网上竞价和电子化招标采购；对于一些需要招标但时间相对紧迫的项目，可以适当缩短招标期限，简化采购文件及投标文件，同时需要兼顾采购效率和采购的公平竞争性。针对紧急采购执行中的一些特殊状况，如供应商来不及制作标书等，可以要求供应商在资质、价格等文件资料方面作出承诺，后续补充书面正式文件。

医院紧急采购内容在本书第八章中详细描述。

二、联合采购

联合采购是指两个以上的自然人、法人或其他组织通过各参与方共同控制的公司、共同委托的第三方机构、行业协会或合作社，或者通过合同组成的联合体，共同开展产品、服务采购的行为。

联合采购有更大的采购规模，有助于企业通过专业的采购服务降低每个采购方的交易成本和人力成本，提高采购效率和质量，并通过降低采购成本来让利于下游消费者，提升消费者福利，这些优势使得联合采购成为越来越多企业和行业的选择。

联合采购是医院寻求控制成本最有力的可用工具之一。国内外大量的事实表明，联合采购在医疗卫生行业取得了不错的成绩，创造了较好的经济效益、社会效益。

进入 21 世纪，我国医院的联合采购也开始快速发展起来。特别是近些年医改以来，许多地方的医院尝试通过联合采购来降低采购成本。

无论采用何种形式，其内核均体现在采购组织方、参与方之间形成的一系列权利、义务的分配规则和条款上，本质上形成了一种联合采购协议。

医院采用联合采购时，可以采用以下模式。

（1）由同一地区内的多家医院组成的联合采购。

（2）由上级主管部门组织多家医院的联合采购。

（3）由第三方采购服务商牵头多家医院组织的联合采购。

药品及医用耗材是医院纳入各级政府联合集中采购的主要货物。开展药品、医用耗材的联合集中采购，通常由各级政府牵头，以采购目录为基础，以上一年度医院实际使用的数量和采购价格为基数，以公开招标为主要采购方式，依据带量议价、量价挂钩等原则，确定药品、医用耗材的供应价和供应商。

药品、医用耗材联合集中采购能够有效整合多家医院的采购资源，共同应对销售市场；同时利用采购量的优势吸引信誉好、服务好的供应商参与竞标，通过充分竞争来压低采购价格。

医院选择上级主管部门制定的集中采购目录内的药品及医用耗材，直接从指定供应商处按集中采购价格进行采购，通常采用线上采购模式。集中采购简化了采购流程，提高了医院药品及医用耗材的采购效率。

目前多批次国家药品带量采购工作顺利落下帷幕，标志着药品带量集中采购已走向常态化与制度化。医用耗材尤其是高值耗材的集中采购是各级政府关注的热点问题，已有多个省（市）陆续开展高值耗材集中带量采购。

医院在推进药品、医用耗材集中采购的过程中也面临着诸多困难：一是难以把握新产品和集中采购目录外产品的采购权限；二是采购目录和配送商更新时间长，滞后于市场变化；三是急需药品、耗材时效性要求高，应单独进行采购。

【小贴士】

近年来，国家印发的《治理高值医用耗材改革方案》《关于深化医疗保障制度改革的意见》等文件均提出对高值耗材实施带量采购的改革理念。而在高值医用耗材中，血管介入和骨科植入又是重点。

2020年10月，《国家组织冠脉支架集中带量采购文件（GH—HD2020—1）》发布，国家组织高值医用耗材联合采购办公室开展了针对冠脉支架的集采试点工作，取得了价格平均降幅93％的显著成效，表明全国范围的高值耗材集中带量采购全面铺开。

2021年8月，《国家组织人工关节集中带量采购文件（GH—HD2021—1）》发布，国家针对骨科人工关节开展集中带量采购工作，中选产品平均价格下降82％。

医院采购包括药品、医用耗材、医疗器械与设备、医疗相关的服务、工程等，具有涉及品种多、专业性强、采购标的金额大、采购方式多样及管理协调难等特点。同时，医院采购也是历年来审计、巡视、检查的重点领域。因此，加强医院采购管理是深化医疗改革的必然趋势。近几年来，国家在招标采购领域和医疗卫生领域的改革政策接踵而来，因此，医院只有加强采购管理，才能适应医疗、采购领域的改革。

借鉴现代管理理论以及管理思维，建立一套科学、完善的采购管理体系，依法合规组织实施医院采购活动，将会有效降低采购成本，不断提高采购管理质效以及资金使用效益，对预防腐败，防范风险，保持医院持续、稳定、高质量的发展有着深远的影响。

第一节　医院采购管理体系建设依据及原则

一、建设依据

1. 管理理论依据

（1）目标管理。目标管理是由现代管理大师彼得·德鲁克根据目标设置理论提出的目标激励方案。它是以目标为导向、以人为中心、以成果为标准，使组织和个人取得最佳业绩的现代管理方法。

（2）规范化管理。规范化管理强调的是在管理的过程中，要充分体现人的价值，是在对人的本质特性准确把握的基础上，通过确立一套价值观念体系来引导下属员工的意志行为选择。

（3）全面质量管理。全面质量管理是指以质量为中心，全员参与全过程质量管理，目的是通过顾客满意和本组织所有成员及社会受益达到长期成功。

（4）内部控制管理。内部控制管理是指为了实现经营目标，保证经营活动的经济性、效率性和效果性，在组织内部采取的自我调整、约束、规划、评价和控制的一系列方法、措施的总称。

（5）风险管理。风险管理，又称危机管理，是指在一个肯定有风险的环境里，如何把风险降至最低的管理过程，以最少的成本取得最大安全保障的管理方法。

2. 政策依据

政策依据包括：《国务院办公厅关于建立现代医院管理制度的指导意见》（国办发〔2017〕67号）、《国务院办公厅关于推动公立医院高质量发展的意见》（国办发〔2021〕18号）、《关于印发公立医院全面预算管理制度实施办法的通知》（国卫财务发〔2020〕30号）、《关于印发公立医院内部控制管理办法的通知》（国卫财务发〔2020〕31号）、《财政部办公厅关于疫情防控采购便利化的通知》（财办库〔2020〕23号）、《国家卫生健康委关于进一步规范和加强政府采购管理工作的通知》（国卫财务函〔2020〕250号）等。

3. 法律依据

医院采购管理体系建设要以国家招标投标、政府采购法律法规为纲领、为准绳，但并不意味着照抄照搬国家有关法律法规，要参照国家、省、市相关法律法规，结合医院自身实际情况，在不违背国家基本原则的情况下，建立一套既符合国家政策又满足自身采购管理工作的采购管理体系。

二、建设原则

1. 科学规范原则

医院应以国家有关政策、法律、法规等为依据，建立科学、规范、高效的采购管理体系。

2. 目标导向原则

医院采购管理体系建设应围绕医院采购管理总目标进行，通过不断完善制度体系建设、加强内部控制管理来提高采购管理质效和资金使用效益。

3. 可操作性原则

医院采购管理体系不仅包括制度层面的建设，还应将制度融入具体、规范、便捷的操作流程中。

4. 权责对等原则

权责对等既是管理学的基本原理，也是政府采购制度改革的主要方向。医院应通过机构设置和职责分工，以确保政府采购主体责任落实到具体职能部门，将权责对等落到实处。

第二节 医院采购管理体系建设框架

本节根据《国务院办公厅关于推动公立医院高质量发展的意见》《公立医院内部控制管理办法》等文件内容，围绕医院采购管理总目标，结合工作实际，探讨医院采购管理体系的基本框架建设。

医院采购管理体系建设框架如图3-1所示。

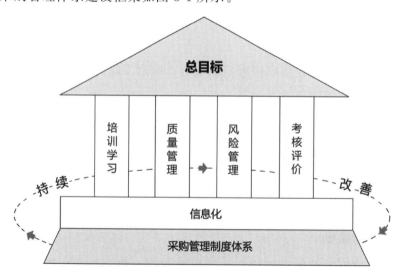

图3-1 医院采购管理体系建设框架

医院应以采购管理制度体系为基石，以质量管理、风险管理为核心，以培训学习和考核评价为抓手，以信息化为支撑，通过聚焦目标、量化细化指标、协同各方力量、持续改善，构建符合公立医院高质量发展的采购管理体系，从而依法合规组织实施采购活动，提高采购管理质效以及资金使用效益，防范各类风险，预防腐败，促进廉政建设，实现医院采购管理总目标。

第二篇 | 医院采购业务流程
规范化管理

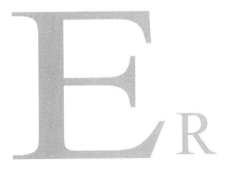

第四章

医院政府采购全流程操作指南

第一节　政府采购预算编制

政府采购制度是公共财政管理的重要内容。近年来，随着我国政府采购法律制度体系的不断完善，政府采购出现范围不断拓宽、采购责任更加明确、监管更加有力等发展态势。根据《中华人民共和国预算法》（以下简称《预算法》）、《中共中央国务院关于全面实施预算绩效管理的意见》两个纲领性文件，国家卫生健康委员会联合国家中医药局连续出台《关于开展"公立医疗机构经济管理年"活动的通知》（国卫财务函〔2020〕262号）、《关于加强公立医院运营管理的指导意见》（国卫财务发〔2020〕27号）、《公立医院全面预算管理制度实施办法》（国卫财务发〔2020〕30号）、《关于印发公立医院内部控制管理办法的通知》（国卫财务发〔2020〕31号）、《卫生健康领域全面实施预算绩效管理实施方案》（国卫财务发〔2021〕14号）等五份指导性文件，要求公立医院规范经济运行、强化预算约束，提高资金使用效益和资源利用效率，做好公立医院政府采购预算编制。

一、政府采购预算编制范围

1. 财政性资金的概念

《政府采购法实施条例》对财政性资金的解释：是指纳入预算管理的资金。以财政性资金作为还款来源的借贷资金，视同财政性资金。国家机关、事业单位和团体组织的采购项目既使用财政性资金又使用非财政性资金的，使用财政性资金采购的部分，适用政府采购法及其实施条例；财政性资金与非财政性资金无法分割采购的，统一适用政府采购法及其实施条例。

2021年6月23日，财政部《对十三届全国人大四次会议第8584号建议的答复》（财库函〔2021〕6号，以下简称《答复》）再次强调了对政府采购"财政性资金"概念的理解问题。财政性资金是指纳入预算管理的资金。按照《预算法》规定，政府的全部收入和支出都应当纳入预算管理，包括公益性医院在内的国家机关、事业单位和团体组织都应当按照《预算法》规定，将所有政府收入全部列入预算管理。公益性医院的财政补助收入以及事业收入、经营性收入和其他收入等"自有资金"，均应纳入部门预算管理。

2. 预算编制范围

医院应当依法按照国务院或省、自治区、直辖市人民政府颁布的年度政府采购目录及限额标准编制医院的年度政府采购预算，将部门预算中使用财政性资金采购年度政府采购目录以内的货物、工程和服务项目，按照"应编尽编、应采尽采"的原则，全部编入政府采购预算，实施政府采购。

《答复》中强调，公益性医院凡使用纳入部门预算管理的资金开展的政府采购活动，无论资金来源，都应当遵照政府采购规定。一些地方公益性医院在执行中未将使用"自有资金"的采购纳入政府采购范畴，是对政策口径理解的不准确、不到位，属于法律法规执行层面的问题。各地应加强对公益性医院的政策宣传和指导，督促公益性医院在部门预算编制环节"应编尽编"，从源头上加以规范，依法依规开展政府采购活动。

二、政府采购预算编制原则

2021年3月7日，《国务院关于进一步深化预算管理制度改革的意见》（国发〔2021〕5号，以下简称《意见》）发布后，贵州省、甘肃省、四川省、湖南省、湖北省、陕西省、江苏省、山西省、山东省、江西省、河北省、黑龙江省、吉林省、福建省、青海省等人民政府相继按照《意见》提出的"坚持党的全面领导、坚持预算法定、坚持目标引领、坚持勤俭办一切事业、坚持底线思维"的原则，结合各省实际，出台了关于进一步深化预算管理制度改革的政策。

各医院作为政府采购预算编制的责任人，在编制本单位的政府采购预算时，除参考以下原则外，还应结合本省深化预算管理制度改革的实施意见编制预算。

1. 以部门预算为基础的原则

政府采购预算与部门预算同步编制，经人民代表大会批准的部门预算（含政府采购预算）是政府采购的前提，只有经批准采购预算的项目，才能开展采购活动，先预算，后采购，无预算，不采购。支出预算表中属于政府采购预算范围的项目，要单独列入政府采购预算表，并按政府采购的要求填报有关项目。

2. 政策性原则

政府采购预算编制必须以国家有关方针、政策和各项财务制度为依据，根据完成事业计划和行政工作任务的需要，正确处理需要与可能的矛盾，保证重点，兼顾一般，实事求是地编制预算。

3. 实用性原则

医院在安排政府采购预算项目时，要精打细算，不要贪大求洋，应在满足工作需要的前提下，适当超前，可以避免不考虑发展而导致项目刚投入使用即落后，造成浪费。

4. 可靠性原则

政府采购预算和医院的财务预算一样，一经批准，便要严格执行，一般不能调整。既要全盘考虑根据医院发展需要应该采购的项目，还应注意政府采购资金的来源是否可靠，有无保证。

5. 完整性原则

在编制政府采购预算时，必须将单位取得的财政拨款、其他各项收入以及各项支出形成的政府采购完整、全面地反映在单位预算中，不得在预算之外另留收支项目。

三、政府采购预算编制现状

政府采购预算编制现状主要有以下几点。

（1）对政府采购政策认识不足，存在混淆财政资金与财政性资金的概念的现象，缩小了政府采购预算的编制范围，造成预算编制不全。

（2）与资产管理脱节，未将配置标准、同类资产存量情况等相关指标作为编制预算依据，产生超标配置、无效购置、重复购置等情况。

（3）与临床科室实际运营需求不符，编制重心以"增量"为主，忽略"提质"目标。

（4）编制目标融合性不强，业务部门基于"增收增量"提出资源配置需求，财务部门基于"降本增效"分配资源，与医院年度预算目标及长期战略规划脱节。

（5）重安排轻管理、重使用轻绩效的问题依然存在，预算绩效管理意识欠缺，医院政府采购预算编制缺乏以绩效为导向的评估和论证。

四、政府采购预算编制优化策略

政府采购预算编制优化策略主要有以下几点。

（1）提高公立医院政府采购预算编制质量，加强对业务归口管理部门政府采购相关法律法规的培训，明确政府采购预算编制类别、范围、金额等要素，实现公立医院政府采购预算编制"应编尽编"。

（2）以医院中长期发展规划及年度预算目标为基础，确定预算目标和编制原则。

（3）医院财务部门和资产管理部门应参照国家相关行业配置标准，结合医院存量资产使用情况，探索制定符合医院实际的专用资产配置标准，为公立医院编制政府采购预算提供依据。

（4）资产管理部门应遵循成本效益原则，结合全院需求，统筹编制共享共用类资产采购预算。

① 构建业财融合型政府采购预算编制体系，强化采购预算编制的合理性论证。

② 通过专家论证、委托第三方机构参与等方式，结合医院事业的发展规划，采用因素分析法、成本效益分析法、最小成本法等，强化医院政府采购预算绩效管理。

③ 强化医院预算信息化系统建设，与医院合同管理系统、物资管理系统、会计核算系统、绩效管理系统等信息系统互联互通，打破信息壁垒，推进业财一体化建设。

五、政府采购预算编制流程

1. 工作要求

以湖北省政府采购预算编制工作要求为例。

2021 年 4 月至 2022 年 8 月，湖北省卫生健康委员会先后七次发出关于政府采购工作提醒的函件。反复强调压实采购人政府采购主体责任。政府采购工作实行"谁采购、谁负责"，采购单位主要负责人是第一责任人。采购单位是政府采购预算编制、执行和管理的主体，要切实做好源头管理。严格执行政府采购全面预算管理，将集中采购目录以内或采购限额标准以上的项目全部编入年度政府采购预算，做到应编尽编。应按时申报政府采购计划，严格执行政府采购制度，强化制度预算约束力。均衡有序开展政府采购活动，规范开展履约验收，及时办理合同备案。

其中，关于中小企业预留份额的具体规定，2021 年 3 月，湖北省财政厅印发《关于政府采购工作提醒的函》（鄂财函〔2021〕29 号），规定采购限额标准以上，200 万元以下的货物和服务采购项目、400 万元以下的工程采购项目，适宜由中小企业提供的，应当专门面向中小企业采购；超过前述金额适宜由中小企业提供的项目，预留该部分采购项目预算总额的 30% 以上专门面向中小企业采购，其中预留给小微企业的比例不低于 60%。2022 年 6 月，湖北省财政厅 湖北省公共资源交易监督管理局根据《财政部关于进一步加大政府采购支持中小企业力度的通知》（财库〔2022〕19 号）文件的有关要求，联合发布《关于落实稳住经济一揽子政策进一步加大政府采购支持中小企业力度的通知》，将 30% 的比例提升至 40%，且预留的采购份额在政府采购预算中单独列示，并在采购文件中明确。

各预算单位要遵循"先有预算、后有支出"的原则，严格按照部门预算规定的支出用途使用资金，合理安排支出进度，不得擅自扩大支出范围、提高支出标准。严禁超预算、无预算安排支出或开展政府采购，严禁违反规定乱开口子、随意追加预算。因特殊情况确需调整、调剂的，应按省级部门预算调整事项的有关规定办理，并同步在项目库中调整相关项目信息，严禁出台溯及以前年度的增支政策，新的增支政策原则上通过以后年度预算安排支出，确需新增的项目，需依法依规履行立项审批、财政投资评审和资产配置手续后，再开展预算执行。

2. 工作流程

以湖北省某三甲医院政府采购预算编制工作流程为例。

（1）职责分工。医院预算管理办公室（一般设在财务部门），是医院预算编制组织的牵头负责部门，按照"上下结合、分级编制、逐级汇总"的程序，结合部门预算编制的要求与时间节点，负责组织医院政府采购预算的汇总与申报工作。

业务归口管理部门，主要对医院各临床、医技等业务需求部门提交的采购项目、采购数量、采购金额等内容进行审核，经过医疗设备、后勤保障、信息等各类专业管理委员会的论证后形成该部门的年度采购预算，并按要求编制、填报"政府采购预算表"。

采购归口管理部门，主要负责对政府采购工作的法律法规、规章制度及文件精神等进行政策宣贯，对业务归口管理部门填报的"政府采购预算表"进行指导与提出建议。

（2）业务流程。

① 预算管理办公室启动医院年度预算编制工作。

预算管理办公室根据上级主管部门预算相关需求，启动医院下一年度预算编制工作。其中，政府采购预算需同步编制，预算管理办公室结合医院资产配置相关要求，对医院新增资产及政府采购预算编制工作及部门预算编制关键时间节点、要求等进行指导与提出建议。

② 采购归口管理部门对政府采购具体内容提出要求。

采购归口管理部门对政府采购工作法律法规、规章制度及文件精神等进行政策宣贯，对具体的要求、目录、品目等进行指导与提出建议。

③ 业务归口管理部门发布采购计划申报通知。

各业务归口管理部门启动采购预算编制工作。医疗设备处、后勤保障部、信息中心等部门在全院范围内发布采购计划申报通知，要求各采购业务需求部门按要求提交采购计划和依据资料，填写"可行性论证报告"。其中，单项预算金额达100万元及以上的设备必须同时填写"大型设备可行性论证报告"（见表4-1）。

④ 采购业务需求部门申报采购计划。

采购业务需求部门（临床、医技科室、职能部门）将医疗设备、信息化配置、家具及维修改造等采购计划提交至业务归口管理部门。

⑤ 业务归口管理部门组织论证、编制政府采购预算。

医疗设备处、信息中心、后勤保障部等业务归口管理部门收集各采购业务需求部门提交的采购计划，并组织开展专业委员会对计划进行评审，评审结果作为下一年度采购预算申报依据。业务归口管理部门按要求填报"政府采购预算表"（见表4-2）后，提交至采购归口管理部门。

表 4-1　大型设备可行性论证报告

拟购资产信息	资产名称		申购数量	
	预计单价		总金额	
经费来源				
购置理由	（1）政策依据； （2）本单位相同资产的存量及使用情况； 　　　主要功能及应用范围； 　　　选择购置而非租赁的理由；			

		职称／职务	部门名称	本人签名
人				

| 预测场
落 | | | | |

		职称/职务	工作单位	本人签名
论证专				

专家论证意见		
业务需求部门意见	（签名）： 　　　　　　　　　　　　　　　　　　年　月　日	

表 4-2　政府采购预算表

序号	单位	项目	政府采购品目	部门支出经济分类	资金来源	资金性质	采购数量	单价	采购金额（合计）	其中面向中小企业	其中面向小微企业

⑥ 采购归口管理部门审核并汇总各业务归口管理部门提交的政府采购预算。

结合年度采购计划对政府采购预算编制的完整性、合规性等进行审核，为政府采购预算"把好关口"，并提交医院采购与招标领导小组审议，形成医院年度政府采购预算。

⑦ 预算管理办公室汇总及申报。

预算管理办公室结合年度预算编制对政府采购预算进行汇总平衡，并提交医院预算管理委员会审议。在部门预算"二上阶段"，在部门预算填报系统（如预算管理一体化系统）中录入数据，进行预算申报。经主管部门批复后的部门预算可作为政府采购的前提与依据。

第二节　政府采购意向公开

一、政府采购意向公开的意义

财政部 2020 年 3 月发布了《财政部关于开展政府采购意向公开工作的通知》（财库〔2020〕10 号），各省级财政部门根据通知的要求，遵循"试点先行，分步实施"的原则，先后发布了关于开展政府采购意向公开的具体工作方案。

财政部推进采购意向公开是优化政府采购营商环境的重要举措，有助于提高政府采购透明度，方便供应商提前了解更多的政府采购信息，保障各类市场主体平等参与政府采购活动，提升采购绩效，对预防腐败现象具有重要作用。各地区、各部门要充分认识此项工作的重要意义，高度重视、精心组织，认真做好采购意向公开工作。

二、政府采购意向公开推进步骤

政府采购意向公开工作，2020年在中央预算单位和北京市、上海市、深圳市市本级预算单位开展试点。其他地区根据地方实际确定采购意向公开时间，原则上省级预算单位2021年1月1日起实施的采购项目，省级以下各级预算单位2022年1月1日起实施的采购项目，应当按规定公开采购意向；具备条件的地区可适当提前开展采购意向公开工作。

目前，中央、省级及以下各级预算单位都已公开实施采购意向。

三、政府采购意向公开具体要求

1. 公开的主体

政府采购意向公开由医院负责实施，同时，各级卫生健康行政部门也可汇总各医院的采购意向集中公开。

2. 公开的渠道

（1）中央预算单位的采购意向在中国政府采购网（www.ccgp.gov.cn）中央主网公开，地方预算单位的采购意向在中国政府采购网地方分网公开，采购意向也可在省级以上财政部门指定的其他媒体同步公开。

（2）主管预算单位可汇总本部门、本系统所属预算单位的采购意向集中公开，有条件的部门可在其部门门户网站同步公开本部门、本系统的采购意向。

3. 公开的内容

采购意向按采购项目公开。

按项目实施的集中采购目录以内或采购限额标准以上的货物、工程、服务采购均应当公开采购意向。

以协议供货、定点采购方式实施的小额零星采购和由集中采购机构统一组织的批量集中采购项目，可不公开采购意向。

采购意向公开的内容应当清晰完整，具体应包括以下几方面。

（1）采购项目名称。

（2）采购需求概况。应当包括采购标的名称、采购标的需实现的主要功能或目标、采购标的数量，以及采购标的需满足的质量、服务、安全、时限等要求。

（3）预算金额。

（4）预计采购时间。

（5）其他需要说明的情况。

采购意向仅作为供应商了解各采购人初步采购安排的参考，采购项目的实际采购需求、预算金额和执行时间以采购人最终发布的采购公告和采购文件为准。

4. 公开的依据和时间

（1）公开的依据。部门预算批复前公开的采购意向，以部门预算"二上"内容为依据；部门预算批复后公开的采购意向，以部门预算为依据。预算执行中新增采购项目应当及时公开采购意向。

（2）公开的时间。采购意向由预算单位定期或不定期公开。采购意向公开时间应当尽量提前，原则上不得晚于采购活动开始前30日公开采购意向。因预算单位不可预见的原因急需开展的采购项目，可不公开采购意向。

四、政府采购意向公开操作流程

1. 具体要求

以湖北省政府采购意向公开要求为例。

2020年4月28日，湖北省财政厅发布《湖北省政府采购意向公开工作方案》（鄂财函〔2020〕38号），方案明确提出如下要求。

（1）2020年6月1日起在省扶贫办、荆门市本级预算单位开展采购意向公开试点，试点单位和地区自2020年7月1日起实施的政府采购项目按规定公开采购意向。

（2）省级预算单位自2021年1月1日起实施的采购项目按规定全面公开采购意向。

（3）省级以下各级预算单位自2022年1月1日起实施的采购项目按规定全面公开采购意向。

公开渠道为"中国湖北政府采购网"（www. ccgp-hubei. gov. cn）。采购人登录"中国湖北政府采购网"后，在"采购意向公开——采购意向发布"专栏填报公开内容。

2. 具体流程

以湖北省××医院政府采购意向公开流程为例。

湖北省××医院，作为湖北省卫生健康委员会下属预算单位，于 2021 年 1 月 1 日起已全面实施政府采购意向公开工作，该工作由医院采购管理部门负责，具体流程如图 4-1 所示。

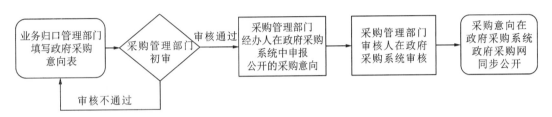

图 4-1 医院政府采购意向公开流程图

（1）业务归口管理部门（医疗设备、信息中心、基建处、后勤保障部等职能部门）按照"政府采购意向公开参考文本"要求，填写所在部门需进行公开的"政府采购意向表"。

（2）业务归口管理部门在每月规定的时间内将拟公开的采购意向报送采购管理部门审核。

（3）采购管理部门审核通过后，汇总当月需公开的采购意向，在政府采购系统中申报（此步骤有些医院由财务部门完成）。

【小贴士】

（业务归口管理部门名称）____年____月（至）____月

政府采购意向公开参考文本

为便于供应商及时了解政府采购信息，根据《财政部关于开展政府采购意向公开工作的通知》（财库〔2020〕10 号）等有关规定，现将（业务归口管理部门名称）____年____月（至）____月采购意向公开如下：

序号	采购项目名称	采购需求概况	预算金额/万元	预计采购时间（填写到月）	备注
1	填写具体采购项目的名称	填写采购标的名称，采购标的需实现的主要功能或目标，采购标的的数量，以及采购标的需满足的质量、服务、安全、时限等要求	精确到万元	填写到月	其他需要说明的情况
……	……	……	……	……	……

本次公开的采购意向是我部门采购工作的初步安排，具体采购项目情况以相关采购公告和采购文件为准。

业务归口管理部门
年　月　日

第三节　政府采购进口产品论证与审批

公立医院是前沿技术和高精尖仪器设备的聚集地，其服务涉及人的健康，采购相应的进口设备势所必然。为推动和促进自主创新政府采购政策的实施，规范进口产品政府采购行为，财政部出台了《政府采购进口产品管理办法》（财库〔2007〕119 号）、《政府采购进口产品管理有关问题的通知》（财办库〔2008〕248 号）、《关于简化优化中央预算单位变更政府采购方式和采购进口产品审批审核有关事宜的通知》（财办库〔2016〕416 号）等，对公立医院采购进口产品的行为进行规范。

一、进口产品的定义

进口产品是指通过中国海关报关验放进入中国境内且产自关境外的产品。因此，对进口产品的认定是以原产地是否在中国境外。

二、进口产品的论证与审批

医院因工作需要，采购的产品在中国境内无法获取或无法以合理的商业条件获取，以及法律法规另有规定确需采购进口产品的，应当在获得财政部门核准后，依法开展政府采购活动。

采购人需要采购的产品在中国境内无法获取或无法以合理的商业条件获取，以及法律法规另有规定确需采购进口产品的，根据采购人的申请，由专家组出具专家论证意见，专家组应当由5人以上的单数组成，其中，必须包括1名法律专家，产品技术专家应当为非本单位并熟悉该产品的专家。医院代表不得作为专家组成员参与论证。参与论证的专家不得作为采购评审专家参与同一项目的采购评审工作。

此外，《政府采购需求管理办法》（财库〔2021〕22号）还要求，采购进口产品的项目应当开展需求调查。

财政部门在收到采购人"政府采购进口产品申请表""政府采购进口产品所属行业主管部门意见""政府采购进口产品专家论证意见"以及"需求调查报告"后，对政府采购进口产品进行审批。

1. 报财政部门审核提交的材料

报财政部门审核提交的材料主要如下。

（1）政府采购进口产品申请表（见表4-3）。

（2）关于鼓励进口产品的国家法律法规政策文件复印件。

（3）医院上级预算主管部门出具的"政府采购进口产品所属行业主管部门意见"（见表4-4）。

（4）专家组出具的"政府采购进口产品专家论证意见"（见表4-5）。

（5）需求调查报告。

医院拟采购进口产品的，在报财政部门审核时，应当出具上述第（1）项材料，并同时出具第（3）项或第（4）项材料。

2. 医院进口产品申请流程

医院进口产品申请流程如下。

（1）进行采购需求调查，形成"需求调查报告"。

（2）根据下达的预算项目填写表4-3、表4-5。

（3）组成专家组，进行进口产品论证并形成论证意见。

（4）提交财政部门审批。

表 4-3　政府采购进口产品申请表

申请单位	
申请文件名称	
申请文号	
采购产品名称	
采购产品金额	
采购项目所属项目名称	
采购项目所属项目金额	
项目使用单位	
项目组织单位	
申请理由	盖章 年　月　日

表 4-4 政府采购进口产品所属行业主管部门意见

一、基本情况	
申请单位	
拟采购产品名称	
拟采购产品金额	
采购项目所属项目名称	
采购项目所属项目金额	
二、申请理由	
□ 1. 中国境内无法获取	
□ 2. 无法以合理的商业条件获取	
□ 3. 其他	
原因阐述:	
三、进口产品所属行业主管部门意见	

表 4-5 政府采购进口产品专家论证意见

一、基本情况	
申请单位	
拟采购产品名称	
拟采购产品金额	
采购项目所属项目名称	
采购项目所属项目金额	

二、申请理由

☐ 1. 中国境内无法获取

☐ 2. 无法以合理的商业条件获取

☐ 3. 其他

原因阐述：

三、专家论证意见

专家签字：

年　月　日

第四节 政府采购需求管理

为贯彻《深化政府采购制度改革方案》的要求，加强政府采购需求管理，实现政府采购项目绩效目标，根据《政府采购法》和《政府采购法实施条例》等有关法律法规，财政部在 2021 年 4 月制定了《政府采购需求管理办法》（财库〔2021〕22 号）。

政府采购需求管理，是指采购人组织确定采购需求和编制采购实施计划，并实施相关风险控制管理的活动。采购需求管理主要包括采购需求调查、采购需求编制、采购实施计划编制、采购需求和采购实施计划审查等。

一、采购需求调查

1. 采购需求调查的意义

编制采购需求是落实采购人主体责任最重要的体现之一，也是采购活动顺利开展的起点。编制采购需求应当合规、明确、完整，其编制质量对于顺利完成采购行为、达成采购目标起到非常关键的作用。因此，对于预算金额大、社会影响大、技术和专业性强的采购项目而言，通过实行采购需求调查来进一步明确采购需求，就显得尤为重要。

第一，从采购的角度看，通过需求调查，可以避免出现采购需求中以不合理的条件对供应商实行差别待遇或者歧视待遇的情形，同时能够帮助采购人形成清楚明确、合规完整的采购需求。

第二，明确采购需求在采购活动中至关重要，是保证评审工作顺利开展，以及实现采购目标等的前提条件，也有利于提高采购人或采购代理机构编制文件的科学性和合理性。

第三，采购需求调查有利于采购人了解采购项目的市场状况、行业形势、采购可能涉及的后续工作等，有利于采购人更有针对性地提出最大化满足采购目标的采购需求，有利于对后续实施过程中采购风险的有效控制，同时也是采购人走向专业化的重要途径之一。

2. 采购需求调查的范围

《政府采购需求管理办法》第十一条规定，以下范围内的采购项目，应当按规定的要求开展需求调查：

（1）1000万元以上的货物、服务采购项目，3000万元以上的工程采购项目。

（2）涉及公共利益、社会关注度较高的采购项目，包括政府向社会公众提供的公共服务项目等。

（3）技术复杂、专业性较强的项目，包括需定制开发的信息化建设项目、采购进口产品的项目等。

（4）主管预算单位或医院认为需要开展需求调查的其他采购项目。

《政府采购需求管理办法》第十一条规定，编制采购需求前一年内，医院已就相关采购标的开展过需求调查的可以不再重复开展。

按照法律法规的规定，对采购项目开展可行性研究等前期工作中，已包含《政府采购需求管理办法》规定的需求调查的内容，可以不再重复调查。以工程项目为例，依法招标的工程项目，一般都进行过可行性研究，若其已含有按规定开展需求调查的内容，则可以不再进行需求调查。对在可行性研究等前期工作中未涉及的部分，应当按照规定开展需求调查。

《政府采购需求管理办法》第十一条规定，范围以外的采购项目可以不强制要求开展采购需求调查。医院认为有必要开展的也可以进行采购需求调查。

3. 采购需求调查的方式

在确定采购需求前，可以通过咨询、论证和问卷调查等方式开展需求调查。

（1）咨询。咨询是通过向相关专业咨询机构、业内专家、代表性供应商等渠道了解行业发展状况、代表性产品、功能特点、价格等需求调查所需内容。此种方式，讲究精准咨询，效率较高，但对被咨询人的专业度和行业熟悉程度要求较高。

（2）论证。邀请与采购项目相配适的专家，召开专家论证会，对采购需求调查内容进行论证。此种方式，耗时较长，组织过程相对复杂，一般要进行前期行业现状及同类产品使用情况等相关基础信息的收集。

【小贴士】

科学选择采购需求论证方式

目前，采购需求论证方式主要有 3 种，即公开征求意见、专家论证和第三方专业机构论证。论证时要根据 3 种主要论证方式的特征、适用范围和项目特点，灵活选用。

采购人未采纳通过公开征求意见方式获得的修改意见，且未提供充足证明材料佐证其采购需求合理性的，应当组织专家论证或第三方专业机构论证。涉及政府向社会公众提供公共服务的项目，应当采用公开征求意见的方式。对于采购需求较为复杂、性质特殊、社会影响较大、关注度较高，采购人及采购代理机构认为确有必要的，需要采用专家论证或第三方专业机构论证的方式。

（3）问卷调查。根据采购项目特点设置相关问题进行线上或线下的市场调查，收集与项目契合度较高的信息指标。此种方式，简单高效，调查覆盖面广，但对于问卷内容的设计有比较高的要求。

【小贴士】

如何选择采购需求调查方式

首先，应按照《政府采购需求管理办法》第十条、第十一条的规定，依据项目特点、采购预算和资产配置标准开展需求调查。

其次，在进行需求调查时要将维护国家利益、公共利益和医院利益放在首位，确定的采购需求必须符合国家法律法规以及政府采购政策规定的技术、服务、安全的要求，并遵循科学合理、厉行节约的原则合理确定采购需求，防止超标准采购和"豪华采购"。同时，还应按照项目的类别等开展需求调查。

对于大型专用的医疗设备，如 CT、磁共振等，可以考虑委托第三方专业机构对采购需求进行论证，以保证采购需求的科学合理性。

对于信息网络设备等专业性较强的采购项目，可借助专业人员的力量完成采购需求编制，因此，此类项目较适宜邀请该领域的专家进行论证。

对于服务类采购项目，可以选择问卷调查方式进行需求调查。

对于无法在采购活动前提出完整、明确的采购需求，需要由供应商提供最终设计方案或者解决方案的项目，可以邀请供应商（不少于 3 家）进行反复咨询，实现从粗到细，最终明确详细的技术参数和服务具体要求。咨询过程中，采购人逐渐完善、修改需求标准。采购项目有特殊要求的，可以向供应商咨询特殊要求，但这些特殊要求应当满足采购所必需的要求，如对特殊设备的要求、对财务状况的要求、对特殊专业人才的要求等。但不得通过设定特殊要求妨碍充分竞争和公平竞争，制造人为的歧视标准。

4. 采购需求调查的内容

通过需求调查了解：采购项目产业发展状况，采购项目市场供给情况，同类采购项目历史成交信息，采购项目可能涉及的运行维护、升级更新、备品备件、耗材等后续采购，以及采购项目需要调查的其他情况。

（1）采购项目产业发展状况：调查采购项目市场背景和发展状况。

（2）采购项目市场供给情况：以货物为例，从市场主要参与者入手调查 3 家以上供应商，了解供应商品牌、业务覆盖范围、产品出货量、市场占有率。对其数据进行分析，评价产品优劣势。

（3）同类采购项目历史成交信息：在市级以上的政府采购信息发布平台收集 3 个以上同类项目成交公告，了解采购项目名称及内容、采购方式及中标金额等作为参考。

（4）采购项目可能涉及的运行维护、升级更新、备品备件、耗材等后续采购：全面调查了解项目可能发生的后续采购，对采购需求制定的完整性大有裨益。以信息化服务项目为例，数据中心升级扩容项目采购，后期可能会涉及服务器和存储运行维护、虚拟化平台和操作系统运维服务、数据库运维服务、机房环境运维服务、驻场服务等采购。这些后续采购的费用与采购项目本身的价格相比，往往占有较大比重，所以在采购时需要一并考虑。

（5）采购项目需要调查的其他情况：例如调查潜在供应商是否为中小微企业、采购产品是否为环保节能产品等。

为规范实际需求调查工作，应按照采购项目编制采购需求调查表：以货物为例，汇总 3 家以上供应商的品牌、型号、产品用户名单、历史成交信息、质保期、维保费用、升级更新、配件、耗材情况等。

【小贴士】

不同采购项目开展需求调查的注意点

1. 医疗设备和医用耗材（试剂）

必查项：医疗器械注册证或备案表、医疗器械生产许可证、医疗器械经营许可证、医保编码、是否在集采目录内中标、其他省（市）中标价格等。

需要调查：院内同类品种分析、卫生经济学分析、医疗设备的后续维保、配件价格、医用耗材（试剂）的可替代性等。

2. 信息化软件、硬件

软件产品是一系列按照特定顺序组织的电脑数据和指令的集合，具有抽象性和复杂性，不同于设备可以用具体的参数指标来描述，难以定量描述所采购的软件产品的性能，同时在使用功能模块来描述具体需求的时候又无法精确定义功能。因此在进行需求调查时，对供应商实力、人员稳定性、同类业绩、信誉等应进行重点调查。

3. 家具

医疗用家具（以治疗室家具为例）：

必查项：医疗器械生产许可证、医疗器械注册证或备案表、医疗器械生产许可证、医疗器械经营许可证。

需查项：根据临床需求、采购量，实地考察相关生产厂家，对使用方评价良好、感兴趣的生产厂家进行考察，主要考察规模、注册资金、自有固定资产投资、主要设备、是否具有较强的自主研发能力、近年来该生产厂家的良好业绩等情况。

普通家具：对家具材料的要求符合《关于调整优化节能产品、环境标志产品政府采购执行机制的通知》，功能性要符合使用的要求。

4. 医用织物洗涤

医用织物洗涤中心建设阶段和设备采购时开展需求调查，要充分考虑符合《医院医用织物洗涤消毒技术规范》（WS/T 508—2016）。医用织物洗涤外包采购时，由于洗涤供应商的过程管理对于预防医院感染的发生极为重要，因此，在需求调查时，对企业的考察显得尤为重要。考察的标准应按照《医院医用织物洗涤消毒技术规范》（WS/T 508—2016）要求。

5．食堂食材

食材采购分大宗米、面、油、肉类、小宗调味品和零采蔬菜类等。需求调查时，要充分考虑相关法规要求，如中国食品药品企业质量安全促进会《集体用餐食堂食材配送规范》（GB 14881）。大米必须符合《大米》（GB 1354—2009）标准，取得食品生产许可证，保质期内有 QS 标志。食用油必须符合《大豆油》（GB 1535—2003）标准，取得食品生产许可证，保质期内有 QS 标志。面粉必须符合《面粉》（GB 1355—86）标准，取得食品生产许可证，保质期内有 QS 标志。肉类供货商必须经年检合格的食品流通许可证或食品卫生许可证，提供动物检疫合格证和生猪定点屠宰证。

开展采购需求调查后，应编制"采购需求调查表"。以医疗设备采购需求调查为例，其主要内容、格式如表 4-6 所示。

表 4-6　采购需求调查表

项目名称	申请科室	预算金额	数量	经费来源
彩色超声诊断仪	超声科	××万元	1 台	中央预算
需求简述	适用于妇产科相关疾病、胎儿心脏、盆底超声、经阴道子宫输卵管超声造影，满足产科超声诊断、妇科疑难病例超声诊断、胎儿畸形产前诊断及科研等要求			
需求调查方式	☐ 现场考察　☑ 咨询　☐ 问卷调查 ☐ 论证，专家清单： ☐ 第三方咨询机构，咨询机构名称： ☐ 其他			
调研内容	调研产品 1	调研产品 2	调研产品 3	
厂商名称	公司 1	公司 2	公司 3	
品牌（型号）	品牌（及型号）1	品牌（及型号）2	品牌（及型号）3	
进口/国产	国产	国产	国产	
历史成交价/万元	××	××	××	
	详见"采购明细项目历史成交信息表"（表 4-7）			
保修时间/年	2	3	5	

出保后的整机维保价格/（万元/年）	××	××	××
保修期内免费保养次数	4	4	4
是否提供软硬件免费升级更新	是	是	是
能否提供设备停产后≥10 年备件供应期	是	是	是
主要配件报价	无	无	无
有无配套耗材/试剂（是否开放）	无	无	无
采购需求调查小结报告	超声诊断仪由监视器、主机及探头组成，其中探头负责发射和接收超声波，主机负责转换超声波信号，监视器负责显示转换信号。随着超声检查软件的不断丰富，趋于所有检查项目自动化显示及标记等功能的优化，将来的发展趋势为人工智能（AI）技术。 现在市面上基本分为心脏机、全身应用机、妇产机三大功能机型，此次采购的超声设备需要涵盖妇产科、盆底、胎儿心脏等四维超声，需要在妇科肿瘤、乳腺、子宫内膜等特殊脏器疾病诊断上具备相应最新的分析软件功能，四维成像和胎心分析功能也是着重考虑的临床需求。从性能调研分析来看，品牌（及型号）1 的性能在这方面占据领先优势，品牌（及型号）2 及品牌（及型号）3 的性能基本符合要求。 如今，国家对于国产超声设备的采购要求越来越严格，此次项目也只能针对国产设备采购，从近三年的政府采购成交信息分析，品牌（及型号）1 的市场成交信息占比相对比较大，品牌（及型号）2 与品牌（及型号）3 次之。另外，对于超声类设备，除考虑成交价格因素外，在需求确认阶段还应该与临床部门保持充分沟通，调研后期所需开展的各类检测项目，配齐相应的检测探头，避免后期发生针对设备探头的二次采购。现在市场上二维探头的价格约为××万元/把，三维探头的价格约为××万元/把，此次项目硬件至少需要配置二维探头 2 把、三维探头 2 把，软件至少具备实时胎儿追踪成像、立体血流、胎儿 NT 测量、产科测量分析、子宫和肿瘤分析、盆底分析等功能。超声设备无配套耗材，公司提供维保价格最低为××万元，保修至少 2 年，提供至少 4 次维保服务，后续的软硬件维保服务等在采购过程中应着重考量		

采购明细项目历史成交信息如表 4-7 所示。

表 4-7　采购明细项目历史成交信息表

序号	设备名称	制造商名称	型号	历史成交价格/万元	成交年份
1	彩色超声诊断仪	品牌 1	××	××	2022 年
2	彩色超声诊断仪	品牌 1	××	××	2021 年
3	彩色超声诊断仪	品牌 1	××	××	2021 年
4	彩色超声诊断仪	品牌 2	××	××	2021 年
5	彩色超声诊断仪	品牌 3	××	××	2021 年
6	彩色超声诊断仪	品牌 3	××	××	2020 年

二、采购需求技术评估

1. 采购需求技术评估定义

采购需求技术评估，又称医院层级的技术评估或准入评估。以医疗器械为例，是通过对某种医疗器械及其技术可能带来的影响进行定性、定量的全面研究，从而对其利弊得失作出综合评估，以使最优化和最适化的医疗器械得以准入，为医院管理者在购置医疗器械时提供决策依据。

2. 采购需求技术评估基本流程

采购需求技术评估基本流程主要包括：确定题目和基线资料；确定评估方法及模型；收集与检索证据资源；优化评估策略，得出评估结论，如图 4-2 所示。

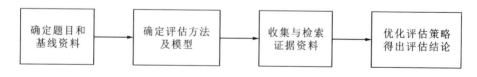

图 4-2　采购需求技术评估基本流程

（1）确定题目和基线资料。对医疗器械进行技术评估，需将评估主题由医疗器械扩展到相应的技术，如购置腹腔镜，评估主题为外科手术中的腹腔镜技术及其安全性、有效性、经济性和社会适应性评价，并以此为基础，调研和准备相应的基线资料，如胃肠外科购置腹腔镜，即以治疗胃肠外科的相关疾病作为基础，调研其安全性、有效性证据。

（2）确定评估方法及模型。技术评估可以根据医疗器械产品类型以及医院现有的人才、资金和技术力量等因素来综合考虑选择适合的评估方式，如以购买 HTA 报告的形式或自己评估。除此之外，评估者也可以将评估工作中的一部分外包给评估机构，自己负责其余部分。评估者在进行评估时，可选择的评估方法包括迷你卫生技术评估（mini-HTA）、价值判断评估、项目评估等。迷你卫生技术评估请参见表 4-8。

表 4-8　迷你卫生技术评估表

序号	条目	内容
1	简介	申请人（医院、科室、个人）
2		该卫生技术的全称
3		相关的部门
4	技术方面	技术用途及适应症
5		新技术与传统技术的区别在于创新
6		是否有对新技术进行评估的文献评价（由一个部门或由他人评估）
7		列出最重要的参考资料并评估其证据等级
8		该技术对患者的诊断、治疗、护理、康复和预防方面的影响
9		该技术是否存在潜在风险、副作用或其他不良事件
10		目前在国内或国外是否有关于该技术的相关研究
11		该技术是否被国家卫生主管部门或行业协会推荐？如有，请列出
12		科室是否曾经引进过这项技术
13	患者方面	该技术是否对伦理与患者心理有考虑
14		该技术是否考虑患者的生命质量、社会影响或工作影响
15	机构方面	该技术对医院工作人员的知识、培训或工作环境方面有何影响
16		该技术是否适用于当前医院的硬件配置
17		该技术是否影响医院其他科室或部门的业务
18		该技术如何影响本院与其他医院、地区和部门等的合作
19		该技术何时能够实施

续表

序号	条目	内容
20		国内或国际上是否有其他医院在使用该技术
21		是否存在设备更新、配置重建、人员培训等方面的启动成本
22		预计未来两年的使用情况
23	经济方面	每年为医院每个患者增加或节约多少费用
24		未来两年将为医院增加或节约多少费用
25		该技术预计为其他医院或部门节约多少费用
26		该评估中有哪些不可预计的部分

（3）收集与检索证据资源。准入评估的证据资源有以下几种：医疗器械产品认证与资质准入信息，医疗器械产品与供应商信息，地区医疗、医院、科室资源与技术条件信息，医疗器械的技术评估和器械评价信息等。其中，医疗器械产品认证与资质准入信息可通过查询政府、相关机构及网站获得其资质认定方面的文件，医疗器械产品与供应商信息可由产品供应商提供或在相关网址查询，地区医疗、医院、科室资源与技术条件信息可进行相关调研，医疗器械的技术评估和器械评价信息可以从专业数据库、文献和制造商提供的上市前临床数据获取。

（4）优化评估策略，得出评估结论。在确定了评估方法后，评估者便可组织多学科人员对所收集的资料进行严格的系统评估，并准确评估不同证据的等级，对不同等级的证据在评估时赋予不同的权重，保证评估效果的科学性。评估最后要形成评估报告，其内容主要包括结论和推荐意见，前者是对评估结果或发现的归纳或总结，后者是基于评估结论而提出的有针对性的忠告、意见或建议，两者都与证据的强度和质量息息相关，都不受研究者的主观臆断影响，都以实际证据为依据。

3. 采购需求技术评估案例

以医疗器械采购需求技术评估为例。

医疗器械采购需求技术评估标准可以通过定性、定量，或者两者相结合的方式来制定。通常情况下，定量评估可以解决简单的、金额较小的项目，如设立百分制，将各级指标优化权重，算出具体分值后得出评判结果，根据每项条款的得分算出总分，评估结论根据分值分为必须购置、推荐购置和不建议购置。医疗器械定量技术评估如表4-9所示。

表 4-9 医疗器械定量技术评估表

分值	评价标准	权重	评分依据	得分
技术分析（45分）	技术需求	10	设备更新（10），病源增加（7），开展新技术（3）	
	有效性	10	非常有效（10），比较有效（7），有效（3）	
	安全性	10	非常安全（10），比较安全（7），安全（3）	
	购置目的	5	全院共用（5），多科室共享（3），科室专用（1）	
	先进性	5	国内首台（5），院内首台（3），其他（0）	
	市场需求	5	解决疑难病症（5），解决常见疾病（0）	
效益分析（40分）	是否按规定收费	10	是（10），否（0）	
	收费是否进医保	10	是（10），否（0）	
	投资收回期	20	一年以内（20），两年至五年（15），五年至七年（10），七年以上（5）	
技术条件（15分）	人员条件	10	专职取得资格（10），兼职取得资格（7），无资质（3）	
	安装场地落实	5	已确定（5），未确定（0）	
附加（20分）	申请科室	20	国家级重点（20），省级重点（10），院级重点（5）	
总分			分	
结论	□ 必须购置（80分以上）		□ 推荐购置（40～79分）	
	□ 不建议购置（40分以下）		□ 复杂或风险高，推荐进一步评估	

　　如果一些项目评估小组觉得情况比较复杂，或者风险程度高，可以转为更高级别的定量与定性相结合的方式再评估。对于复杂的、金额较大的项目，通常采用定性与定量相结合的方式，对无法量化的指标进行描述性分析，由评估小组统一评判给出评估结果，如表 4-10 所示。

表 4-10 医疗器械描述型技术评估表

申请科室：　　　　　　　年　月　日　　　　　　　　　　　　编号：

设备名称		所需数量		预估价格	

技术评估 （60分）	技术功效（20分）： □区内首台　　□院内首台　　□科内首台　　□科内更新 □全院共用　　□多科室共享　□科室专用 □新增患者群　□分流患者群 □诊疗时间增加　□诊疗时间减少 □用于疑难病症　□用于常见疾病 评估： 得分：
技术评估 （60分）	技术需求（20分）： □开展新业务　　□技术更新　　□提高服务效率 □降低风险　　　□改善临床效果　□满足新目标患者群 □增加成本效益　□改变经营策略　□标准规范要求 □政策性项目 评估： 得分： 技术条件（20分）： 诊疗技术：□具备　□不具备 人员资质：□具备　□不具备 场地条件：□具备　□不具备 评估： 得分：

设备名称		所需数量		预估价格	
效益评估 （30分）	核心假设： 寿命预测：　　　　　年　　　　工作量评价参数： 预期工作量：　　　　年　　　效益预估增长率： 全寿命周期成本： □购置前总成本：　　　　　　　　　　万元 采购成本：　　　　万元　　　附属设备成本：　　　　万元 安装成本：　　　　万元　　　人力培训成本：　　　　万元 机房装修成本：　　　万元 □运行中总成本：　　　　　　　　　万元/年 固定支持成本：　　万元/年　　检测费用：　　　　万元/年 常用耗材成本：　　万元/年　　维修平均成本：　　万元/年 □资产处置成本：　　　　　　　万元 报废成本：　　　万元　　　拆除成本：　　　万元 □年收入预测：　　　　　　万元 核算指标： 投资回收期：　　　　年　　　净现值： 内部收益率：　　　　　　　　安全边际： 得分：				
安全评估 （10分）	技术准入：　　□已准入　　□未准入 安全风险级别：□三级　　□二级　　　□一级 得分：				
附件因素 评估 （20分）	患者群趋势：□增加　　　　□恒定　　　　□减少 医保收费：　□可以　　　　□不可以 申请科室：　□国家重点专科　□省级重点学科 　　　　　　□院内重点学科　□普通 得分：				
评估分析	定量评分：　　　　分 定性评估：				

续表

设备名称		所需数量		预估价格	
评估结论	购置结论： □必须购置 　　　　□推荐购置 　　　　□不建议购置 □可以购置，但符合以下情况： 档次建议： 进口： 　　□领先 　　　□中高端 　　　□低端 国产： 　　□领先 　　　□中高端 　　　□低端 评估人签字： 　　　　　　　审核人签字：				

三、采购需求编制

1. 采购需求编制的要求

采购需求编制的要求包括以下几个方面。

（1）采购需求应当根据部门预算确定，同时也需要符合医院的规章制度，满足预算实施计划的要求。

（2）采购需求应当符合法律法规、政府采购政策和国家有关规定，符合国家强制性标准，遵循预算、资产和财务等相关管理制度规定，符合采购项目特点和实际需要。可以直接引用相关国家标准、行业标准、地方标准等标准、规范，也可以根据项目目标提出更高的技术要求。

（3）采购需求应当清楚明了、表述规范、含义准确。

（4）采购需求的制定应当明确满足项目目标的所有技术要求和商务要求，功能和质量指标的设置要充分考虑可能影响供应商报价和项目实施风险的因素。

医院在制定采购需求时，应尽可能准确、全面地体现使用科室的实际需求，采购需求设置不合理，导致不合适设备中标，不能满足后续的使用要求，有些可能出现设备闲置的情况，造成医院经济资源的极大浪费。

（5）技术要求和商务要求的制定应当客观，量化指标应当明确相应等次，有连续区间的按照区间划分等次。采购需求的制定应客观、明确，技术要求的设置不得具有明显的倾向性，除单一来源采购项目外，不得指向特定的专利、商标、品牌、技术路线等。

（6）需由供应商提供设计方案、解决方案或组织方案的采购项目，应当明确提出采购标的功能、应用场景、目标等基本要求，并尽可能明确其中的客观、量化指标。

2. 采购需求编制的内容

采购需求，是指采购人为实现项目目标，拟采购的标的及其需要满足的技术要求、商务要求。

（1）技术要求。技术要求是指对采购标的的功能和质量要求，包括性能、材料、结构、外观、安全，或者服务内容和标准等。

随着国内医疗器械行业的迅猛发展，越来越多的国产医疗设备进入临床诊疗一线，并受到临床医生的广泛认可。在技术要求满足临床需求的前提下，提倡优先采购国产医疗设备。在中国境内无法获取或无法以合理的商业条件获取，以及法律法规另有规定确需采购进口产品的，需进行需求调查和进口产品论证并取得同级财政部门审批许可后方可采购，即便如此，同类国产产品仍可参与投标。

以医疗设备采购需求编制为例，编制技术要求时需要注意以下事项。

① 技术参数的编制。确定技术参数是采购需求编制的一项非常重要的基础性工作，编制技术参数有以下几个方面的要点。

a. 规范量化技术参数。

技术参数不能模棱两可，也不能锁定一个值，应该选择一个正确的区间值。若锁定固定值，容易导致产品只有一家响应或响应的产品均为同一品牌型号，这样的参数设置具有倾向性。可设为区间值，如 $1500 \leqslant$ 参数设置 $\leqslant 2000$，这样既可保证满足采购人所需的技术参数，同时避免因技术参数的固定而导致采购失败。

b. 准确设置核心参数。

技术参数分为核心参数和一般参数。在技术参数中，类似"★""▲""※"等标注的为核心参数，若不满足任何一项，则可能导致投标无效。在编制关键参数时需兼顾是否至少有 3 家供应商满足，所以核心技术指标需要进行充分调研、准确设定。

c. 考虑仪器设备的特定配套耗材或试剂。

② 在编制采购需求时，不能只考虑设备本身的技术性能，还应考虑后期配件、耗材或试剂的采购价格、使用成本和维护成本，全面合理地设置采购需求。例如：

彩色多普勒超声诊断仪的探头数量、类型、频率等都要根据采购需要提出明确要求。后期是否需要配置超声工作站、是否需要接入医院网络，都要提前约定，否则会给临床后续工作带来影响。再例如：手术室的手术动力系统（包括各种钻头、磨头、手柄、摆锯等），种类繁多，后期消耗量大，这些也需要在编制采购需求时提前考虑，在参数中逐项列示清楚。

（2）商务要求。商务要求是指取得采购标的的时间、地点、财务和服务要求，包括交付（实施）的时间（期限）和地点（范围）、付款条件（进度和方式）、包装和运输、售后服务、保险等。商务要求在符合相关法律法规要求的前提下，可以依据医院采购项目的实际情况，提出特定需求。

① 交货期、付款方式的需求编制。

交货期的设置应结合设备放置场地的情况，交货期设定过早，可能会造成机器无处安放，存在额外的仓储成本及安全隐患。付款方式的设置应当充分考虑供应商的资金成本和医院资金的安全性，结合中小企业款项的支付规定，选择合理的付款比例和支付期限。

② 售后服务的需求编制。

售后服务是采购需求的重要组成部分，没有售后服务的采购需求是不完整的采购需求。售后服务涉及面较广，既与货品的接收、验收息息相关，也和后期运行的质保、维护、升级等密不可分。售后服务包括以下内容。

a. 接收货物的要素：采购人应当明确在接收货物时，需要供应商提供哪些方面的支持，如包装、随货品一同提供的工具、配件、使用说明、介质等。

b. 验收货物的要素：包括验收人员的组成、验收费用、验收成功与否的处置等。

c. 质保问题：包括质保期、故障响应和解决时间、替换设备、本地技术人员配备等。

3. 采购需求编制常见问题

（1）采购标的物名称不规范。

① 标的物范围不明确。如"放射科设备一批""防疫物资一批"等，采购标的名称太过笼统，潜在投标人无法通过招标公告的媒介搜索关键词来准确获取采购项目信息。

② 标的物命名不规范，将俗称或简称代替商品名称。例如，"B 超""CT 机"等，应当采用官方发布的标准名称，例如，CT 可使用海关颁布的具有唯一 ID 标识的商品名称，进口 HS 编号为 9022120000 的"X 射线计算机断层扫描装置"或国家药品监督管理局注册证产品名称"X 射线计算机体层摄影设备"。

（2）技术参数设置不合理。

① 将非重要参数或核心功能设置成★标指标。例如，将"无影灯光源数量：母灯 84 个，子灯 48 个"设置为★标指标，有排他性之意。

② 技术参数要求有歧义或逻辑错误。例如，便携式超声要求总重量≥10 kg（参数设定与性能优劣背道而驰）。

③ 国际单位的表述不规范。例如，将 SI 词头"M"（兆）和"m"（毫）混用，将"压强≥mbar"写成"≥Mbar"，根据 GB 的国际单位，$M=10^6$ 而 $m=10^{-3}$。

（3）技术要求不完整。技术要求是实际采购需求的必要条件，表现在：其一，技术要求所提出的每一个条件都应作为招标投标及履约验收的要求；其二，技术要求未提出的条件（除非有法规或强制性标准规定）都不能作为招标投标及履约验收的要求。因此，在制定采购需求时，要尽可能地将重要的内容或指标表述完整。

（4）技术要求因带主观性而无法评判。例如，使用"设备功能强大，使用方便，界面友好，外观新颖，节省能耗"等表述作为采购需求，其主观性强而无法量化评判指标。

【案例】

以××三甲医院采购彩色超声诊断仪编制采购需求为例，请参见表 4-11。

表 4-11　××三甲医院采购彩色超声诊断仪的采购需求编制表

项目名称	申请科室	预算金额	数量	经费来源
彩色超声诊断仪	超声科	××万元	1 台	中央预算
一、商务要求				
1	交付地点	地址：××市××区××路××号		
2	交付时间	合同签订后 90 个工作日内		

续表

3	付款条件	货到验收合格，收到发票后××日内支付货款××%
4	包装要求	（1）中标人所出售的全部货物均应满足远距离运输、防潮、防震、防锈和防野蛮装卸等要求，确保货物安全无损运抵指定现场； （2）每一个包装箱内应附一份详细装箱单、质量证书和保修保养证书； （3）本项目涉及商品包装和快递包装的，除另有要求外，中标人所出售的货物包装应当参照财政部办公厅、生态环境部办公厅及国家邮政局办公室联合发布的《商品包装政府采购需求标准（试行）》《快递包装政府采购需求标准（试行）》等要求执行
5	运输要求	运输费、装卸费由中标人承担
6	售后服务	详见售后服务需求明细（见表4-12）
7	保险	保险费用由中标人承担
二、技术要求		
1	用途描述	适用于妇产科相关疾病、胎儿心脏、盆底超声、经阴道子宫输卵管超声造影，满足产科超声诊断、妇科疑难病例超声诊断，胎儿畸形产前诊断及科研的要求
2	主要技术性能	详见"技术参数需求会签单"（见表4-13）
3	配置清单	（1）主机：1套 （2）二维腹部凸阵探头（含穿刺架）：1个 （3）三维腹部凸阵探头：1个 （4）三维腔内探头（含穿刺架）：1个 （5）二维高频线阵探头：1个

售后服务需求明细如表 4-12 所示。

表 4-12 售后服务需求明细

项目名称		
	内容	需求
1	安装与培训	到货安装：到货后一周内安排工程技术人员安装调试； 培训：卖方负责提供现场操作和维保内容培训，确保使用人员能正常操作设备的各种功能，并根据设备使用情况负责免费对设备操作人员及维修技术人员进行技术再培训，并提供有效的培训资料
2	售后服务响应时间	（1）维修人员自接到用户报修到现场时间≤8 小时； （2）在项目所在地有固定的维修网点
3	服务内容与计划	免费保修期内，每年提供≥4 次免费维护保养，并出具维护保养报告
4	维保内容与价格	供应商在本市设有维修点以及常驻维修工程师，仓库备品备件充足；报修后 24 小时内无法修复或产品需返厂维修且严重影响临床业务的，供应商需在 5 个工作日内提供备用机
5	备品备件供货与价格	（1）保修期后，供应商需承诺提供终身服务，维修仅收取零件费，不收上门费、服务费及差旅费等其他费用，并提供主要零配件和消耗品的价目清单； （2）承诺保修期外的年度保修合同价≤设备金额的 5%，提供原厂承诺书
6	软件升级	软件终身免费升级
7	质量保证期	自货物按合同规定验收合格之日起≥24 个月

采购需求编制完成后，需经业务归口管理部门和申请科室会签，技术参数需求会签单请参见表 4-13。

表 4-13 技术参数需求会签单

项目名称	彩色超声诊断仪
申请科室	超声科
数量	1 台

续表

资金来源	☑财政拨款 □自筹资金 □科研 □重点学科 □干保拨款 □其他	
预算资金	200万元	
是否满足需求	☑满足 □不满足（详细说明） 申请科室负责人签名：×××	
相关科室负责人意见		
业务归口管理部门意见	经办人：×××	部门负责人：×××

具体技术参数（数量1套）及配置清单如下。

1. 用途

适用于妇产科相关疾病、胎儿心脏、盆底超声、经阴道子宫输卵管超声造影，满足产科超声诊断、妇科疑难病例超声诊断、胎儿畸形产前诊断及科研的要求。

2. 主要技术参数

2.1 主机具备连续波多普勒成像和支持凸阵探头功能，用于胎儿心脏血流速度测量。

2.2 主机具备二维超低速血流显示、三维超低速血流显示功能，用于显示组织器官微血流灌注状态。

2.3 主机具备实时四维成像及组织多普勒成像、支持弹性成像和弹性分析功能。

2.4 主机具备妇产超声行业要求的子宫畸形分类法功能，用于判断子宫畸形分类。

2.5 主机具备标准超声图文评估流程助手功能，用于帮助使用者对深度子宫内膜异位症进行标准化评估。

2.6 主机具备灰阶及血流三维/四维成像功能；具备虚拟光源移动功能，支持独立的可移动光源≥2个；具备表面成像和透视剪影成像功能，用于观察组织的外部轮廓和内部结构。

2.7 主机具备断层超声显像功能。

2.8 主机具备胎儿自动识别功能，可实时跟踪胎儿运动并调整容积成像框位置，并获得胎儿表面容积成像。

2.9 主机具备专用窦卵泡智能容积成像功能，具备自动显示彩色编码，并能按照体积大小排序及计数功能。

2.10 主机具备时间、空间相关成像功能。

2.11 主机具备胎心容积导航功能，具备自动获取包括四腔心、左室流出道、右室流出道、胃泡、静脉连接、导管弓、主动脉弓、三血管气管切面功能。

续表

2.12 主机具备四维实时穿刺引导功能，能显示穿刺引导线。

2.13 主机具备四维实时对比谐波造影功能，支持阴道子宫输卵管超声造影检查。

2.14 主机具备胎儿心脏成像功能，可以同时实现至少2条解剖M型。

2.15 主机具备二维立体血流成像功能，二维探头具备呈现立体血流形态和血流边界的显示及可视化功能。

2.16 主机具备超声影像数据管理软件功能，能在客户端电脑对数据进行后期处理，如至少包含风险计算、容积图像后处理、数据检索、输出超声图文报告。

2.17 主机具备支持机械指数和热指数警报设置、系统设定自定义声输出限制，以及扫描时超预设值报警功能。

2.18 主机具备智能三维产程监测功能，能够测量胎儿头部进程、旋转和方向，并同时自动产生一个包括超声波客观数据、手动输入数据在内的产程报告。

3. 一般技术参数

3.1 具备一般测量功能。

3.2 具备多普勒血流测量与分析以及自动包络功能。

3.3 具备妇科测量功能。

3.4 具备心脏功能测量功能。

3.5 具备外周血管测量与分析功能。

3.6 具备儿科测量功能。

3.7 具备自动测量胎儿生长指标功能，至少能测量胎儿的双顶径、头围、腹围、股骨长、肱骨长、颈后透明层、颅内透明层等。

3.8 具备不规则体积测量功能，能快速测量一个或多个低回声的不规则体的体积。

3.9 具备容积能量模式直方图功能，能结合不规则体积测量可计算血管指数、血流指数和血管血流指数。

3.10 二维腹部凸阵探头1个，超声频率范围至少覆盖：2.0 MHz～5.0 MHz，阵元数≥192。

3.11 三维腹部凸阵探头1个，超声频率范围至少覆盖：2.0 MHz～8.0 MHz，阵元数≥550。

3.12 三维腔内探头1个，超声频率范围至少覆盖：4.0 MHz～9.0 MHz，阵元数≥192。

3.13 二维高频线阵探头1个，超声频率范围至少覆盖：3.0 MHz～8.0 MHz，阵元数≥192。

3.14 探头接口≥3个，探头接口为无针式。

3.15 探头频率：超宽频、变频，工作频率可显示，变频探头中心频率可选择≥3种，多普勒频率≥3种。

3.16 二维模式扫描速率：凸阵探头，全视野，17 cm深度时，在最高线密度下，二维帧速率≥30帧/秒；凸阵容积探头，全视野，17 cm深度时，四维成像帧频≥30帧/秒。

3.17 二维成像扫描深度≥30 cm。

3.18 数字集成化智能分段增益调节按钮≥4，无实体按键。

续表

3.19　系统动态范围≥200 dB。

3.20　具备回放重现功能，灰阶图像回放≥3000 幅、4D 图像回放≥400 容积帧。

3.21　具备预设条件功能，用于针对不同的检查脏器、预置最佳化图像的检查条件。

3.22　频谱多普勒方式至少包含脉冲多普勒、连续多普勒。

3.23　多普勒发射频率≥3 个，至少支持高、中、低档可调。

3.24　最大测量速度：脉冲多普勒，血流速度最大至少达到 8 m/s；连续多普勒，血流速度最大至少达到 21 m/s。

3.25　最低测量速度≤0.3 mm/s（非噪声信号）。

3.26　零位移动≥10 级。

3.27　显示方式至少包含能量显示、速度显示、二维立体血流显示。

3.28　彩色显示帧频：凸阵探头、全视野，17 cm 深时，彩色显示帧频≥10 帧/秒；凸阵容积探头，全视野，17 cm 深度时，四维彩色显示帧频≥9 帧/秒。

3.29　彩色显示速度：最低平均血流测量速度≤5 mm/s（非噪声信号）。

3.30　彩色增强功能至少包含彩色多普勒能量图、方向性能量图。

3.31　超声功率输出调节，至少包括 B/M、脉冲多普勒、彩色多普勒输出功率可调。

3.32　主机具备胎儿颅脑自动分析功能，具备自动获取胎儿颅脑正中矢状面、经丘脑平面、经小脑平面、经侧脑室平面功能，具备自动同时测量双顶径、头围、枕额径、后颅窝池、小脑横径、侧脑室后脚功能。

3.33　具备数字化二维灰阶成像功能。

3.34　具备数字化彩色多普勒功能。

3.35　具备数字化能量血流成像功能。

3.36　具备脉冲波多普勒成像功能。

3.37　主机显示器尺寸≥21 英寸，分辨率≥1920 像素×1080 像素，能实现全方位关节臂旋转功能。

3.38　主机有液晶触摸屏，具备多点触控功能，能执行容积图像的旋转、放大、切割等操作；具备手势划线功能，能达到任意切面成像以及多光源调节要求。

3.39　硬盘≥512G。

3.40　具备一体化剪贴板功能，至少能在屏幕上存储、回放动态图像及静态图像。

3.41　具备输出三维打印功能，至少包括 STL、OBJ、PLY、3MF、XYZ 等格式。

3.42　具备离线三维/四维容积数据处理软件功能，实现与主机相同的三维分析功能，数据可通过 DICOM 接口、USB 接口或 DVD 光盘传输，用于教学、培训和科研。

3.43　具备 DICOM 3.0 接口。

3.44　具备超声图像存档与病案管理系统功能。

3.45　具备回放重现单元功能。

3.46　空间分辨率：符合 GB 10152—2009 国家标准。

3.47　配置数字化软硬件智能超声方案，内置超声设备操作视频和学习课程，具备网络连接后与服务器同步下载课程资料功能。

3.48　具备输出/输入信号端功能，至少包含 USB、HDMI、S-Video、VGA。

第五节　政府采购实施计划编制

一、采购实施计划编制的意义

《政府采购法实施条例》第二十九条规定，采购人应当根据集中采购目录、采购限额标准和已批复的部门预算编制政府采购实施计划，报本级人民政府财政部门备案。

《政府采购需求管理办法》第十二条规定，本办法所称采购实施计划，是指采购人围绕实现采购需求，对合同的订立和管理所做的安排。采购实施计划根据法律法规、政府采购政策和国家有关规定，结合采购需求的特点确定。

由此可见，编制政府采购实施计划是法律法规所规定的采购人应尽的职责，是执行政府采购活动中的一个重要环节，对于强化采购预算约束，提高采购工作效率具有十分重要的意义。

1. 采购实施计划是采购预算与采购活动的重要衔接

采购实施计划是指导采购人执行采购活动的重要依据，在政府采购预算与采购活动之间起着承上启下的作用。

2. 采购实施计划是确保采购顺利实施的重要保障

采购实施计划编制是否完整、科学、合理，直接决定着采购活动能否顺利实施。采购实施计划需根据采购项目资金来源、预算金额、采购组织形式、采购方式、项目属性、采购包划分与合同分包、采购代理机构的选择以及开展采购活动的时间安排等内容编制。

3. 采购实施计划编制是采购人履行主体责任的重要体现

采购人根据集中采购目录、采购限额标准和已批复的部门预算编制政府采购实施计划，是履行主体责任的重要体现。

二、采购实施计划编制的内容

医院政府采购活动中，因职责分工的不同，往往采购实施计划不是一个部门能单独编制完成的。需业务归口管理部门、采购归口管理部门根据法律法规、政府采购政策和国家有关规定，结合采购需求的特点共同编制采购实施计划。

2022年4月30日，财政部发布的《政府采购需求管理办法》（财库〔2021〕22号）规定，采购实施计划，是指采购人围绕实现采购需求，对合同的订立和管理所做的安排。具体内容如下。

1. 合同订立安排

合同订立安排，包括采购项目预（概）算及最高限价、开展采购活动的时间安排、采购组织形式、委托代理安排、采购包划分与合同分包、供应商资格条件、采购方式、竞争范围和评审规则等。

（1）采购项目预（概）算及最高限价。某些业务归口管理部门在编制政府采购预算时，对市场技术或服务水平、供应、价格等情况调查不充分，价格测算偏离市场，导致政府采购预算不准确的情况时有发生。因此，在编制政府采购预算时，应当进行充分的市场调查、分析，科学、合理地编制政府采购预算。预算金额既不能高于市场价太远，也不能低于市场价太远，否则，严重背离市场价太远的采购预算会丧失预算编制的目的和意义，使预算缺乏实用价值。

《政府采购货物和服务招标投标管理办法》规定，采购人经市场调查和价格测算后，可以在预算内合理设定最高限价，但不得设定最低限价。

（2）开展采购活动的时间安排。采购人要根据采购项目实施的要求，充分考虑采购活动所需的时间和可能影响采购活动进行的因素，合理安排采购活动实施的时间。

（3）采购组织形式。政府采购按照组织形式分为集中采购和分散采购。采购归口管理部门应根据项目的具体品目和预算金额，正确选择项目适用的采购组织形式。属于集中采购目录内的项目应严格执行集中采购，集中采购目录外、分散采购限额标准上的项目应执行分散采购。

（4）委托代理安排。《政府采购法》第十九条规定，采购人有权自行选择采购代理机构，任何单位和个人不得以任何方式为采购人指定采购代理机构。但纳入政府集中采购目录的项目，必须委托集中采购机构采购。政府集中采购目录以外、采购限额标准上的项目可以自行采购，也可以自主选择委托集中采购机构采购，或者集中采购机构以外的采购代理机构采购。

（5）采购包划分与合同分包。业务归口管理部门应按照有利于采购项目实施的原则，明确采购包划分与合同分包要求。采购项目划分采购包的，要分别确定每个采购包的采购方式、竞争范围、评审规则、合同类型、合同文本、定价方式等相关合同订立、管理安排。

（6）采购方式。政府采购主要采购方式有以下几种。

① 公开招标。

② 邀请招标。

③ 竞争性谈判。

④ 单一来源采购。

⑤ 询价。

⑥ 竞争性磋商。

⑦ 框架协议。

采购归口管理部门应根据采购项目的预算金额、项目属性等具体内容，选择合适的采购方式。

达到公开招标数额标准，应采用公开招标的方式，因特殊情况需要采用公开招标以外的采购方式的，应当依法获得批准。

（7）供应商资格条件。《政府采购法》第二十二条规定了供应商参加政府采购活动应当具备6个基本条件。

① 具有独立承担民事责任的能力。

② 具有良好的商业信誉和健全的财务会计制度。

③ 具有履行合同所必需的设备和专业技术能力。

④ 有依法缴纳税收和社会保障资金的良好记录。

⑤ 参加政府采购活动前三年内，在经营活动中没有重大违法记录。

⑥ 法律、行政法规规定的其他条件。

同时，《政府采购法》还规定，采购人可以根据采购项目的特殊要求，规定供应商的特定条件，但不得以不合理的条件对供应商实行差别待遇或歧视待遇。这个规定为采购人提供了便利，但在政府采购实践中，因为特定条件没有设置好，导致质疑、投诉多有发生。

因此，业务归口管理部门在设定特定资格条件时，要注意如下几点。

首先，根据采购需求的内容来确定行业，再查阅行业法规，确定适合的资质。

特定资格不能要求与采购需求无关的资质，也不能要求超出需求实际需要的资质。应与采购标的的功能、质量和供应商履约能力直接相关，且属于履行合同必需的条件，包括特定的专业资格或技术资格、设备设施、业绩情况、专业人才及其管理能力等。

其次，应重点关注财政部以及行业主管部委、地方政府的最新要求。比如，信息化产品的采购，在推进国家信息安全的背景下，注意采购需求中是否有国家信息安全产品，若涉及，则需要设置相应的特定资格。

最后，根据《关于促进政府采购公平竞争优化营商环境的通知》（财库〔2019〕38号）的要求，政府采购项目要结合营商环境优化的大背景，合理设置特定资格，不得擅自提高。

另外，需要注意的是，如将业绩情况作为资格条件时，要求供应商提供的同类业务合同一般不超过2个，还应明确同类业务的具体范围。

（8）竞争范围。除法律法规规定可以在有限范围内竞争或只能从唯一供应商处采购的情形外，一般采用公开方式邀请供应商参与政府采购活动。采用邀请方式邀请供应商参与政府采购活动的，应说明依据的法律法规规定。

（9）评审规则。采用综合性评审方法的，评审因素应当由采购需求和与项目目标相关的其他因素确定。评审因素设置不得具有倾向性，将有关履约能力作为评审因素应适当。

① 采购需求客观、明确且规格、标准统一的采购项目，如通用设备等，以价格作为授予合同的主要考虑因素。

② 采购需求客观、明确，且技术较复杂或专业性较强的采购项目，如大型医疗设备、咨询服务等，通过综合性评审选择性价比最优的产品或服务。

③ 不能完全确定客观指标，需由供应商提供设计方案、解决方案或组织方案的采购项目，如首购订购、设计服务、政府和社会资本合作等，综合考虑以单方案报价、多方案报价以及性价比要求等因素选择评审方法。

（10）落实政府采购政策功能情况。《政府采购法》第九条明确规定，政府采购应当有助于实现国家的经济和社会发展政策目标，包括保护环境、扶持不发达地区和民族地区、促进中小企业发展等；第十条明确规定，政府采购应当采购本国货物、工程和服务。

除政府采购法律法规外，一系列发挥政府采购政策作用的配套文件也相继出台。

如优先和强制采购节能环保产品；支持创新、绿色发展；支持监狱发展、促进残疾人就业等。

业务归口管理部门或采购代理机构在编制采购需求时，应将这些政府采购政策落实到位。

2. 合同管理安排

合同管理安排，包括合同类型、定价方式、合同文本的主要条款、履约验收方案、风险管控措施等。

（1）合同类型。《民法典》中规定了19种典型合同类别，包括买卖合同、供用电水气热力合同、赠予合同、借款合同、保证合同、租赁合同、融资租赁合同、保理合同、承揽合同、建设工程合同、运输合同、技术合同、保管合同、仓储合同、委托合同、物业服务合同、行纪合同、中介合同、合伙合同。业务归口管理部门或采购归口管理部门应结合采购标的实际情况来确定合同类型。

（2）定价方式。采购需求客观、明确且规格、标准统一的采购项目，如通用设备等，采用固定总价或固定单价的定价方式。采购需求客观、明确，且技术较复杂或专业性较强的采购项目，如大型医疗设备、咨询服务等，采用固定总价或固定单价的定价方式。不能完全确定客观指标，需由供应商提供设计方案、解决方案或组织方案的采购项目，如首购订购、设计服务、政府和社会资本合作等，根据实现项目目标的要求，采取固定总价或固定单价、成本补偿、绩效激励等单一或组合定价方式。

（3）合同文本的主要条款。合同文本应当包含法定必备条款和采购需求的所有内容，包括但不限于标的名称，采购标的质量，数量（规模），履行时间（期限），地点和方式，包装方式，价款或报酬，付款进度安排，资金支付方式，验收、交付标准和方法，质量保修范围和保修期，违约责任与解决争议的方法等。

合同文本中权利、义务要围绕采购需求和合同履行设置。国务院有关部门依法制定了政府采购合同标准文本的，应当使用标准文本。属于《政府采购需求管理办法》第十一条规定范围的采购项目，合同文本应当经过医院聘请的法律顾问审定。

（4）履约验收方案。

① 履约验收主体：采购人、采购代理机构可以邀请参加本项目的其他供应商或

第三方专业机构及专家参与验收，相关验收意见作为验收的参考资料。政府向社会公众提供的公共服务项目，验收时应当邀请服务对象参与并出具意见，验收结果应当向社会公告。

② 履约验收方案：采购人应当在实施验收前根据项目验收清单和标准、采购文件对项目的技术规定和要求、供应商的投标（响应）承诺情况、合同明确约定的要求等，制定详细的项目验收方案。验收方案制定的质量、完善程度，是验收工作的关键所在，是后续开展验收工作能否顺利、高效进行的前提条件。

③ 履约验收内容：要包括每一项技术和商务要求的履约情况，验收标准要包括所有客观、量化指标。不能明确客观标准、涉及主观判断的，可以通过在采购人、使用人中开展问卷调查等方式，转化为客观、量化的验收标准。

第六节　采购需求和采购实施计划审查

财政部《政府采购需求管理办法》（财库〔2021〕22号）明确规定，采购人应当建立审查工作机制，在采购活动开始前，针对采购需求管理中的重点风险事项，对采购需求和采购实施计划进行审查。对于审查不通过的，应当修改采购需求和采购实施计划的内容并重新进行审查。采购需求和采购实施计划审查分为一般性审查和重点审查。

一、审查小组

《政府采购需求管理办法》第三十二条规定，审查工作机制成员应当包括本部门、本单位的采购、财务、业务、监督等内部机构。采购人可以根据本单位的实际情况，建立相关专家和第三方机构参与审查的工作机制。同时规定了回避机制，即参与确定采购需求和编制采购实施计划的专家和第三方机构不得参与审查。

审查小组成员的构成应当符合医院的采购内控管理制度。通常情况下，审查工作由采购归口管理部门组织，审查小组成员由业务归口管理部门、财务部门、监察部门组成。同时，根据医院的实际情况，邀请相关专家和第三方机构参与。必要时，可邀请内部法务部门或外聘的法律顾问参加，协助对采购需求和采购实施计划的合法性进行把关。

二、审查范围

1. 一般性审查

《政府采购需求管理办法》规定，一般性审查具体采购项目范围由采购人根据实际情况确定。在实际工作中，医院可结合自身实际、参考分散采购限额标准以及"三重一大"的数额标准，确定一般性审查采购项目的范围。

2. 重点审查

《政府采购需求管理办法》规定，对于下列项目必须开展重点审查。

（1）1000 万元以上的货物、服务采购项目，3000 万元以上的工程采购项目。

（2）涉及公共利益、社会关注度较高的采购项目，包括政府向社会公众提供的公共服务项目等。

（3）技术复杂、专业性较强的项目，包括需定制开发的信息化建设项目、采购进口产品的项目等。

（4）主管预算单位或采购人认为需要开展需求调查的其他采购项目。

三、审查内容

1. 一般性审查

一般性审查内容包括：需要开展需求调查的项目，是否按规定开展需求调查；采购需求是否符合预算、资产、财务等管理制度规定；对采购方式、评审规则、合同类型、定价方式的选择是否说明适用理由；属于按规定需要报相关监管部门批准、核准的事项，是否做出相关安排；采购实施计划是否完整。

一般性审查内容如表 4-14 所示。

表 4-14　一般性审查内容

序号	审查内容
1	如需开展需求调查的，是否按规定开展需求调查
2	采购需求是否符合预算、资产、财务等管理制度规定
3	对采购方式、评审规则、合同类型、定价方式的选择是否说明适用理由
4	属于按规定需要报相关监管部门批准、核准的事项，是否作出相关安排
5	采购实施计划是否完整

2. 重点审查

重点审查在一般性审查的基础上，进行非歧视性审查、竞争性审查、采购政策审查、履约风险审查及采购人或主管预算单位认为应当审查的其他内容。

重点审查内容如表 4-15 所示。

表 4-15　重点审查内容

分类	审查内容
非歧视性审查 （主要审查是否指向特定 供应商或特定产品）	资格条件设置是否合理
	要求供应商提供超过 2 个同类业务合同是否合理
	技术要求是否指向特定的专利、商标、品牌、技术路线等
	评审因素设置是否具有倾向性
	将有关履约能力作为评审因素是否适当
竞争性审查 （主要审查是否 确保充分竞争）	应当以公开方式邀请供应商的，是否依法采用公开竞争方式
	采用单一来源采购方式的，是否符合法定情形
	采购需求的内容是否完整、明确
	采购需求的内容是否考虑后续采购竞争性
	评审方法、评审因素、价格权重等评审规则是否适当
采购政策审查	进口产品的采购是否必要
	是否达到落实支持创新政府采购政策要求
	是否达到落实绿色发展、节能环保政府采购政策要求
	是否达到落实中小企业发展政府采购政策要求
	是否达到落实支持监狱发展政府采购政策要求
	是否达到落实促进残疾人就业政府采购政策要求
履约风险审查	合同文本是否按规定由法律顾问审定
	合同文本运用是否适当
	是否围绕采购需求和合同履行设置权利义务
	是否明确知识产权等方面的要求
	履约验收方案是否完整、标准是否明确
	风险处置措施和替代方案是否可行
采购人或主管预算 单位认为应当审查的 其他内容	应列明审查的具体内容

第七节　政府采购实施计划备案

《政府采购法实施条例》第二十九条明确规定，采购人应当根据集中采购目录、采购限额标准和已批复的部门预算编制政府采购实施计划，报本级人民政府财政部门备案。

《政府采购需求管理办法》第二十六条明确规定，各级财政部门应当遵照简便、必要的原则，明确报财政部门备案的采购实施计划具体包括采购项目的类别、名称、采购标的、采购预算、采购数量（规模）、组织形式、采购方式、落实政府采购政策等相关内容。

一、政府采购实施计划备案内容

1. 合同订立安排

合同订立安排主要包括以下几个方面。

（1）采购项目预（概）算、最高限价。

（2）开展采购活动的时间安排。

（3）采购组织形式和委托代理安排。

（4）采购包划分与合同分包。

（5）供应商资格条件。

（6）采购方式、评审方法和定价方式。

（7）竞争范围。

（8）评审规则。

2. 合同管理安排

合同管理安排主要包括以下几个方面。

（1）合同类型。

（2）合同文本的主要条款。

（3）履约验收方案。

（4）风险管控措施。

二、政府采购实施计划备案流程

以湖北省××医院政府采购实施计划备案工作流程为例。

1. 职责分工

根据医院《采购与招标投标管理办法》规定：业务归口管理部门负责确定采购与招标项目内容及范围、技术要求、工期及质量目标、售后服务要求、采购方式、评标原则和方法等；采购归口管理部门负责接收采购申请，审核采购项目的相关资料，核准承办部门确定的采购方式、评标原则和评标办法。

2. 工作流程

（1）业务归口管理部门完成"采购项目采购需求表"与"政府采购项目采购实施计划表"的填写。

（2）采购归口管理部门根据相关法律法规，结合医院实际管理需求对采购项目需求及采购实施计划进行严格核定。

（3）财务部门在政府采购系统填写政府采购实施计划内容并上传相关资料。

第八节　政府采购项目备案书申请

政府采购项目备案书申请环节并非所有省份的财政部门都有此规定，各医院应按照各省财政部门的实际要求执行。

本节以湖北省政府采购相关工作规程为例。

一、申请相关要求

湖北省政府采购相关工作规程规定，采购人启动招标采购程序前，需将政府采购实施计划报主管预算部门审核，主管预算部门审核通过后，报财政部门备案，备案后，系统自动生成"采购项目备案书"。采购人获得"采购项目备案书"后，才能执行政府采购程序。

二、申请填报内容

（1）预算资金来源。财政拨款采购项目应列明资金文号。

（2）采购项目的名称、本年该项目的预算总金额、本次申报采购预算执行的金额。采购项目名称应与采购意向公开名称一致。同一项目可分次申报采购预算执行计划，历次申报金额之和不能超过本年该项目的预算总金额。

（3）委托采购代理机构名称。

（4）采购方式。包括公开招标、邀请招标、竞争性谈判、单一来源采购、询价、竞争性磋商、框架协议采购等。若采用单一来源采购方式，提交采购项目备案书申请时，还应向财政部门提供单一来源请示、专家论证意见、市场调查报告、采购价格测算报告等相关资料，并提前在财政部门指定的采购网站上进行单一来源公示。

（5）是否专门面向中小企业采购。医院应严格按照规定对符合条件的政府采购项目专门面向中小企业采购，并在申请预算执行计划时明示。选择不专门面向中小企业采购必须有充分的理由。

（6）是否采购进口产品。医院使用财政性资金以直接进口或委托方式采购进口产品的活动，适用《政府采购进口产品管理办法》（财库〔2007〕119号）。医院需要采购的产品在中国境内无法获取或无法以合理的商业条件获取，以及法律法规另有规定确需采购进口产品的，应当在获得财政部门核准后，依法开展政府采购活动。

三、申请工作流程

以××省××医院申请"项目备案书"工作流程为例，如图4-3所示。

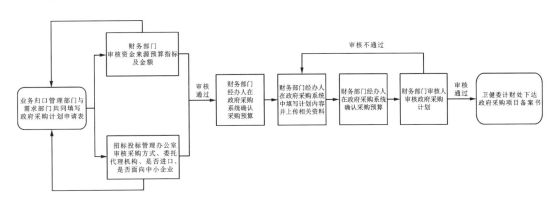

图4-3　××省××医院申请"项目备案书"工作流程图

1. 政府采购实施计划分类

参照《湖北省政府集中采购目录及标准（2021年版）》，根据采购内容和金额不同，政府采购实施计划分为以下三类。

项目采购计划：集中采购目录外且金额在 100 万元以上的货物、服务类项目和 60 万元以上的工程类项目采购计划。

卖场采购计划：采用电子卖场方式（协议定点供货）组织实施的政府采购计划，即集中采购目录内的项目采购计划。

其他采购计划：除项目采购计划和卖场采购计划以外的采购计划。

2. 申请政府采购项目备案书

（1）本年资金预算申请政府采购项目备案书或核准书需提交的资料，具体内容如表 4-16 所示。

表 4-16　本年资金预算申请政府采购项目备案书需提交的资料

序号	本年资金预算	
1	湖北省卫生健康委员会政府采购项目执行申报表	
2	本年预算文本	
3	政府采购意向公开表	
4	省级采购、县（市）支付项目	提供省卫健委和省财政厅联合发文的文件
5	一次招标三年执行	提供上一年计划函和中标通知书
6	采购单一来源产品	达到公开招标额度以上的，提供财政厅审批文件
		未达到公开招标额度的，提供本单位审批文件
7	采购进口产品	达到政府采购限额金额以上、资金性质为政府采购资金的提供财政厅审批文件
		未达到政府采购限额金额、资金性质为政府采购资金的提供本单位审批文件

（2）中央、省级等其他类型资金预算申请政府采购项目备案书或核准书需提交的资料，具体内容如表 4-17 所示。

表 4-17　中央、省级等其他类型资金预算申请政府采购项目备案书需提交的资料

序号	中央、省级等其他类型资金预算
1	湖北省卫生健康委员会政府采购项目执行申报表： （1）货物类提供种类、数量、总额。 （2）工程类提供预算明细。 （3）服务类提供种类分类

续表

序号	中央、省级等其他类型资金预算	
2	政府采购意向公开表	
3	省财政厅或其他单位项目资金来源文件	
4	省发改委立项审批文件	
5	省级采购、县（市）支付项目	提供省卫健委和省财政厅联合发布的文件
6	一次招标三年执行	提供上一年计划函和中标通知书
7	采购单一来源产品	达到公开招标额度以上的，提供财政厅审批文件
		未达到公开招标额度的，提供本单位审批文件
8	采购进口产品	达到政府采购限额金额以上、资金性质为政府采购资金的提供财政厅审批文件
		未达到政府采购限额金额、资金性质为政府采购资金的提供本单位审批文件

第九节　采购代理机构的选择、委托与管理

自2014年8月财政部启动政府采购代理机构的"放管服"改革以来，财政部取消了政府采购代理机构资格认定的行政许可事项，实行方便、快捷的登记制度。采购代理机构迎来了"零门槛"时代，采购代理机构的数量呈"井喷式"增长。据统计，资格认定取消前，全国政府采购代理机构共有3494家，资格认定取消后，全国代理机构超过31470家（中国政府采购网官方数据，截至2021年8月23日）。7年时间，政府采购代理机构数量增长了近8倍。

采购代理机构水平良莠不齐，重视程序代理，忽视专业化发展，代理人员素质较差、依法采购意识淡薄等问题也逐渐凸显，导致政府采购领域投诉频发、纠纷不断。虽然2018年财政部印发《政府采购代理机构管理暂行办法》（财库〔2018〕2号），且2018年、2019年连续两年在全国开展政府采购代理机构监督检查工作，努力促进政府采购代理机构规范发展，但"兼职""挂靠"等问题依然没能从源头上得到解决。

2022年8月，财政部印发《关于在中央预算单位开展政府采购评审专家和采购代理机构履职评价试点工作的通知》（财办库〔2022〕192号，以下简称《通知》），

要求采购人或其委托的采购代理机构评审活动结束后，通过中国政府采购网信用评价系统对评审专家的专业技术水平、遵守评审纪律、评审工作质量等情况逐项打分，作出评价。同时，《通知》要求各省级财政部门可以根据实际情况，参照本《通知》规定的评价指标，在本地区组织开展对政府采购评审专家、采购代理机构的履职评价。由此可见，定期对采购代理机构开展信用评价，加强对采购代理机构执业行为和综合能力的评价，对于规范采购代理行为来说，具有正面积极作用。

因此，面对参差不齐的采购代理机构，采购人更需要建立一套选择、管理采购代理机构的机制，在保证依法合规开展采购工作的同时，提升采购质效、降低人力成本、缩短时间、规避采购风险。

一、采购代理机构的选择

《政府采购法》第十九条第二款规定，采购人有权自行选择采购代理机构，任何单位和个人不得以任何方式为采购人指定采购代理机构。

《政府采购代理机构管理暂行办法》第十二条规定，采购人应当根据项目特点、代理机构专业领域和综合信用评价结果，从名录中自主择优选择代理机构。任何单位和个人不得以摇号、抽签、遴选等方式干预采购人自行选择代理机构。

由此可见，选择采购代理机构是采购人的自主行为。采购人可以根据需求择优选择采购代理机构。目前，从实际情况看，选择采购代理机构主要有以下 5 种方法。

1. 直接指定

直接指定是指采购人通过考察、听取他人介绍或由采购代理机构自我推荐等方式指定。这是最常见的做法，也是法律赋予采购人"自行选择"权利的直接体现。

其优点是程序简单、方便快捷，不需要为选择代理机构花费较大精力。其缺点是带有盲目性，指定的采购代理机构可能与代理的采购项目不相适应。同时，随之而产生的一个不容忽视的现象是，"他人介绍"或"自我推荐"往往演变成熟人打招呼，容易滋生暗箱操作，带来廉政风险。

2. 随机产生

随机产生是指采购人通过摇号方式，从政府采购网上注册登记的采购代理机构名单中随机产生。

其优点是便利、快捷，避免人情关系。其缺点是采购人不清楚随机产生的采购代理机构的具体实力，可能与代理的采购项目不相适应，可能会影响采购质效。

3. 比选产生

比选产生是指采购人通过一定的采购程序选择采购代理机构。

其优点是更具公平性。但在实践中，此种方式的程序较为烦琐，采购周期较长。采购人每完成一个项目，首先要通过一定的程序选择采购代理机构，再通过一定的采购程序选择供应商，效率不高。且采购代理机构的实力情况全部体现在应答文件上，缺少对采购代理机构实力、企业运营情况、是否存在挂靠等的实际考察，不利于采购人选择到合适的采购代理机构，这也是采购人很少通过这种方式选择采购代理机构的主要原因。此外，从部分地区采取这一方式选择采购代理机构的实施情况看，采购代理机构为赢得业务，恶意竞争、低价竞标的现象比较突出，令采购人倍感困扰。

4. 遴选建库

遴选建库是指采购人通过遴选的方式，选择一定数量的采购代理机构组成采购代理机构库，使用时按规则从库中选定。

其特点是减少人为干预和直接指定的盲目性。采购人自主建库不违法，其合理性却值得商榷。长时间使用库内代理机构易形成垄断，不利于竞争。

5. 综合遴选动态管理

上述 4 种方法各有优缺点，为了提高选择采购代理机构的合法性和权威性，防范廉政风险，可以将上述几种方式结合起来，通过借鉴政府采购程序，比照政府采购公开招标或竞争性磋商方式，分类（可分为货物类、服务类及工程类）选择出一定数量的采购代理机构，并完善进退机制：对采购代理日常服务采用"驾照式"记分管理方式；定期进行动态调整，将受到处罚整改、有效投诉成立的采购代理机构停止其代理业务，在采购人门户网站统一对外公示，接受采购人内部和外部举报监督，这种选择采购代理机构的方法称为综合遴选动态管理法。

这种做法既体现了采购人作为政府采购活动的第一责任主体，可增强责任意识，又可通过制度、程序促使依法行使权力，避免权力滥用导致选择采购代理机构不当，影响采购质效等。

那么在实际工作中，采购归口管理部门如何遴选符合要求的采购代理机构呢？总体而言，要坚持节约、科学、规范的原则，符合单位内控制度的要求，接受内部业务、财务、监督等人员的监督检查。

首先，采购归口管理部门应通过社会调研、咨询、问卷调查等方式，对社会代理机构注册登记备案的现有情况进行了解；然后分析各自医院政府采购项目采购类别、数量等，按照项目特点、类别拟定承接具体项目的代理机构数量、需求和评分办法等；再发出邀请公告，邀请采购代理机构参与遴选，必要时可安排现场答辩环节；由医院或社会专家通过综合评分方式，推荐出采购代理机构候选名单；最后将遴选结果上报采购与招投标领导小组或院长办公会审议决策，决定采购代理机构范围。

具体遴选时重点考虑以下几个方面。

（1）资格条件。

① 基本条件：可参照《政府采购法》第二十二条的规定。

② 特殊资格条件。

a. 货物类、服务类采购代理机构应具备机电产品国际招标资格（在中国国际招标网备案）和政府采购代理资格（在省级以上政府采购网备案，提供查询截图）；工程类采购代理机构应具备工程建设项目招标代理资格（在建筑市场监督与诚信一体化工作平台备案）。

b. 近三年被"信用中国"网站列入"失信被执行人""企业经营异常名录""重大税收违法案件当事人名单""政府采购代理机构不良行为"，以及被"中国政府采购网"网站列入"政府采购严重违法失信行为记录"的不得参加。

（2）评审因素。评审因素有人员情况、业绩情况、信誉情况、制度建设、服务方案等。

【小贴士】

选择采购代理机构注意事项

采购人选择采购代理机构时，应剔除挂靠企业，要对本地化人员的真实情况进行核实，不要过分追求低价。国家对代理服务行业收费标准放开，目的是充分发挥市场在资源配置中的作用，打造更加健康、更加有活力、更具竞争力的服务行业体系，如果采购人一味追求低价，最后只能形成恶性竞争，使大批无人员、无实力、无场地的"三无"代理机构抢占市场，既不能提供优质服务，又会出现劣币驱除良币的情况。

另外，落实采购人选择采购代理机构主体责任和权利，充分尊重采购人的选择自主权，同时也要压实其责任。应当像开展需求调查那样开展采购代理机构调查，根据不同项目的特点选择擅长的代理机构。应选一些经营历史比较悠久、以往业绩比较多、从业队伍比较整齐、拥有的资源比较丰富（如文本资源、专家库资源、供应商资源等）、服务的手段比较齐全（如各种业务操作软件、电子采购平台等）、公司管理比较规范、内控制度比较严格、有自己的独特经营理念、重视通过各种形式的培训来提升从业人员的业务能力与水平、高度重视自身品牌的大公司。

二、采购代理机构的委托

1. 委托采购代理服务

虽然法律赋予了采购人自行选择采购代理机构的权利，但代理服务费一般由中标（成交）供应商支付，指定代理机构是一个产生利益的活动，会造成不同的代理机构产生利润。所以，采购人分配代理项目的行为应该受到采购人内部规范的约束与监督。采购人内部需有分配代理机构业务的制度与流程，这是规范政府采购全流程的重要环节。

目前，一些医院采购归口管理部门在分配代理业务时有如下做法。

（1）在采购代理机构入库的采购文件和合同中明确了采购项目分配原则，即对一定数额以上的项目采取抽签方式，对一定数额以下的采取总量平衡方式。同时通过相关考核，对履约不到位的采购代理机构按合同约定进行总量扣减。综合考虑了"质"和"量"之间的平衡。

（2）依据入库采购代理机构各自的特长和能力"均衡"分配代理采购项目。

（3）依据分轮抽签决定采购项目的分配。例如：第一个项目由入围的采购代理机构抽签，抽中的采购代理机构不再参与第二个项目的抽签；第二个项目由未抽中的三家进行抽签；第三个项目由未抽中的两家进行抽签；第四个项目不再抽签，医院直接委派未抽中的一家。第四个及以后的项目按照前面的步骤轮回。

（4）根据不同的采购项目属性以及不同的预算金额标准，制定不同的方案产生采购代理机构。

第（4）种做法相当于把选择采购代理机构当成采购服务类项目。根据医院制定的集中采购限额标准，参照国家发展计划委员会关于印发《招标代理服务收费管理暂行办法》的通知（计价格〔2002〕1980号）、《国家发展改革委办公厅关于招标代理服务收费有关问题的通知》（发改办价格〔2003〕857号）、《国家发展改革委关于降低部分建设项目收费标准规范收费行为等有关问题的通知》（发改价格〔2011〕534号）等文件，计算出货物类、服务类、工程类采购项目的预算金额。

下面以湖北省××医院为例进行介绍。

该医院集中采购限额标准：医疗科研设备为20万元、其他货物类为10万元；服务类为10万元；工程类为30万元。即该限额标准下的采购项目，由业务归口管理部门自行分散采购；限额标准上至50万元的采购项目，由采购归口管理部门按一定程序在院内组织采购；50万元以上的采购项目，由采购归口管理部门委托采购代理机构采购。

根据上述医院集中采购限额标准，参照代理服务收费标准，可测算出不同项目属性的项目预算金额。测算结果为：1000万元的货物类、2000万元的服务类和工程类项目折扣前收取的代理服务费约为10万元；5亿元的货物类、服务类、工程类项目折扣前收取的代理服务费约为50万元。

医院集中采购限额标准 ——服务类10万元 委托采购代理机构 ——项目金额标准50万元	采购代理服务费 （参照《招标代理服务收费管理暂行办法》计算）	项目类别	项目预算金额
	约9.9万元	货物类	1000万元
	约9.45万元	服务类	2000万元
	约10.5万元	工程类	2000万元
	约50万元		5亿元

根据不同的采购项目属性以及不同的项目预算金额标准，制定不同的采购代理机构产生的方式，如表4-18所示。采购归口管理部门根据医院内控制度，制定不同的采购代理机构产生方式的工作流程。

表 4-18 采购代理机构产生方式

项目属性		预算金额/万元	代理机构选取方式	
货物类	医疗/科研设备	[20，1000]	方式一	（1）采招中心集体讨论。（2）分管院领导参加采招中心工作例会，审批并确定代理机构
	通用设备	[10，1000]		
服务类		[10，2000]		
工程类		[30，2000]		
货物类		(1000，50000]	方式二	（1）采招中心集体讨论。（2）分管院领导参加采招中心工作例会，审批工作方案。（3）采购与招投标管理委员会工作小组和监督小组召开遴选工作会，承办部门参会并随机抽取。（4）采招中心将遴选结果呈报分管院领导审批，按医院相关文件精神执行
服务类、工程类		(2000，50000]		
货物类、服务类、工程类		(50000，+∞)	方式三	（1）采招中心集体讨论。（2）分管院领导参加采招中心工作例会，审批工作方案（含上会议题）。（3）采招中心呈报采购与招投标管理委员会决策：以公开招标方式面向社会遴选本项目代理机构；或其他方式

采购代理机构产生后，采购归口管理部门应立即与委托代理机构签署委托协议，协议应明确委托采购代理机构的基本事项。

（1）编制采购文件。

（2）发布信息公告。

（3）协助采购人组建评审委员会。

（4）组织开标、评标。

（5）发出中标（成交）通知书。

（6）协助采购人处理质疑、投诉事宜。

【小贴士】

为进一步加强风险控制管理，对符合下列情形的采购项目，采购归口管理部门与拟委托的采购代理机构签署委托代理协议前应进行谈话，以确保项目高质高效完成。

（1）预算金额××万元（可根据医院"三重一大"数额标准制定）及以上的货物类、服务类、工程类采购项目。

（2）技术复杂，涉及消防安全、食品安全等风险较高的采购项目。

2. 增值服务

传统意义上的采购代理机构仅限于完成采购程序，工作内容从签署委托代理协议开始到发出中标（成交）通知书结束。其实，采购代理机构可凭借自身的专业特长，为采购人提供更多的增值服务。

（1）项目前期咨询服务。采购代理机构还可以为采购人提供政策和程序上的咨询服务。如：采购方式的选择、项目属性的确定等，采购人如有疑问，都可以寻求采购代理机构的帮助。

（2）组织签订政府采购合同。《政府采购法实施条例》中要求采购代理机构具备拟定合同文本的能力。采购文件应当包括采购项目拟签订的合同文本。因此，采购代理机构和采购人在编制采购文件的同时，其实已经对采购项目拟签订的合同有了详细的规划。采购代理机构可将桥梁作用延伸下去，组织采购人与中标（成交）供应商签订采购合同。

（3）协助履约验收。《政府采购法实施条例》第四十五条规定，采购人或采购代理机构应当按照政府采购合同规定的技术、服务、安全标准组织对供应商履约情况进行验收，并出具验收书。验收书应当包括每一项技术、服务、安全标准的履约情况。《政府采购法实施条例》中规定，采购代理机构与采购人有同样的权利，可组织对供应商的履约情况进行验收。但《政府采购货物和服务招标投标管理办法》中则指出，采购人应当及时对采购项目进行验收。财政部《关于加强政府采购活动内部控制管理的指导意见》（财库〔2016〕99号）也明确了采购人应当做好采购项目履约验收的管理，进一步明确了验收的责任主体为采购人。

在财政部《关于进一步加强政府采购需求和履约验收管理的指导意见》（财库〔2016〕205号）中规定，采购人应当依法组织履约验收工作，采购人应当根据采购项目的具体情况，自行组织项目验收或委托采购代理机构验收。采购代理机构可以第三方机构的身份参与到项目的履约验收工作中，发挥专长，提供此项延伸服务。

三、采购代理机构的管理

采购代理机构作为专业机构，将采购人与供应商连接起来，起到桥梁和纽带的作用。如何科学合理地使用好、管好采购代理机构，对于提高采购质效、维护医院合法权益、让资金发挥最大效益具有重要意义。

1. 建立日常监督管理机制

（1）采购归口管理部门日常监督管理。

① 项目建组制。采购归口管理部门受理业务归口管理部门提交的项目后，给每个业务归口管理部门建立一个或多个项目组。采购代理机构与业务归口管理部门在项目组内沟通采购需求、评审办法，采购归口管理部门可以同时参与，可大幅节省沟通成本。每个项目的具体进度，采购归口管理部门与业务归口管理部门在项目组内可以一目了然。

② 项目负责人制。每个项目组的成员包括业务归口管理部门项目负责人、采购代理机构项目负责人和采购归口管理部门项目负责人。三方职责明确，共同完成采购项目。

③ 项目全过程跟踪管理制。从采购项目受理、审批、委托，到讨论、审查、确认采购需求，再到编制、确认采购文件、组织评审、确定采购结果，最后采购活动全过程的各种信息均在项目组内进行反馈。采购归口管理部门对整个项目全过程进行跟踪管理。

（2）建立采购监督工作小组，协同管控。

由医院监察、纪委、审计、财务等职能部门组成采购监督工作小组，与采购归口管理部门按照职责分工，共同对采购代理机构进行监督管理。

2. 建立日常考核评价机制

为提升采购代理机构的服务质量和效率，采购归口管理部门应建立对采购代理机构的日常考核评价机制，这样有助于动态监管采购代理机构的履职情况，且评价考核结果与委托采购代理机构项目情况挂钩。考核评价可分为现场评价和综合考核。

（1）现场评价。

每个项目评审结束后，评审专家、业务归口管理部门项目负责人现场对采购代理机构的履职情况进行评价。评价内容如表 4-19、表 4-20 所示。

表 4-19 评审专家对采购代理机构的评价

序号	评价内容	是	否
1	是否核验采购人代表身份、集中保管手机		
2	评审场所、设施、设备是否规范		
3	是否开启监控设备		
4	是否宣布评审规则、强调评审纪律		
5	是否客观、公平、公正地介绍项目情况		
6	是否民主推选评审组长		
7	评审安排是否科学、合理，评审资料是否准备齐全		
8	是否熟悉政策法规、准确解答疑难问题		
9	是否干预影响专家评审		
10	是否及时提醒或制止违规行为		
11	是否做好评审记录、认真复核统计、及时纠错		
12	是否按财政部门规定的标准支付评审报酬		
13	是否在签署完所有评审资料后结束评审		
14	对采购代理机构有何工作建议		

表 4-20 业务归口管理部门项目负责人对采购代理机构的评价

序号	评价内容	是	否
1	是否及时在项目组内对项目适用法规进行解读		
2	是否主动与项目承办部门沟通项目中遇到的问题		
3	是否及时根据采购需求编制采购文件		
4	采购文件是否符合政策法规要求，是否有明显缺漏项		
5	是否在规定时间内胶装、打印采购文件，并及时送达		
6	是否及时、准确地在指定媒体发布采购信息； 是否及时在项目组内发送相关截图及链接		
7	是否及时在项目组内通报供应商的报名情况		
8	是否及时接送项目承办部门的人员到达评审现场参加资格审查		
9	是否按时、依序组织评审活动		

序号	评价内容	是	否
10	是否认真和项目承办部门共同进行资格审查		
11	是否及时将评审相关资料送达项目承办部门		
12	是否及时报告并回复有关询问、质疑、投诉，协助采购人妥善处理		
13	对采购代理机构有何工作建议		

（2）综合考核。

除现场考评外，在日常工作中，采购归口管理部门还可以按照采购活动全流程的关键环节制定采购代理机构考核记分管理规定（详见表4-21），对采购代理机构履职行为进行"驾照式"记分管理。在管理规定中明确扣分的情形，按照行为轻重情形分别记1分、2分、6分和12分四档。对重复出现的不良行为，按次数累计记分。

表 4-21 采购代理机构考核记分管理规定

序号	环节	细则
1	签署委托协议	项目委托后，未及时送达"委托采购代理机构协议"的，扣1分
2	确定采购需求	未及时在项目组内解读该项目适用的法律法规和国家、地方、行业标准（如有）的，扣1分
3		未积极配合完成"采购需求与采购实施计划"审查工作的，扣1分
4		未按要求组织院外专家对"招标文件"进行复核论证的，扣1分
5		未组织院外专家对"招标文件"进行复核论证的，扣2分
6	编制与确认"采购文件"	政府采购项目，"采购文件"设置经营年限、注册资金、资产总额、营业收入、特定区域、特定行业或特定金额合同的业绩等不合理的限制条款的，扣2分
7		"采购文件"将国务院取消的资格认证作为资格条件的，扣2分
8		除单一来源采购外，在发出的"采购文件"中，存在限定或指定特定的专利、商标、品牌或供应商，或者采购需求中的技术、服务等要求指向特定供应商、特定产品的，扣2分
9		"采购文件"未完成内部审核签字确认的，扣1分
10		发出的"采购文件"要素不全、内容错误或有缺项、漏项的，扣2分

续表

序号	环节	细则
11	发布 采购公告	未及时发布采购公告的，扣 1 分
12		采购信息发布内容不完整或错误的，扣 2 分
13		未在正确的平台发布采购公告的，扣 2 分
14	抽取评审专家	未按规定抽取评审专家的，扣 6 分
15	评审开始前	未按"采购文件"规定的时间准时开标、磋商、谈判或询价的，扣 1 分
16		未宣读评审纪律和程序的，扣 1 分
17		未核实评标委员会成员身份的，扣 2 分
18		未收取手机等通信工具或相关电子设备的，扣 6 分
19		在评标委员会成员拒不上交手机等通信工具或相关电子设备的情况下，允许其继续参加评审工作的，扣 6 分
20		评标委员会成员、评审现场未与开标现场相分离的，扣 6 分
21		政府采购项目采用公开招标方式的，项目经理未与承办部门项目负责人共同完成资格审查的，扣 2 分
22	评审过程中	评审现场监控录像、录音设备设施故障，导致开评标、磋商、谈判、询价活动记录不完整或缺失的，扣 6 分
23		存在倾向性解释或说明的，扣 6 分
24		在竞争性谈判或询价中，出现非最低价中标（成交）情况时，未提醒谈判或询价小组对低价未中标（未成交）理由作出说明的，扣 2 分
25		未对评审数据进行认真核对，且造成不良影响的，扣 6 分
26		采用综合评分法，在核对过程中发现客观分评分不一致、评分项超出评分标准范围、分值汇总计算错误，或者出现畸高、畸低等重大差异评分的情形，未提醒评标委员会复核或书面说明理由的，扣 6 分
27		在评审过程中，给评标委员会成员阅读采购文件和响应文件时间不够充足的，或者催促其尽快结束评审的，扣 2 分
28		在评审过程中和评审工作结束后，出现评标委员会成员和其他无关人员记录、复制或带走任何评审资料的，扣 6 分
29	发布 中标（成交） 公告	未按规定时间发布中标（成交）结果的，扣 1 分
30		中标（成交）结果发布内容不完整或错误的，扣 2 分
31		未在正确的平台发布中标（成交）结果的，扣 2 分

序号	环节	细则
32	询问、质疑	未在规定时间内对供应商的询问或质疑作出答复的，扣6分
33		询问/质疑答复的内容未针对或超出询问/质疑事项，引起矛盾纠纷的，扣2分；在答复过程中激化矛盾导致投诉的，扣6分
34		询问/质疑答复违背客观事实，或者在处理过程中违反有关保密规定的，扣6分
35		答复询问/质疑的相关资料未依法送达的，扣6分
36	投诉	在收到省财政厅/公共资源交易监督管理部门送达的投诉书副本后，未按规定向省财政厅/公共资源交易监督管理部门报送情况说明，且未提交相关证据、依据和其他有关材料的，扣6分
37		在代理业务中有过错且处置不当，或者因服务态度恶劣致使供应商举报、投诉，经查实，采购代理机构应承担责任的，扣6分
38		采购程序、采购文件等存在较严重违规违法行为，致使供应商举报、投诉，经查实，采购代理机构应承担责任，但能积极配合处理且未造成不良影响的，扣6分；未积极配合处理且造成不良影响的，扣12分
39	项目备忘资料归档	未及时按照采招中心要求完成项目备忘录，扣1分；备忘录记录不完整、不准确的，扣1分
40		同一采购项目的归档文件、发售的"采购文件"、网上公告信息内容不一致的，扣2分
41		未按照采招中心要求进行归档，档案互查时每发现1个问题，扣1分
42	其他	在入院遴选、登记备案时提供虚假、伪造材料的，扣12分
43		与项目相关当事人串通操纵政府采购活动的，扣12分
44		不按合同约定的折扣率收取中标服务费的，扣6分

每个自然年度可设置2个考核记分周期（第一个记分周期：1月1日～6月30日，第二个记分周期：7月1日～12月31日），每个周期记分满分为12分。一个记分周期满后，记分分值累加不足12分的，该周期内的记分分值予以消除，不转入下一个记分周期。一个记分周期内，累计记分达到12分的，立即停止委托项目，直至下一个记分周期。采购归口管理部门约谈该采购代理机构，并要求其整改。采购代理机构出现考核记分细则中一次扣12分情形的，经查实后，服务期内不再予以委托项目。

此外，采购代理机构能够提供足够证据证明不存在主观过错，或者情节轻微未造成危害后果的，采购归口管理部门可以考虑不记分。因为记分管理规定旨在引导、促进采购代理机构自觉遵守政府采购法律法规，诚信经营，不断提高专业化服务水平。

第十节　政府采购不同采购方式的执行程序

一、公开招标

公开招标，是指采购人依法以招标公告的方式邀请非特定的供应商参加投标的采购方式。

公开招标的具体流程如图 4-4 所示。

1. 编制招标文件

采购人、采购代理机构应当根据采购项目的特点和采购需求编制招标文件。招标文件应当包括以下主要内容。

（1）投标邀请。

（2）供应商须知（包括投标文件的密封、签署、盖章要求等）。

（3）供应商应当提交的资格、资信证明文件。

（4）为落实政府采购政策，采购标的需满足的要求，以及供应商需提供的证明材料。

（5）投标文件编制要求、投标报价要求和投标保证金缴纳、退还方式以及不予退还投标保证金的情形。

（6）采购项目预算金额设定最高限价的，还应当公开最高限价。

（7）采购项目的技术规格、数量、服务标准、验收等要求，包括附件、图纸等。

（8）拟签订的合同文本。

（9）货物、服务提供的时间、地点、方式。

（10）采购资金的支付方式、时间、条件。

（11）评标方法、评标标准和投标无效情形。

（12）投标有效期。

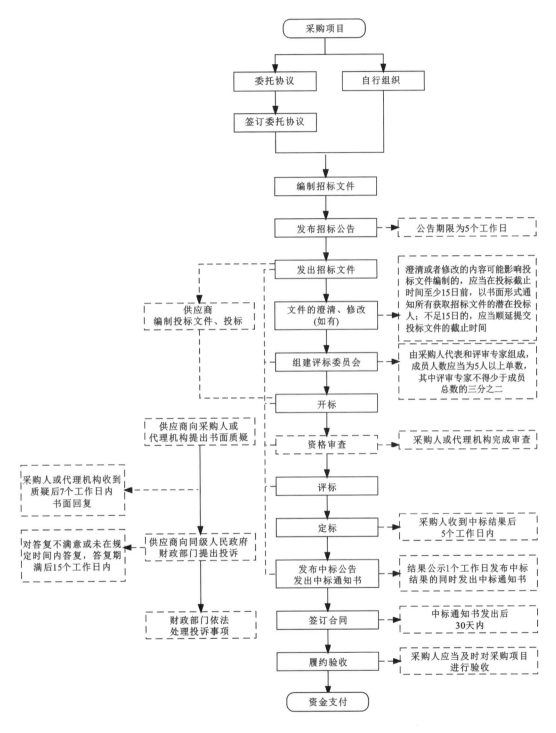

图 4-4 公开招标的具体流程

（13）投标截止时间、开标时间及地点。

（14）采购代理机构代理费用的收取标准和方式。

（15）供应商信用信息查询渠道及截止时点、信用信息查询记录和证据留存的具体方式、信用信息的使用规则等。

（16）省级以上财政部门规定的其他事项。

对于不允许偏离的实质性要求和条件，采购人或采购代理机构应当在招标文件中规定，并以醒目的方式标明。

2. 发布招标公告

采购人或采购代理机构在财政部门指定的政府采购信息发布媒体上发布招标公告。招标公告期限为 5 个工作日。公告内容应当以省级以上财政部门指定媒体发布的公告为准。公告期限自省级以上财政部门指定媒体最先发布公告之日起算。

中央预算单位的政府采购信息应当在财政部门指定的媒体上公开，地方预算单位的政府采购信息应当在省级（含计划单列市，下同）财政部门指定的媒体上公开。财政部门指定的政府采购信息发布媒体包括中国政府采购网（www. ccgp. gov. cn）、中国财经报（中国政府采购报）、中国政府采购杂志、中国财政杂志等。省级财政部门应当将中国政府采购网地方分网作为本地区指定的政府采购信息发布媒体之一。

为了便于政府采购当事人获取信息，在其他政府采购信息发布媒体公开的政府采购信息应当同时在中国政府采购网发布。对于预算金额在 500 万元以上的地方采购项目信息，中国政府采购网各地方分网应当通过数据接口同时推送至中央主网发布。政府采购违法失信行为信息记录应当在中国政府采购网中央主网发布。

招标公告应当包括以下主要内容。

（1）采购人及其委托的采购代理机构的名称、地址和联系方式。

（2）采购项目的名称、预算金额设定最高限价的，还应当公开最高限价。

（3）采购人的采购需求。

（4）供应商的资格要求。

（5）获取招标文件的时间期限、地点、方式及采购文件售价。

（6）公告期限。

（7）投标截止时间、开标时间及地点。

（8）采购项目联系人姓名和电话。

采购人或采购代理机构应当根据采购项目的实施要求，在招标公告中载明是否接受联合体投标。如未载明，不得拒绝联合体投标。

招标公告

项目概况

　　（采购标的）招标项目的潜在供应商应在（地址）获取招标文件，并于＿年＿月＿日＿点＿分（北京时间）前递交投标文件。

一、项目基本情况

项目编号（或招标编号、政府采购计划编号、采购计划备案文号等，如有）：

项目名称：

预算金额：

最高限价（如有）：

采购需求（包括但不限于标的的名称、数量、简要技术需求或服务要求等）：

合同履行期限：

本项目（是/否）接受联合体投标。

二、申请人的资格要求

（1）满足《政府采购法》第二十二条规定。

（2）落实政府采购政策需满足的资格要求（如属于专门面向中小企业采购的项目，供应商应为中小微企业、监狱企业、残疾人福利性单位）：

（3）本项目的特定资格要求（如项目接受联合体投标，对联合体应提出相关资格要求；如属于特定行业项目，供应商应当具备特定行业法定准入要求）：

三、获取招标文件

时间：＿年＿月＿日至＿年＿月＿日（提供期限自本公告发布之日起不得少于5个工作日），每天上午至＿＿＿，下午至＿＿＿（北京时间，法定节假日除外）

地点：

方式：

售价：

四、提交投标文件截止时间、开标时间和地点

___年___月___日___点___分（北京时间）（自招标文件开始发出之日起至供应商提交投标文件之日截止，不得少于 20 日）

地点：

五、公告期限

自本公告发布之日起 5 个工作日。

六、其他补充事宜

（可详见附件）

七、对本次招标提出询问，请按以下方式联系。

1. 采购人信息

名　称：

地　址：

联系方式：

2. 采购代理机构信息（如有）

名　称：

地　址：

联系方式：

3. 项目联系方式

项目联系人（组织本项目采购活动的具体工作人员姓名）：

电　话：

选自财政部办公厅《关于印发〈政府采购公告和公示信息格式规范（2020 年版）〉的通知》（财办库〔2020〕50 号）

3. 发布招标文件

采购人或采购代理机构应当按照招标公告或投标邀请书规定的时间、地点提供招标文件或资格预审文件，提供期限自招标公告、资格预审公告发布之日起不得少于 5 个工作日。提供期限届满后，获取招标文件或资格预审文件的潜在供应商不足

3 家的，可以顺延提供期限，并予以公告。

自招标文件开始发出之日起至供应商提交投标文件截止之日，不得少于 20 天。

公开招标进行资格预审的，招标公告和资格预审公告可以合并发布，招标文件应当向所有通过资格预审的供应商提供。

4. 答疑、招标文件澄清及修改

采购人或采购代理机构根据招标项目的具体情况，可以在招标文件提供期限截止后，组织报名领取招标文件的供应商召开开标前答疑会，对供应商就招标文件提出的疑问进行解答。

采购人或采购代理机构对已发出的招标文件进行必要澄清或修改，澄清或修改的内容可能影响投标文件编制的，采购人或采购代理机构应当在投标截止时间至少15 日前，以书面形式通知所有获取招标文件的潜在供应商；不足 15 日的，采购人或采购代理机构应当顺延提交投标文件的截止时间。

5. 投标

供应商应当在招标文件要求提交投标文件的截止时间前，将投标文件密封送达投标地点。采购人或采购代理机构收到投标文件后，应当如实记载投标文件的送达时间和密封情况，签收保存，并向供应商出具签收回执。任何单位和个人不得在开标前开启投标文件。

供应商在投标截止时间前，可以对所递交的投标文件进行补充、修改或撤回，并书面通知采购人或采购代理机构。补充、修改的内容应当按照招标文件要求在签署、盖章、密封后作为投标文件的组成部分。

6. 开标

开标应当在招标文件确定的提交投标文件截止时间的同一时间进行。开标地点应当为招标文件中预先确定的地点。开标时，应当由供应商或其推选的代表检查投标文件的密封情况；经确认无误后，由采购人或采购代理机构工作人员当众拆封，宣布供应商名称、投标价格和采购文件规定的需要宣布的其他内容。

供应商不足 3 家的，不得开标。

开标过程应当由采购人或采购代理机构负责记录，由参加开标的各供应商代表和相关工作人员签字确认后随采购文件一并存档。

供应商代表对开标过程和开标记录有疑义，并认为采购人、采购代理机构相关工作人员有需要回避的情形的，应当场提出询问或回避申请。采购人、采购代理机构对供应商代表提出的询问或回避申请应当及时处理。

供应商未派代表参加开标的，视同认可开标结果。

7. 组建评标委员会

采购人或采购代理机构通过随机方式从政府采购评审专家库中抽取评审专家，依法组建评标委员会，评审专家抽取的开始时间原则上不得早于评审活动开始前2个工作日。评标委员会由采购人代表和评审专家组成，成员人数应当为5人以上单数，其中评审专家不得少于成员总数的2/3。对于预算金额达1000万元以上、技术复杂、社会影响大的项目，评标委员会成员人数应当为7人以上单数。

评标委员会成员名单在评标结果公告前应当保密。

8. 资格审查

公开招标项目开标结束后，采购人或采购代理机构应当依法对供应商的资格进行审查。合格供应商不足3家的，不得评标。

9. 评标

采购人或采购代理机构负责组织评标工作。在评审前，先核对评审专家身份和采购人代表授权函；宣布评标纪律，公布供应商名单，告知评审专家应当回避的情形；组织评标委员会推选评标组长（采购人代表不得担任组长）；在评标期间采取必要的通信管理措施，保证评标活动不受外界干扰。

评标委员会应当对符合资格的供应商的投标文件进行符合性检查，以确定其是否满足招标文件的实质性要求，对招标文件作出实质响应的供应商不足3家的，应予废标。废标后，采购人应当将废标理由通知所有供应商，除采购任务取消外，应当重新组织招标；需要采取其他方式采购的，应当在采购活动开始前获得设区的市、自治州以上人民政府采购监督管理部门或政府有关部门批准。

对于投标文件中含义不明确、同类问题表述不一致或有明显文字和计算错误的内容，评标委员会应当以书面形式要求供应商作出必要的澄清、说明或补正。

供应商的澄清、说明或补正应当采用书面形式，并加盖公章，或者由法定代表人或其授权的代表签字。供应商的澄清、说明或补正不得超出投标文件的范围或改变投标文件的实质性内容。

评标委员会应当按照招标文件中规定的评标方法和标准，对符合性审查合格的投标文件进行商务和技术评估，综合比较与评价。

评标方法分为最低评标价法和综合评分法。

采用最低评标价法的，评标结果按投标报价由低到高顺序排列。投标报价相同的并列。投标文件满足招标文件全部实质性要求且投标报价最低的供应商为排名第一的中标候选人。

采用综合评分法的，评标结果按评审后得分由高到低顺序排列。得分相同的，按投标报价由低到高顺序排列。得分且投标报价相同的并列。投标文件满足招标文件全部实质性要求，且按照评审因素的量化指标评审得分最高的供应商为排名第一的中标候选人。

10. 定标

采购代理机构应当在评标结束后 2 个工作日内将评标报告送采购人。

采购人应当自收到评标报告之日起 5 个工作日内，在评标报告确定的中标候选人名单中按顺序确定中标人。中标候选人并列的，由采购人或采购人委托评标委员会按照招标文件规定的方式确定中标人；招标文件未规定的，采取随机抽取的方式确定。

采购人自行组织招标的，应当在评标结束后 5 个工作日内确定中标人。

采购人在收到评标报告 5 个工作日内未按评标报告推荐的中标候选人顺序确定中标人，又不能说明合法理由的，视同按评标报告推荐的顺序确定排名第一的中标候选人为中标人。

11. 发布中标公告、发出中标通知书

采购人或采购代理机构应当自中标人确定之日起 2 个工作日内，在省级以上财政部门指定的媒体上公告中标结果，招标文件应当随中标结果同时公告。中标公告期限为 1 个工作日。

在公告中标结果的同时，采购人或采购代理机构应当向中标人发出中标通知书；对未通过资格审查的供应商，应当告知其未通过的原因；采用综合评分法评审的，还应当告知未中标人本人的评审得分与排序。

中标通知书发出后，采购人不得违法改变中标结果，中标人无正当理由不得放弃中标。

12. 合同签订

采购人应当自中标通知书发出之日起 30 日内，按照招标文件和中标人投标文件的规定，与中标人签订书面合同。所签订的合同不得对招标文件确定的事项和中标人投标文件进行实质性修改。

13. 合同履约及验收

采购人与中标人应当根据合同的约定依法履行合同义务。采购人应当及时对采购项目进行验收。采购人可以邀请参加本项目的其他供应商或第三方机构参与验收。参与验收的供应商或第三方机构的意见作为验收书的参考资料一并存档。

14. 采购资金支付

采购人应当加强对中标人的履约管理，并按照采购合同约定，及时向中标人支付采购资金。对于中标人违反采购合同约定的行为，采购人应当及时处理，并依法追究其违约责任。

二、邀请招标

邀请招标，是指采购人依法从符合相应资格条件的供应商中随机抽取 3 家以上供应商，并以投标邀请书的方式邀请其参加投标的采购方式。

邀请招标的具体流程如图 4-5 所示。

1. 供应商的产生

采用邀请招标方式的，采购人或采购代理机构应当通过以下方式产生符合资格条件的供应商名单，并从中随机抽取 3 家以上供应商向其发出投标邀请书。

第一种方式：发布资格预审公告征集。

第二种方式：从省级以上人民政府财政部门建立的供应商库中选取。

第三种方式：采购人书面推荐。

采用第一种方式产生符合资格条件供应商名单的，采购人或采购代理机构应当按照资格预审文件载明的标准和方法，对潜在供应商进行资格预审。

采用第二种或第三种方式产生符合资格条件供应商名单的，备选的符合资格条件供应商总数不得少于拟随机抽取供应商总数的 2 倍。

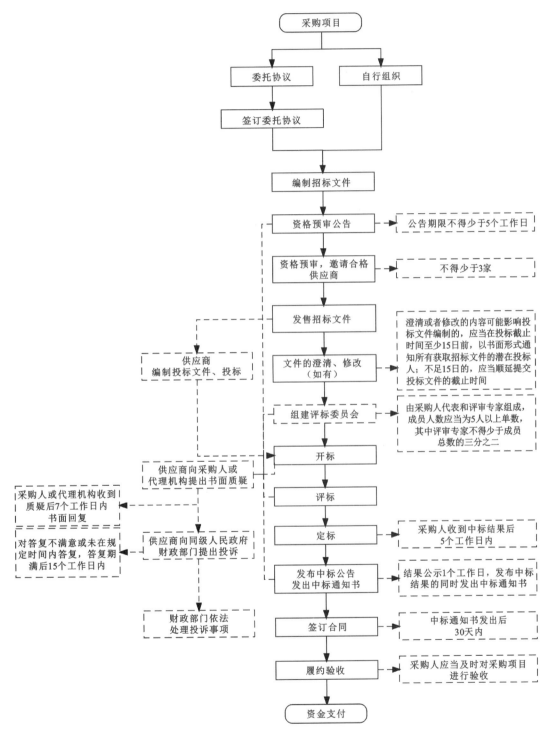

图 4-5　邀请招标的具体流程

随机抽取是指通过抽签等能够保证所有符合资格条件供应商机会均等的方式选定供应商。随机抽取供应商时，应当有不少于2名采购人工作人员在场监督，并形成书面记录，随采购文件一并存档。

投标邀请书应当同时向所有受邀请的供应商发出。

2. 发布资格预审公告

采购人或采购代理机构在财政部门指定的政府采购信息发布媒体上发布资格预审公告，公告期限为5个工作日。公告内容应当以省级以上财政部门指定媒体发布的公告为准。公告期限自省级以上财政部门指定媒体最先发布公告之日起算。

资格预审公告应当包括以下主要内容。

（1）采购人及其委托的采购代理机构的名称、地址和联系方式。

（2）采购项目的名称、预算金额，设定最高限价的，还应当公开最高限价。

（3）采购人的采购需求。

（4）供应商的资格要求。

（5）获取资格预审文件的时间期限、地点、方式。

（6）公告期限。

（7）提交资格预审申请文件的截止时间、地点及资格预审日期。

（8）采购项目联系人姓名和电话。

公开招标进行资格预审的，招标公告和资格预审公告可以合并发布，招标文件应当向所有通过资格预审的供应商提供。

采购人或采购代理机构应当根据采购项目的实施要求，在资格预审公告或投标邀请书中载明是否接受联合体投标。如未载明，不得拒绝联合体投标。

资格预审公告

项目概况

（采购标的）招标项目的潜在资格预审申请人应在（地址）领取资格预审文件，并于__年__月__日__点__分（北京时间）前提交申请文件。

一、项目基本情况

项目编号（或招标编号、政府采购计划编号、采购计划备案文号等，如有）：

项目名称：

采购方式：□公开招标　□邀请招标

预算金额：

最高限价（如有）：

采购需求（包括但不限于标的的名称、数量、简要技术需求或服务要求等）：

合同履行期限：

本项目（是/否）接受联合体投标。

二、申请人的资格要求

（1）满足《政府采购法》第二十二条规定。

（2）落实政府采购政策需满足的资格要求（如属于专门面向中小企业采购的项目，供应商应为中小微企业、监狱企业、残疾人福利性单位）：

（3）本项目的特定资格要求（如项目接受联合体投标，对联合体应提出相关资格要求；如属于特定行业项目，供应商应当具备特定行业法定准入要求）：

三、领取资格预审文件

时间：＿年＿月＿日至＿年＿月＿日（提供期限自本公告发布之日起不得少于5个工作日），每天上午至＿＿＿，下午至＿＿＿（北京时间，法定节假日除外）

地点：

方式：

四、资格预审申请文件的组成及格式

（可详见附件）

五、资格预审的审查标准及方法

（可详见附件）

六、拟邀请参加投标的供应商数量

□采用随机抽取的方式邀请家供应商参加投标。如通过资格预审供应商数量少于拟邀请供应商数量，采用下列方式（□1或□2）。（适用于邀请招标）

（1）如果通过资格预审供应商数量少于拟邀请供应商数量，但不少于3家，则邀请全部通过资格预审供应商参加投标。

（2）如果通过资格预审供应商数量少于拟邀请供应商数量，则重新组织招标活动。

□ 邀请全部通过资格预审供应商参加投标。（适用于公开招标）

七、申请文件提交

应在__年__月__日__点__分（北京时间）前，将申请文件提交至_____。

3. 发出资格预审文件

采购人或采购代理机构应当根据采购项目的特点和采购需求编制资格预审文件。资格预审文件应当包括以下主要内容。

（1）资格预审邀请。

（2）申请人须知。

（3）申请人的资格要求。

（4）资格审核标准和方法。

（5）申请人应当提供的资格预审申请文件的内容和格式。

（6）提交资格预审申请文件的方式、截止时间、地点及资格审核日期。

（7）申请人信用信息查询渠道及截止时点、信用信息查询记录和证据留存的具体方式、信用信息的使用规则等内容。

（8）省级以上财政部门规定的其他事项。

采购人或采购代理机构应当按照资格预审公告或投标邀请书规定的时间、地点提供资格预审文件，提供期限自资格预审公告发布之日起计算不得少于5个工作日。提供期限届满后，获取资格预审文件的潜在供应商不足3家的，可以顺延提供期限，并予公告。

4. 编制招标文件

采购人或采购代理机构应当根据采购项目的特点和采购需求编制招标文件。招标文件应当包括以下主要内容。

（1）投标邀请。

（2）供应商须知（包括投标文件的密封、签署、盖章要求等）。

（3）供应商应当提交的资格、资信证明文件。

（4）为落实政府采购政策，采购标的需满足的要求，以及供应商应提供的证明材料。

（5）投标文件编制要求、投标报价要求和投标保证金缴纳、退还方式以及不予退还投标保证金的情形。

（6）采购项目预算金额，设定最高限价的，还应当公开最高限价。

（7）采购项目的技术规格、数量、服务标准、验收等要求，包括附件、图纸等。

（8）拟签订的合同文本。

（9）货物、服务提供的时间、地点、方式。

（10）采购资金的支付方式、时间、条件。

（11）评标方法、评标标准和投标无效情形。

（12）投标有效期。

（13）投标截止时间、开标时间及地点。

（14）采购代理机构代理费用的收取标准和方式。

（15）供应商信用信息查询渠道及截止时点、信用信息查询记录和证据留存的具体方式、信用信息的使用规则等。

（16）省级以上财政部门规定的其他事项。

对于不允许偏离的实质性要求和条件，采购人或采购代理机构应当在招标文件中规定，并以醒目的方式标明。

5. 答疑、招标文件的澄清及修改

采购人或采购代理机构根据招标项目的具体情况，可以在招标文件提供期限截止后，组织报名领取招标文件的供应商召开开标前答疑会，对供应商就招标文件提出的疑问进行解答。

采购人或采购代理机构对已发出的招标文件进行必要澄清或修改，澄清或修改的内容可能影响投标文件编制的，采购人或采购代理机构应当在投标截止时间至少15日前，以书面形式通知所有获取招标文件的潜在供应商；不足15日的，采购人或采购代理机构应当顺延提交投标文件的截止时间。

6. 投标

供应商应当在招标文件要求提交投标文件的截止时间前，将投标文件密封送达

投标地点。采购人或采购代理机构收到投标文件后，应当如实记载投标文件的送达时间和密封情况，签收保存，并向供应商出具签收回执。任何单位和个人不得在开标前开启投标文件。

供应商在投标截止时间前，可以对所递交的投标文件进行补充、修改或撤回，并书面通知采购人或采购代理机构。补充、修改的内容应当按照招标文件要求签署、盖章、密封后，作为投标文件的组成部分。

7. 开标

开标应当在招标文件确定的提交投标文件截止时间的同一时间进行。开标地点应当为招标文件中预先确定的地点。开标时，应当由供应商或其推选的代表检查投标文件的密封情况；经确认无误后，由采购人或采购代理机构工作人员当众拆封，宣布供应商名称、投标价格和招标文件规定的需要宣布的其他内容。

供应商不足 3 家的，不得开标。

开标过程应当由采购人或采购代理机构负责记录，由参加开标的各供应商代表和相关工作人员签字确认后随采购文件一并存档。

供应商代表对开标过程和开标记录有疑义，以及认为采购人、采购代理机构相关工作人员有需要回避的情形的，应当场提出询问或回避申请。采购人、采购代理机构对供应商代表提出的询问或回避申请应当及时处理。

供应商未参加开标的，视同认可开标结果。

8. 组建评标委员会

采购人或采购代理机构通过随机方式从政府采购评审专家库中抽取评审专家，依法组建评标委员会，评审专家抽取的开始时间原则上不得早于评审活动开始前 2 个工作日。评标委员会由采购人代表和评审专家组成，成员人数应当为 5 人以上单数，其中评审专家不得少于成员总数的 2/3。对于预算金额 1000 万元以上、技术复杂、社会影响大的项目，评标委员会成员人数应当为 7 人以上单数。

评标委员会成员名单在评标结果公告前应当保密。

9. 资格审查

邀请招标采购项目开标结束后，采购人或采购代理机构应当依法对申请人的资格进行审查。合格供应商不足 3 家的，不得评标。

10. 评标

采购人或采购代理机构负责组织评标工作。在评审前，先核对评审专家身份和采购人代表授权函；宣布评标纪律，公布供应商名单，告知评审专家应当回避的情形；组织评标委员会推选评标组长（采购人代表不得担任组长）；在评标期间采取必要的通信管理措施，保证评标活动不受外界干扰。

评标委员会应当对符合资格的供应商的投标文件进行符合性检查，以确定其是否满足招标文件的实质性要求，对招标文件作实质响应的供应商不足3家的，应予废标。废标后，采购人应当将废标理由通知所有供应商，除采购任务取消情形外，应当重新组织招标；需要采取其他方式采购的，应当在采购活动开始前获得设区的市、自治州以上人民政府采购监督管理部门或政府有关部门批准。

对于投标文件中含义不明确、同类问题表述不一致或有明显文字和计算错误的内容，评标委员会应当以书面形式要求供应商作出必要的澄清、说明或补正。

供应商的澄清、说明或补正应当采用书面形式，并加盖公章，或由法定代表人或其授权的代表签字。供应商的澄清、说明或补正不得超出投标文件的范围或改变投标文件的实质性内容。

评标委员会应当按照招标文件中规定的评标方法和标准，对符合性检查合格的投标文件进行商务和技术评估，综合比较与评价。

评标方法分为最低评标价法和综合评分法。

采用最低评标价法的，评标结果按投标报价由低到高顺序排列。投标报价相同的并列。投标文件满足招标文件全部实质性要求且投标报价最低的供应商为排名第一的中标候选人。

采用综合评分法的，评标结果按评审后得分由高到低顺序排列。得分相同的，按投标报价由低到高顺序排列。得分且投标报价相同的并列。投标文件满足招标文件全部实质性要求，且按照评审因素的量化指标评审得分最高的供应商为排名第一的中标候选人。

11. 定标

采购代理机构应当在评标结束后2个工作日内将评标报告送采购人。

采购人应当自收到评标报告之日起5个工作日内，在评标报告确定的中标候选人名单中按顺序确定中标人。中标候选人并列的，由采购人或采购人委托评标委员会按照招标文件规定的方式确定中标人；招标文件未规定的，采取随机抽取的方式确定。

采购人自行组织招标的，应当在评标结束后 5 个工作日内确定中标人。

采购人在收到评标报告 5 个工作日内未按评标报告推荐的中标候选人顺序确定中标人，又不能说明合法理由的，视同按评标报告推荐的顺序确定排名第一的中标候选人为中标人。

12. 发布中标公告、发出中标通知书

采购人或采购代理机构应当自中标人确定之日起 2 个工作日内，在省级以上财政部门指定的媒体上公告中标结果，招标文件应当随中标结果同时公告。中标公告期限为 1 个工作日。

在公告中标结果的同时，采购人或采购代理机构应当向中标人发出中标通知书；对未通过资格审查的供应商，应当告知其未通过的原因；采用综合评分法评审的，还应当告知未中标人本人的评审得分与排序。

中标通知书发出后，采购人不得违法改变中标结果，中标人无正当理由不得放弃中标。

13. 合同签订

采购人应当自中标通知书发出之日起 30 日内，按照招标文件和中标人投标文件的规定，与中标人签订书面合同。所签订的合同不得对招标文件确定的事项和中标人投标文件进行实质性修改。

采购人不得向中标人提出任何不合理的要求作为签订合同的条件。

政府采购合同应当包括采购人与中标人的名称和住所、标的、数量、质量、价款或报酬、履行期限及地点和方式、验收要求、违约责任、解决争议的方法等内容。

14. 合同履约及验收

采购人与中标人应当根据合同的约定依法履行合同义务。采购人应当及时对采购项目进行验收。采购人可以邀请参加本项目的其他供应商或第三方机构参与验收。参与验收的供应商或第三方机构的意见作为验收书的参考资料一并存档。

15. 采购资金支付

采购人应当加强对中标人的履约管理，并按照采购合同约定，及时向中标人支

付采购资金。对于中标人违反采购合同约定的行为，采购人应当及时处理，依法追究其违约责任。

三、竞争性磋商

竞争性磋商，是指采购人、采购代理机构通过组建竞争性磋商小组与符合条件的供应商就采购货物、工程和服务事宜进行磋商，供应商按照磋商文件的要求提交响应文件和报价，采购人从磋商小组评审后提出的候选供应商名单中确定成交供应商的采购方式。

竞争性磋商具体流程如图 4-6 所示。

1. 编制磋商文件

磋商文件应当根据采购项目的特点和采购人的实际需求编制。采购人应当以满足实际需求为原则，不得擅自提高经费预算和资产配置等采购标准。

磋商文件不得要求或标明供应商名称或特定货物的品牌，不得含有指向特定供应商的技术、服务等条件。

2. 邀请参加磋商的供应商

采购人、采购代理机构应当通过发布公告、从省级以上财政部门建立的供应商库中随机抽取或采购人和评审专家分别以书面推荐的方式邀请不少于 3 家符合相应资格条件的供应商参与竞争性磋商采购活动。

符合《政府采购法》第二十二条第一款规定条件的供应商可以在采购活动开始前加入供应商库。财政部门不得对供应商申请入库收取任何费用，不得利用供应商库进行地区和行业封锁。

采取采购人和评审专家书面推荐方式选择供应商的，采购人和评审专家应当各自出具书面推荐意见。采购人推荐供应商的比例不得高于推荐供应商总数的 50%。

采用公告方式邀请供应商的，采购人、采购代理机构应当在省级以上人民政府财政部门指定的政府采购信息发布媒体发布竞争性磋商公告。竞争性磋商公告应当包括以下主要内容。

（1）采购人、采购代理机构的名称、地点和联系方式。

（2）采购项目的名称、数量、简要规格描述或项目基本概况介绍。

（3）采购项目的预算。

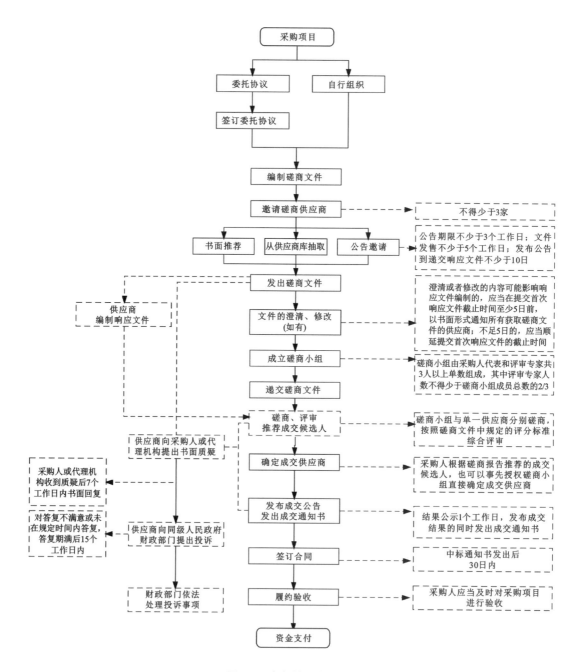

图 4-6 竞争性磋商流程

（4）供应商资格条件。

（5）获取磋商文件的时间、地点、方式及磋商文件售价。

（6）响应文件提交的截止时间、开启时间及地点。

（7）采购项目联系人姓名和电话。

从磋商文件发出之日起至供应商提交首次响应文件截止之日不得少于 10 日。磋商文件的发售期限自开始之日起不得少于 5 个工作日。

提交首次响应文件截止之日前，采购人、采购代理机构或磋商小组可以对已发出的磋商文件进行必要的澄清或修改，澄清或修改的内容作为磋商文件的组成部分。澄清或修改的内容可能影响响应文件编制的，采购人、采购代理机构应当在提交首次响应文件截止时间至少 5 日前，以书面形式通知所有获取磋商文件的供应商；不足 5 日的，采购人、采购代理机构应当顺延提交首次响应文件截止时间。

竞争性磋商采购公告

> **项目概况**
>
> （采购标的）采购项目的潜在供应商应在（地址）获取采购文件，并于__年__月__日__点__分（北京时间）前提交响应文件。

一、项目基本情况

项目编号（或招标编号、政府采购计划编号、采购计划备案文号等，如有）：

项目名称：

采购方式：竞争性磋商

预算金额：

最高限价（如有）：

采购需求（包括但不限于标的的名称、数量、简要技术需求或服务要求等）：

合同履行期限：

本项目（是/否）接受联合体。

二、申请人的资格要求

（1）满足《政府采购法》第二十二条规定。

（2）落实政府采购政策需满足的资格要求（如属于专门面向中小企业采购的项目，供应商应为中小微企业、监狱企业、残疾人福利性单位）：

（3）本项目的特定资格要求（如项目接受联合体投标，对联合体应提出相关资格要求；如属于特定行业项目，供应商应当具备特定行业法定准入要求）：

三、获取采购文件

时间：__年__月__日至__年__月__日（磋商文件的发售期限自开始之日起不得少于5个工作日），每天上午至____，下午至____（北京时间，法定节假日除外）

地点：

方式：

售价：

四、响应文件提交

截止时间：__年__月__日__点__分（北京时间）（从磋商文件开始发出之日起至供应商提交首次响应文件截止之日止不得少于10日）

地点：

五、开启（竞争性磋商方式必须填写）

时间：__年__月__日__点__分（北京时间）

地点：

六、公告期限

自本公告发布之日起3个工作日。

七、其他补充事宜

1. 采购人信息

名称：

地址：

联系方式：

2. 采购代理机构信息（如有）

名称：

地址：

联系方式：

3. 项目联系方式

项目联系人（组织本项目采购活动的具体工作人员姓名）：

电话：

选自财政部办公厅《关于印发〈政府采购公告和公示信息格式规范（2020 年版）〉的通知》（财办库〔2020〕50 号）

3. 递交响应文件

供应商应当在磋商文件要求的截止时间前，将响应文件密封送达指定地点。在截止时间后送达的响应文件为无效文件，采购人、采购代理机构或磋商小组应当拒收。

供应商在提交响应文件截止时间前，可以对所提交的响应文件进行补充、修改或撤回，并书面通知采购人、采购代理机构。补充、修改的内容作为响应文件的组成部分。补充、修改的内容与响应文件不一致的，以补充、修改的内容为准。

4. 成立磋商小组

磋商小组由采购人代表和评审专家共 3 人以上单数组成，其中评审专家人数不得少于磋商小组成员总数的 2/3。

采用竞争性磋商方式的政府采购项目，评审专家应当从政府采购评审专家库内相关专业的专家名单中随机抽取。技术复杂、专业性强的采购项目，评审专家中应当包含 1 名法律专家。

5. 磋商及评审

磋商小组成员应当按照客观、公正、审慎的原则，根据磋商文件规定的评审程序、评审方法和评审标准进行独立评审。未实质性响应磋商文件的响应文件按无效响应处理，磋商小组应当告知提交响应文件的供应商。

磋商小组在对响应文件的有效性、完整性和响应程度进行审查时，可以要求供应商对响应文件中含义不明确、同类问题表述不一致或有明显文字和计算错误的内容等作出必要的澄清、说明或更正。供应商的澄清、说明或更正不得超出响应文件的范围或改变响应文件的实质性内容。

磋商小组要求供应商澄清、说明或更正响应文件应当以书面形式作出。供应商的澄清、说明或更正应当由法定代表人或其授权代表签字或加盖公章。由授权代表签字的，应当附法定代表人授权书。供应商为自然人的，应当由本人签字并附身份证明。

磋商小组所有成员应当集中与单一供应商分别进行磋商，并给予所有参加磋商的供应商平等的磋商机会。

在磋商过程中，磋商小组可以根据磋商文件和磋商情况实质性变动采购需求中的技术、服务要求以及合同草案条款，但不得变动磋商文件中的其他内容。实质性变动的内容，须经采购人代表确认。

对磋商文件作出的实质性变动是磋商文件的有效组成部分，磋商小组应当及时以书面形式同时通知所有参加磋商的供应商。

供应商应当按照磋商文件的变动情况和磋商小组的要求重新提交响应文件，并由其法定代表人或授权代表签字或加盖公章。由授权代表签字的，应当附法定代表人授权书。供应商为自然人的，应当由本人签字并附身份证明。

磋商文件能够详细列明采购标的的技术、服务要求的，磋商结束后，磋商小组应当要求所有实质性响应的供应商在规定时间内提交最后报价，提交最后报价的供应商不得少于3家。

磋商文件不能详细列明采购标的的技术、服务要求，需经磋商由供应商提供最终设计方案或解决方案的，磋商结束后，磋商小组应当按照少数服从多数的原则投票推荐3家以上供应商的设计方案或解决方案，并要求其在规定时间内提交最后报价。

最后报价是供应商响应文件的有效组成部分。市场竞争不充分的科研项目，以及需要扶持的科技成果转化项目，提交最后报价的供应商可以为2家。

采用竞争性磋商采购方式采购的政府购买服务项目（含政府和社会资本合作项目），在采购过程中符合要求的供应商（社会资本）只有2家的，竞争性磋商采购活动可以继续进行。采购过程中符合要求的供应商（社会资本）只有1家的，采购人（项目实施机构）或采购代理机构应当终止竞争性磋商采购活动，发布项目终止公告并说明原因，重新开展采购活动。

经磋商确定最终采购需求和提交最后报价的供应商后，由磋商小组采用综合评分法对提交最后报价的供应商的响应文件和最后报价进行综合评分。

综合评分法，是指响应文件满足磋商文件全部实质性要求且按评审因素的量化指标评审得分最高的供应商为成交候选供应商的评审方法。

综合评分法评审标准中的分值设置应当与评审因素的量化指标相对应。磋商文件中没有规定的评审标准不得作为评审依据。

6. 确定成交供应商

采购代理机构应当在评审结束后 2 个工作日内将评审报告送采购人确认。

采购人应当在收到评审报告后 5 个工作日内，从评审报告提出的成交候选供应商中，按照排序由高到低的原则确定成交供应商，也可以书面授权磋商小组直接确定成交供应商。采购人逾期未确定成交供应商且不提出异议的，视为确定评审报告提出的排序第一的供应商为成交供应商。

7. 发布成交结果公告、发出成交通知书

采购人或采购代理机构应当在成交供应商确定后 2 个工作日内，在省级以上财政部门指定的政府采购信息发布媒体上公告成交结果，同时向成交供应商发出成交通知书，并将磋商文件随成交结果同时公告，公告期为 1 个工作日。

采用书面推荐供应商参加采购活动的，还应当公告采购人和评审专家的推荐意见。

8. 合同签订

采购人与成交供应商应当在成交通知书发出之日起 30 日内，按照磋商文件确定的合同文本以及采购标的、规格型号、采购金额、采购数量、技术和服务要求等事项签订政府采购合同。

采购人不得向成交供应商提出超出磋商文件以外的任何要求作为签订合同的条件，不得与成交供应商订立背离磋商文件确定的合同文本以及采购标的、规格型号、采购金额、采购数量、技术和服务要求等实质性内容的协议。

成交供应商拒绝签订政府采购合同的，采购人可以按照从评审报告提出的成交候选供应商中，按照排序由高到低的原则确定其他供应商作为成交供应商并签订政府采购合同，也可以重新开展采购活动。拒绝签订政府采购合同的成交供应商不得参加对该项目重新开展的采购活动。

9. 合同履约及验收

采购人与成交供应商应当根据合同的约定依法履行合同义务。采购人应当及时对采购项目进行验收。采购人可以邀请参加本项目的其他供应商或第三方机构

参与验收。参与验收的供应商或第三方机构的意见作为验收书的参考资料一并存档。

10. 采购资金支付

采购人应当加强对成交供应商的履约管理，并按照采购合同约定，及时向成交供应商支付采购资金。对于成交供应商违反采购合同约定的行为，采购人应当及时处理，依法追究其违约责任。

四、竞争性谈判

竞争性谈判，是指谈判小组与符合资格条件的供应商就采购货物、工程和服务事宜进行谈判，供应商按照谈判文件的要求提交响应文件和最后报价，采购人从谈判小组提出的成交候选人中确定成交供应商的采购方式。

竞争性谈判的具体流程如图4-7所示。

1. 成立谈判小组

竞争性谈判小组由采购人代表和评审专家共3人以上单数组成，其中评审专家人数不得少于竞争性谈判小组成员总数的2/3。达到公开招标数额标准的货物或服务采购项目，或者达到招标规模标准的政府采购工程，竞争性谈判小组应当由5人以上单数组成。

采用竞争性谈判采购的政府采购项目，评审专家应当从政府采购评审专家库内相关专业的专家名单中随机抽取。技术复杂、专业性强的竞争性谈判采购项目，通过随机方式难以确定合适的评审专家的，经主管预算单位同意，可以自行选定评审专家。

2. 编制谈判文件

采购人向采购代理机构提供采购需求，采购代理机构根据委托编制谈判文件。谈判文件应当包括供应商资格条件、采购邀请、采购方式、采购预算、采购需求、采购程序、价格构成或报价要求、响应文件编制要求、提交响应文件的截止时间及地点、保证金交纳数额和形式、评定成交的标准等。

谈判文件还应当明确谈判小组根据与供应商谈判情况可能实质性变动的内容，包括采购需求中的技术、服务要求以及合同草案条款。

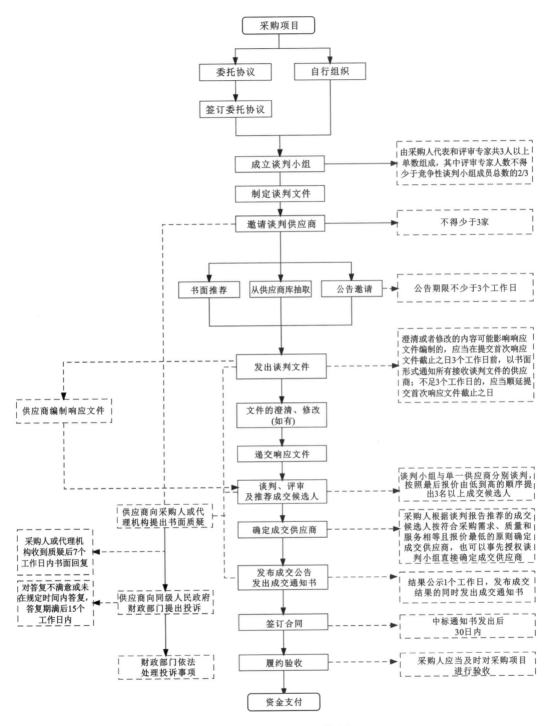

图 4-7 竞争性谈判的具体流程

谈判文件不得要求或标明供应商名称或特定货物的品牌，不得含有指向特定供应商的技术、服务等条件。

3. 确定邀请参加谈判的供应商名单

采购人、采购代理机构应当通过发布公告、从省级以上财政部门建立的供应商库中随机抽取，或者采购人和评审专家分别以书面推荐的方式邀请不少于 3 家符合相应资格条件的供应商参与竞争性谈判采购活动。

符合《政府采购法》第二十二条第一款规定条件的供应商可以在采购活动开始前加入供应商库。财政部门不得对供应商申请入库收取任何费用，不得利用供应商库进行地区和行业封锁。

采取采购人和评审专家以书面推荐的方式选择供应商的，采购人和评审专家应当各自出具书面推荐意见。采购人推荐供应商的比例不得高于推荐供应商总数的 50%。

谈判小组从符合相应资格条件的供应商名单中确定不少于 3 家的供应商参加谈判，并向其提供谈判文件。

竞争性谈判采购公告

项目概况

（采购标的）采购项目的潜在供应商应在（地址）获取采购文件，并于__年__月__日__点__分（北京时间）前提交响应文件。

一、项目基本情况

项目编号（或招标编号、政府采购计划编号、采购计划备案文号等，如有）：

项目名称：

采购方式：竞争性谈判

预算金额：

最高限价（如有）：

采购需求（包括但不限于标的的名称、数量、简要技术需求或服务要求等）：

合同履行期限：

本项目（是/否）接受联合体。

二、申请人的资格要求

（1）满足《政府采购法》第二十二条规定。

（2）落实政府采购政策需满足的资格要求（如属于专门面向中小企业采购的项目，供应商应为中小微企业、监狱企业、残疾人福利性单位）：

（3）本项目的特定资格要求（如项目接受联合体投标，对联合体应提出相关资格要求；如属于特定行业项目，供应商应当具备特定行业法定准入要求）：

三、获取采购文件

时间：__年__月__日至__年__月__日，每天上午至____，下午至____（北京时间，法定节假日除外）

地点：

方式：

售价：

四、响应文件提交

截止时间：__年__月__日__点__分（北京时间）（从谈判文件开始发出之日起至供应商提交首次响应文件截止之日止不得少于3个工作日）

地点：

五、开启

时间：__年__月__日__点__分（北京时间）

地点：

六、公告期限

自本公告发布之日起3个工作日。

七、其他补充事宜

八、凡对本次采购提出询问，请按以下方式联系

1. 采购人信息

名称：

地址：

联系方式：

2. 采购代理机构信息（如有）

名称：

地址：

联系方式：

3. 项目联系方式

项目联系人：（组织本项目采购活动的具体工作人员姓名）

电话：

选自财政部办公厅《关于印发〈政府采购公告和公示信息格式规范（2020年版）〉的通知》（财办库〔2020〕50号）

4. 递交响应文件

供应商应当在谈判文件要求的截止时间前，将响应文件密封送达指定地点。在截止时间后送达的响应文件为无效文件，采购人、采购代理机构或谈判小组应当拒收。

供应商在提交响应文件截止时间前，可以对所提交的响应文件进行补充、修改或撤回，并书面通知采购人、采购代理机构。补充、修改的内容作为响应文件的组成部分。补充、修改的内容与响应文件的内容不一致的，以补充、修改的内容为准。

5. 谈判

供应商应当按照谈判文件的要求编制响应文件，并对其提交的响应文件的真实性、合法性承担法律责任。

谈判小组在对响应文件的有效性、完整性和响应程度进行审查时，可以要求供应商对响应文件中含义不明确、同类问题表述不一致或有明显文字和计算错误的内容等作出必要的书面澄清、说明或更正。供应商的澄清、说明或更正不得超出响应文件的范围或改变响应文件的实质性内容。供应商的澄清、说明或更正应当由法定代表人或其授权代表签字或加盖公章。由授权代表签字的，应当附法定代表人授权书。供应商为自然人的，应当由本人签字并附身份证明。

谈判小组应当按确定的谈判顺序，与单一供应商分别进行谈判。在谈判中，谈判的任何一方不得透露与谈判有关的其他供应商的技术资料、价格和其他信息。谈判文件有实质性变动的，谈判小组应当以书面形式通知所有参加谈判的供应商。

在谈判过程中，谈判小组可以根据谈判文件和谈判情况实质性变动采购需求中的技术、服务要求以及合同草案条款，但不得变动谈判文件中的其他内容。实质性变动的内容，须经采购人代表确认。对谈判文件作出的实质性变动是谈判文件的有效组成部分，谈判小组应当及时以书面形式同时通知所有参加谈判的供应商。

谈判文件能够详细列明采购标的的技术、服务要求的，谈判结束后，谈判小组应当要求所有继续参加谈判的供应商在规定时间内提交最后报价，提交最后报价的供应商不得少于3家。谈判文件不能详细列明采购标的的技术、服务要求，需经谈判由供应商提供最终设计方案或解决方案的，谈判结束后，谈判小组应当按照少数服从多数的原则投票推荐3家以上供应商的设计方案或解决方案，并要求其在规定时间内提交最后报价。最后报价是供应商响应文件的有效组成部分。

公开招标的货物、服务采购项目，招标过程中提交投标（响应）文件或经评审实质性响应采购文件要求的供应商只有2家时，采购人、采购代理机构经本级财政部门批准后可以与该2家供应商进行竞争性谈判采购。

6. 确定成交供应商

采购代理机构应当在评审结束后2个工作日内将评审报告送采购人确认。采购人应当在收到评审报告后5个工作日内，从评审报告提出的成交候选人中，根据质量和服务均能满足采购文件实质性响应要求且最后报价最低的原则确定成交供应商，也可以书面授权谈判小组直接确定成交供应商。采购人逾期未确定成交供应商且不提出异议的，视为确定评审报告提出的最后报价最低的供应商为成交供应商。

7. 发布成交结果公告、发出成交通知书

采购人或采购代理机构应当在成交供应商确定后2个工作日内，在省级以上财政部门指定的媒体上公告成交结果，同时向成交供应商发出成交通知书，并将竞争性谈判文件随成交结果同时公告。

采用书面推荐供应商参加采购活动的，还应当公告采购人和评审专家的推荐意见。

除不可抗力等因素外，成交通知书发出后，采购人改变成交结果，或成交供应商拒绝签订政府采购合同的，应当承担相应的法律责任。

8. 合同签订

采购人与成交供应商应当在成交通知书发出之日起 30 日内，按照采购文件确定的合同文本以及采购标的、规格型号、采购金额、采购数量、技术和服务要求等事项签订政府采购合同。采购人不得向成交供应商提出超出采购文件以外的任何要求作为签订合同的条件，不得与成交供应商订立背离采购文件确定的合同文本以及采购标的、规格型号、采购金额、采购数量、技术和服务要求等实质性内容的协议。

成交供应商拒绝签订政府采购合同的，采购人可以按照从评审报告提出的成交候选供应商中，按照排序由高到低的原则确定其他供应商作为成交供应商并签订政府采购合同，也可以重新开展采购活动。拒绝签订政府采购合同的成交供应商不得参加对该项目重新开展的采购活动。

9. 合同履约及验收

采购人与成交供应商应当根据合同的约定依法履行合同义务。采购人应当及时对采购项目进行验收。采购人可以邀请参加本项目的其他供应商或第三方机构参与验收。参与验收的供应商或第三方机构的意见作为验收书的参考资料一并存档。

10. 采购资金支付

采购人应当加强对成交供应商的履约管理，并按照采购合同约定，及时向成交供应商支付采购资金。对于成交供应商违反采购合同约定的行为，采购人应当及时处理，依法追究其违约责任。

五、询价

询价，是指询价小组向符合资格条件的供应商发出采购货物询价通知书，要求供应商一次报出不得更改的价格，采购人从询价小组提出的成交候选人中确定成交供应商的采购方式。

询价的具体流程如图 4-8 所示。

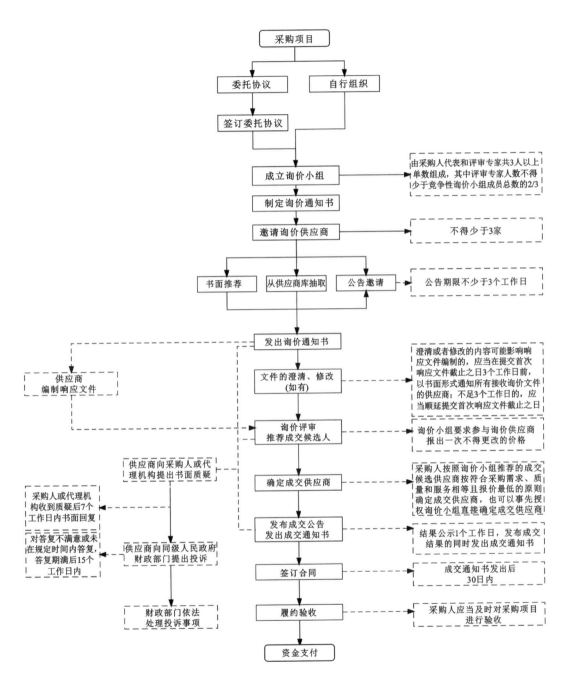

图 4-8　询价的具体流程

1. 成立询价小组

询价小组由采购人代表和评审专家共 3 人以上单数组成，其中评审专家人数不得少于询价小组成员总数的 2/3。采购人不得以评审专家身份参加本部门或本单位采购项目的评审。采购代理机构人员不得参加本机构代理的采购项目的评审。

达到公开招标数额标准的货物采购项目，询价小组应当由 5 人以上单数组成。

2. 编制询价通知书

询价通知书应当根据采购项目的特点和采购人的实际需求制定，并经采购人书面同意。采购人应当以满足实际需求为原则，不得擅自提高经费预算和资产配置等采购标准。

询价通知书不得要求或标明供应商名称或特定货物的品牌，不得含有指向特定供应商的技术、服务等条件。询价通知书应当包括供应商资格条件、采购邀请、采购方式、采购预算、采购需求、采购程序、价格构成或报价要求、响应文件编制要求、提交响应文件截止时间及地点、保证金交纳数额和形式、评定成交的标准等。

询价通知书

> **项目概况**
>
> （采购标的）采购项目的潜在供应商应在（地址）获取采购文件，并于__年__月__日__点__分（北京时间）前提交响应文件。

一、项目基本情况

项目编号（或招标编号、政府采购计划编号、采购计划备案文号等，如有）：

项目名称：

采购方式：询价

预算金额：

最高限价（如有）：

采购需求（包括但不限于标的的名称、数量、简要技术需求或服务要求等）：

合同履行期限：

本项目（是/否）接受联合体。

二、申请人的资格要求

（1）满足《中华人民共和国政府采购法》第二十二条规定。

（2）落实政府采购政策需满足的资格要求（如属于专门面向中小企业采购的项目，供应商应为中小微企业、监狱企业、残疾人福利性单位）：

（3）本项目的特定资格要求（如项目接受联合体投标，对联合体应提出相关资格要求；如属于特定行业项目，供应商应当具备特定行业法定准入要求）：

三、获取采购文件

时间：__年__月__日至__年__月__日，每天上午至____，下午至____（北京时间，法定节假日除外）

地点：

方式：

售价：

四、响应文件提交

截止时间：__年__月__日__点__分（北京时间）（从询价通知书开始发出之日起至供应商提交响应文件截止之日止不得少于3个工作日）

地点：

五、开启

时间：年月 日 点 分（北京时间）

地点：

六、公告期限

自本公告发布之日起3个工作日。

七、其他补充事宜

八、凡对本次采购提出询问，请按以下方式联系

1. 采购人信息

名称：

地址：

联系方式：

2. 采购代理机构信息（如有）

名称：

地址：

联系方式：

3. 项目联系方式

项目联系人（组织本项目采购活动的具体工作人员姓名）：

电话：

选自财政部办公厅《关于印发〈政府采购公告和公示信息格式规范（2020年版）〉的通知》（财办库〔2020〕50号）

3. 确定被询价的供应商名单

采购人、采购代理机构应当通过发布公告、从省级以上财政部门建立的供应商库中随机抽取或采购人和评审专家分别书面推荐的方式邀请不少于3家符合相应资格条件的供应商参与询价活动。

采取采购人和评审专家书面推荐方式选择供应商的，采购人和评审专家应当各自出具书面推荐意见。采购人推荐供应商的比例不得高于推荐供应商总数的50%。

询价小组根据采购需求，从符合相应资格条件的供应商名单中确定不少于3家的供应商，并向其发出询价通知书。

4. 发出询价通知书

从询价通知书发出之日起至供应商提交响应文件截止之日止不得少于3个工作日。

提交响应文件截止之日前，采购人、采购代理机构或询价小组可以对已发出的询价通知书进行必要的澄清或修改，澄清或修改的内容作为询价通知书的组成部分。澄清或修改的内容可能影响响应文件编制的，采购人、采购代理机构或询价小组应当在提交响应文件截止之日3个工作日前，以书面形式通知所有接收询价通知书的供应商，不足3个工作日的，应当顺延提交响应文件截止之日。

5. 询价

供应商应当按照询价通知书的要求编制响应文件，并对其提交的响应文件的真实性、合法性承担法律责任。

参加询价活动的供应商，应当按照询价通知书的规定一次报出不得更改的价格。

询价小组应当从质量和服务均能满足采购文件实质性响应要求的供应商中，按照报价由低到高的顺序提出 3 名以上成交候选人，并编写评审报告。

6. 确定成交供应商

采购代理机构应当在评审结束后 2 个工作日内将评审报告送采购人确认。采购人应当在收到评审报告后 5 个工作日内，从评审报告提出的成交候选人中，根据质量和服务均能满足采购文件实质性响应要求且报价最低的原则确定成交供应商，也可以书面授权询价小组直接确定成交供应商。采购人逾期未确定成交供应商且不提出异议的，视为确定评审报告提出的最后报价最低的供应商为成交供应商。

7. 发布成交结果公告、发出成交通知书

采购人或采购代理机构应当在成交供应商确定后 2 个工作日内，在省级以上财政部门指定的媒体上公告成交结果，同时向成交供应商发出成交通知书，并将询价通知书随成交结果同时公告。

采用书面推荐供应商参加采购活动的，还应当公告采购人和评审专家的推荐意见。

除不可抗力等因素外，成交通知书发出后，采购人改变成交结果，或成交供应商拒绝签订政府采购合同的，应当承担相应的法律责任。

8. 合同签订

采购人应当自成交通知书发出之日起 30 日内，按照询价文件和成交供应商相应文件的规定，与成交供应商签订书面合同。所签订的合同不得对询价文件确定的事项和成交供应商响应文件作实质性修改。

采购人不得向成交供应商提出任何不合理的要求作为签订合同的条件。

政府采购合同应当包括采购人与成交供应商的名称和住所、标的、数量、质量、价款或报酬、履行期限及地点和方式、验收要求、违约责任、解决争议的方法等内容。

9. 合同履约及验收

采购人与成交供应商应当根据合同的约定依法履行合同义务。采购人应当及时对采购项目进行验收。采购人可以邀请参加本项目的其他供应商或第三方机构

参与验收。参与验收的供应商或第三方机构的意见作为验收书的参考资料一并存档。

10. 采购资金支付

采购人应当加强对成交供应商的履约管理，并按照采购合同约定，及时向成交供应商支付采购资金。对于成交供应商违反采购合同约定的行为，采购人应当及时处理，依法追究其违约责任。

六、单一来源采购

单一来源采购是指采购人从某一特定供应商处采购货物、工程和服务的采购方式。单一来源采购具体流程如图4-9所示。

1. 单一来源采购方式的确定

属于《政府采购法》第三十一条第一项情形，且达到公开招标数额的货物、服务项目，拟采用单一来源采购方式的，采购人、采购代理机构在报财政部门批准之前，应当在省级以上财政部门指定媒体上公示，并将公示情况一并报财政部门。公示期不得少于5个工作日，公示内容应当包括以下内容。

（1）采购人、采购项目名称和内容。

（2）拟采购的货物或服务的说明。

（3）采用单一来源采购方式的原因及相关说明。

（4）拟定的唯一供应商名称、地址。

（5）专业人员对相关供应商因专利、专有技术等原因具有唯一性的具体论证意见，以及专业人员的姓名、工作单位和职称。

（6）公示的期限。

（7）采购人、采购代理机构、财政部门的联系地址、联系人和联系电话。

任何供应商、单位或个人对采用单一来源采购方式公示有异议的，可以在公示期内将书面意见反馈给采购人、采购代理机构，并同时抄送相关财政部门。

采购人、采购代理机构收到对采用单一来源采购方式公示的异议后，应当在公示期满后5个工作日内，组织补充论证，论证后认为异议成立的，应当依法采取其他采购方式；论证后认为异议不成立的，应当将异议意见、论证意见与公示情况一并报相关财政部门。

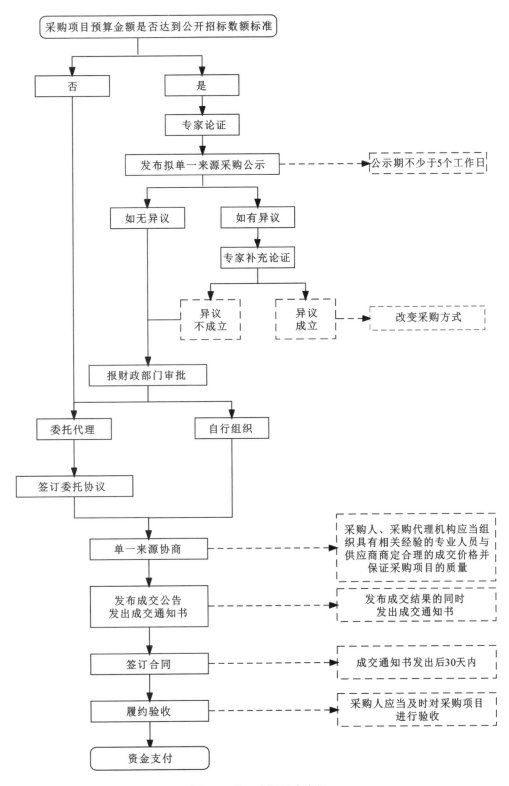

图 4-9 单一来源采购流程

采购人、采购代理机构应当将补充论证的结论告知提出异议的供应商、单位或个人。

未达到公开招标数额标准符合《政府采购法》第三十一条第一项规定情形只能从唯一供应商处采购的政府采购项目，可以依法采用单一来源采购方式。此类项目在采购活动开始前，不需要获得设区的市、自治州以上人民政府采购监督管理部门的批准，也不用按照《政府采购法实施条例》第三十八条的规定在省级以上财政部门指定媒体上公示。

单一来源采购公示

一、项目信息

采购人：

项目名称：

拟采购的货物或服务的说明：

拟采购的货物或服务的预算金额：

采用单一来源采购方式的原因及说明：

二、拟定供应商信息

名称：

地址：

三、公示期限

__年__月__日至__年__月__日（公示期限不得少于5个工作日）

四、其他补充事宜

五、联系方式

1. 采购人

联系人：

联系地址：

联系电话：

2. 财政部门

联系人：

联系地址：

联系电话：

3. 采购代理机构（如有）

联系人：

联系地址：

联系电话：

专业人员论证意见（格式见以下表格）

单一来源采购方式专业人员论证意见

专业人员信息	姓名：	
	职称：	
	工作单位：	
项目信息项目	名称：	
	供应商名称：	
专业人员论证意见	（专业人员论证意见应当完整、清晰和明确的表达从唯一供应商处采购的理由）	
专业人员签字		日期： 年 月 日

注：本表格中专业人员论证意见由专业人员手工填写。

选自财政部办公厅《关于印发〈政府采购公告和公示信息格式规范（2020年版）〉的通知》（财办库〔2020〕50号）

2. 单一来源协商

采用单一来源采购方式采购的，采购人、采购代理机构应当组织具有相关经验的专业人员与供应商商定合理的成交价格并保证采购项目质量。

单一来源采购人员应当编写协商情况记录，主要内容包括以下几个方面。

（1）依法进行公示的，公示情况说明。

（2）协商日期和地点，采购人员名单。

（3）供应商提供的采购标的成本、同类项目合同价格以及相关专利、专有技术等情况说明。

（4）合同主要条款及价格商定情况。

协商情况记录应当由采购全体人员签字认可。对记录有异议的采购人员，应当签署不同意见并说明理由。采购人员拒绝在记录上签字又不书面说明其不同意见和理由的，视为同意。

3. 发布成交结果公告、发出成交通知书

采购人或采购代理机构应当在省级以上财政部门指定的媒体上公告成交结果，同时向成交供应商发出成交通知书，并将采购文件随成交结果同时公告。

除不可抗力等因素外，成交通知书发出后，采购人改变成交结果，或成交供应商拒绝签订政府采购合同的，应当承担相应的法律责任。

4. 合同签订

采购人应当自成交通知书发出之日起 30 日内，按照单一来源文件和成交供应商相应文件的规定，与成交供应商签订书面合同。所签订的合同不得对单一来源文件确定的事项和成交供应商响应文件作实质性修改。

采购人不得向成交供应商提出任何不合理的要求作为签订合同的条件。

政府采购合同应当包括采购人与成交供应商的名称和住所、标的、数量、质量、价款或报酬、履行期限及地点和方式、验收要求、违约责任、解决争议的方法等内容。

5. 合同履约及验收

采购人与成交供应商应当根据合同的约定依法履行合同义务。采购人应当及时对采购项目进行验收。采购人可以邀请第三方机构参与验收，参与验收的第三方机构的意见作为验收书的参考资料一并存档。

6. 采购资金支付

采购人应当加强对成交供应商的履约管理，并按照采购合同约定，及时向成交供应商支付采购资金。对于成交供应商违反采购合同约定的行为，采购人应当及时处理，依法追究其违约责任。

七、框架协议

框架协议采购，是指集中采购机构或主管预算单位对技术、服务等标准明确、统一，需要多次重复采购的货物和服务，通过公开征集程序，确定第一阶段入围供

应商并订立框架协议，采购人或服务对象按照框架协议约定规则，在入围供应商范围内确定第二阶段成交供应商并订立采购合同的采购方式。

《政府采购框架协议采购方式管理暂行办法》（财政部令 110 号）于 2021 年 12 月 31 日财政部务会议审议通过，2022 年 1 月 14 日公布，自 2022 年 3 月 1 日起施行。

符合下列情形之一的，可以采用框架协议采购方式采购：

（1）集中采购目录以内品目，以及与之配套的必要耗材、配件等，属于小额零星采购的。

（2）集中采购目录以外，采购限额标准以上，本部门、本系统行政管理所需的法律、评估、会计、审计等鉴证咨询服务，属于小额零星采购的。

（3）集中采购目录以外，采购限额标准以上，为本部门、本系统以外的服务对象提供服务的政府购买服务项目，需要确定 2 家以上供应商由服务对象自主选择的。

（4）国务院财政部门规定的其他情形。

长期以来，在政府采购实践中存在大量单次采购金额小、不同采购主体需要多次重复采购的需求。

例如，采购计算机软件、汽车维修和加油等。这类采购不同于单一项目采购，难以适用现行政府采购法规定的公开招标、邀请招标、竞争性谈判（磋商）、询价和单一来源等采购方式。目前一般通过集中采购机构的协议供货和定点采购来实施。这种做法为小额零星采购活动提供了便利，但也因缺乏专门的制度规范，暴露出一些问题，社会多有反映。比如，有的以资格入围方式选定供应商，造成市场分割，影响公平竞争；有的搞政府采购专供产品，采购价格远超市场价；还有的在设备采购中以本机低价入围，后续耗材价格却远超市场价格。因此，《办法》借鉴国际经验，明确了框架协议采购方式的管理制度，以期从根本上系统性解决相关问题，构筑长效机制。考虑到在实践中小额零星采购遇到的问题可能比较多，框架协议采购又是一种全新的政府采购方式，为稳步推进相关工作，财政部将《政府采购框架协议采购方式管理暂行办法》定为暂行办法，经过一段时间的实践后再作进一步完善。

【小贴士】

常用政府采购方式对比表

比较因素 采购方式	公开招标	邀请招标	竞争性磋商	竞争性谈判	询价	单一来源
是否需要批准	不需要批准	需经政府采购监督管理部门批准	未达到公开招标数额标准的，不需要批准，直接申报；达到公开招标数额标准的，需经政府采购监督管理部门批准			
供应商产生的方式	以招标公告的方式邀请不特定的供应商	以投标邀请书的方式邀请特定的供应商	采购人、采购代理机构应当通过发布公告、从省级以上财政部门建立的供应商库中随机抽取，或者采购人和评审专家分别以书面推荐的方式邀请不少于3家符合相应资格条件的供应商参与竞争性磋商/竞争性谈判/询价活动			特定供应商
发出采购文件至投标（响应）文件的提交截止时间	自招标文件开始发出之日起至供应商提交投标文件截止之日止，不得少于20日。招标文件的提供期限自开始发出之日起不得少于5个工作日		从磋商文件发出之日起至供应商提交首次响应文件截止之日止，不得少于10日。磋商文件的提供期限自开始发出之日起不得少于5个工作日	从谈判文件/询价通知书发出之日起至供应商提交首次响应文件截止之日止，不得少于3个工作日		—

采购方式\比较因素	公开招标	邀请招标	竞争性磋商	竞争性谈判	询价	单一来源
采购文件修改的时间及要求	对已发出的招标文件、资格预审文件、投标邀请书进行必要澄清或修改的，应当以书面形式通知所有获取招标文件的潜在供应商，澄清或修改应当在原公告发布媒体上发布澄清公告，澄清或修改的内容可能影响投标文件编制的，应当在投标截止时间至少15日前，以书面形式通知所有获取招标文件的潜在供应商，不足15日的，应当顺延提交投标文件的截止时间。 澄清或修改的内容可能影响资格预审申请文件编制的，应当在提交资格预审申请文件截止时间至少3日前，以书面形式通知所有获取资格预审文件的潜在供应商；不足3日的，应当顺延提交资格预审申请文件的截止时间		澄清或修改的内容可能影响响应文件编制的，采购人、采购代理机构应在提交首次响应文件截止时间至少5日前，以书面形式通知所有获取磋商文件的供应商；不足5日的，采购人、采购代理机构应当顺延提交首次响应文件的截止时间	澄清或修改的内容可能影响响应文件编制的，采购人、采购代理机构或谈判/询价小组应当在提交首次响应文件截止之日3个工作日前，以书面形式通知所有接收谈判/询价文件的供应商，不足3个工作日的，应当顺延提交首次响应文件截止之日		—
评标委员会或评审小组的组成	评标委员会由采购人代表和评审专家组成，成员人数应当为5人以上单数，其中评标专家不得少于成员总数的2/3。 采购项目符合下列情形之一的，评标委员会成员人数应当为7人以上单数：采购预算金额在1000万元以上；技术复杂；社会影响较大		评审小组由采购人代表和评审专家共3人以上单数组成，其中评审专家人数不得少于评审小组成员总数的2/3。达到公开招标数额标准的货物或服务采购项目，或达到招标规模标准的政府采购工程，评审小组应当由5人以上单数组成			组织具有相关经验的专业人员与供应商商定合理的成交价格并保证采购项目质量

采购方式 比较因素	公开 招标	邀请 招标	竞争性 磋商	竞争性 谈判	询价	单一 来源
供应商的报价	供应商一次报出不得更改的价格，必须公开唱标		供应商在规定时间内提交最后报价。在提交最后报价之前可根据磋商/谈判情况退出磋商/谈判	供应商一次报出不得更改的价格		商定合理的成交价格
评审办法	综合评分法、最低评标价法		综合评分法	根据符合采购需求、质量和服务相等且报价最低的原则确定成交供应商		保证采购质量，商定合理价格
确定供应商并发布结果公告	采购代理机构应当在评审结束后2个工作日内将评审报告送采购人。 　采购人应当自收到评审报告之日起5个工作日内，在评审报告确定的中标（成交）候选人名单中按顺序确定中标（成交）供应商。 　采购人或采购代理机构应当自中标（成交）供应商确定之日起2个工作日内，在省级以上财政部门指定的媒体上公告中标（成交）结果					—
公告期限	1个工作日					

第十一节 政府采购方式变更

一、变更的条件

达到公开招标数额标准的货物、服务项目，因特殊情况需要采用公开招标以外的采购方式，且符合法定的变更采购方式情形，采购人经报主管预算单位同意后，可依照政府采购法相关规定向财政部门提出变更申请。公开招标以外的其他采购方式，是指邀请招标、竞争性谈判、单一来源采购、询价以及财政部根据实际情况认定的其他采购方式。

二、变更的情形

采购方式的变更分为采购活动开始前和公开招标失败后两种情形。

1. 采购活动开始前

因涉及国家秘密或不可预见的紧急情况等，达到公开招标数额标准的货物、服务项目在采购活动开始前需要变更为公开招标以外的采购方式。

2. 公开招标失败后

（1）公开招标没有供应商投标或没有合格标的或重新招标未能成立，以及公开招标过程中提交投标文件或者经评审实质性响应招标文件要求的供应商只有两家，可以申请变更为竞争性谈判方式。

（2）符合单一来源采购的情况下，多次采购失败可以直接申请变更为单一来源采购方式。

① 只能从唯一供应商处采购的。

② 发生了不可预见的紧急情况不能从其他供应商处采购的。

③ 必须保证原有采购项目的一致性或者达到服务配套的要求，需要继续从原供应商处添购，且添购资金总额不超过原合同采购金额的百分之十。

三、变更申请

采购方式变更首先应该由采购人提出申请；其次要满足公开招标数额标准以上

的货物、服务项目并符合法定的变更采购方式情形，在采购文件条款合理、程序合法的基础上，经财政部门批准才可以变更采购方式。

采购方式的选用需谨慎，根据《政府采购法》第七十一条：采购人、采购代理机构有下列情形之一的，责令限期改正，给予警告，可以并处罚款，对直接负责的主管人员和其他直接责任人员，由其行政主管部门或者有关机关给予处分，并予通报：（一）应当采用公开招标方式而擅自采用其他方式采购的；（二）擅自提高采购标准的……

采购人申请采购方式变更应提交的材料，以湖北省财政部门的要求为例。

1. 采购活动开始前

（1）申请报告。报告应包含：采购人名称、采购项目名称、项目概况等基本情况说明；项目预算金额、预算批复文件或者资金来源证明；拟申请采用的采购方式和理由等内容。

（2）附件资料。

① 涉及国家秘密的，应当提供国家保密部门出具的本项目为涉密采购事项的证明文件。

② 采购事项为紧急需要，非采购人所能预见的原因或者非采购人拖延造成招标所需时间不能满足需要的，应当提供项目紧急原因的证明材料。

③ 属于《政府采购法》第三十一条第一项情形，且达到公开招标数额的货物、服务项目拟采用单一来源采购的，采购人应当提供在省级以上财政部门指定媒体上的公示材料。

2. 公开招标失败后

（1）申请报告。报告应包含：采购人名称、采购项目名称、项目概况等基本情况说明；项目预算金额、预算批复文件或者资金来源证明；拟申请采用的采购方式和理由；项目招标文件和招标过程是否有供应商质疑及质疑处理的情况说明等内容。

（2）附件资料。

① 采购代理机构对代理项目的执行情况说明。

② 采购人或其委托的采购代理机构在省级以上财政部门指定的媒体上发布的招标公告的证明材料。

③ 评标委员会或者3名以上评审专家出具的项目招标文件没有以不合理的条件

对供应商实行差别待遇或者歧视待遇的论证意见，其中应针对项目竞争性不足和唯一性出具具体的论证意见。

【案例】

H省兽药采购项目，由X局委托S采购代理机构组织公开招标。项目共分12个包，其中第3包共2家单位报名，第10包仅1家单位报名。采购代理机构于是发布公告将报名时间延长5个工作日，报名情况维持不变。至投标截止时间，除第3包和第10包外，其余10个包均有3家以上递交了投标（响应）文件，这10个包均正常完成了开标、评标工作。采购代理机构于是组织专家小组对采购文件进行了审查，专家出具意见如下：

（1）采购文件包括资格条件的设置、项目需求、评标办法等内容均不存在歧视性和倾向性条款。

（2）采购文件规定的各项技术要求均符合国家强制标准；采购文件无要求或者标明特定的供应商或产品的内容；采购文件不存在排斥潜在供应商的其他内容。

（3）该项目的政府采购程序符合《政府采购法》及《政府采购货物和服务招标投标管理办法》的相关规定。

建议采购人按照政府采购相关规定申请变更采购方式进行政府采购活动。

X局和S采购代理机构根据专家组建议，依据《政府采购非招标采购方式管理办法》第三十八条的规定，在H省政府采购网上发布了《拟选择采用单一来源采购方式公示》，在公示期间（5个工作日），未收到任何异议。经农业农村部"国家兽药基础信息查询系统"查询，第10包采购产品在国内仅1家公司生产。经查，第3包产品也仅W和T等2家公司生产。根据此情况，采购人依法向H省财政厅申请对第3包采用竞争性谈判采购、第10包采用实施单一来源采购。

H省财政厅在收到X局的变更采购方式申请后，作出批复如下。

按照《政府采购法》第三十一条"符合下列情形之一的货物或者服务，可以依照本法采用单一来源方式采购：（一）只能从唯一供应商处采购的……"、《政府采购货物和服务招标投标管理办法》第四十三条"公开招标数额标准以上的采购项目，投标截止后供应商不足 3 家……采购文件没有不合理条款、招标程序符合规定，需要采用其他采购方式采购的，采购人应当依法报财政部门批准"及《政府采购非招标采购方式管理办法》第二十七条"……公开招标的货物、服务采购项目，招标过程中提交投标文件或经评审实质性响应招标文件要求的供应商只有 2 家时，采购人、采购代理机构按照本办法第四条经本级财政部门批准后可以与该 2 家供应商进行竞争性谈判采购"的相关规定，同意该项目变更采购方式的申请，请你单位依法组织采购活动，严格执行政府采购程序。

第十二节 政府采购合同管理

一、政府采购合同的概念与特征

1. 政府采购合同的概念

合同，又称契约，是民事主体之间设立、变更、终止民事法律关系的协议。

政府采购合同是采购代理机构与采购人及中标（成交）供应商之间约定权利义务的重要法律文件。它与其他合同的最大区别在于：政府采购合同的拟定不仅要符合《民法典》的规定，而且要符合《政府采购法》《政府采购法实施条例》的规定；政府采购合同的拟定必须以采购文件（包括招标文件、竞争性谈判文件、竞争性磋商文件、询价采购文件等）为蓝本，不能脱离采购文件、中标人的投标文件及其澄清文件（若有）的基本原则与范围，不得对采购文件确定的事项和中标人的投标文件进行实质性的修改。

2. 政府采购合同的特征

政府采购合同既具有民事合同的属性，又具有行政合同的属性，它是指行政主体为了实现行政管理目的，而与公民、法人或其他组织就相互间的权利义务所达成的协议，它的一方为各级国家机关、事业单位、团体组织，其目的是开展日常政务活动或为公众提供公共服务的需要所进行的采购；政府采购合同属于双务、有偿合同，即指当事人双方相互之间存在对待给付义务，且当事人一方取得权利必须支付相应代价的合同。这个代价一般是指支付报酬或酬金，报酬或酬金属于财政性资金（财政性资金，是指纳入预算管理的资金）。

政府采购合同是国务院政府采购监督管理部门会同国务院有关部门规定必须具备的条款。医院政府采购合同在满足上述要求的同时，可结合医院内部招标采购管理等有关规定，根据医院实际情况，对合同进行适当细化、完善。

二、政府采购合同的拟定

政府采购项目主要分为货物、服务和工程等三大类。针对不同类别的政府采购项目，合同有着共性的要求，也有个性化的区别。

下面以江苏省××医院合同管理为例介绍相关内容。

1. 合同内容构成要素

（1）合同对象的名称或姓名、住所。

（2）标的（指货物、服务、工程项目等）。

（3）数量和质量标准。

（4）价款或酬金，以及支付方式。

（5）验收标准及验收方式。

（6）合同履行的期限、地点和方式。

（7）货物：包装、运输及售后要求；服务：服务标准、考核要求；工程：工程量清单、主材品牌等。

（8）违约责任、争议的解决方式。

（9）合同终止情形。

（10）其他根据法律规定或当事人一方要求必须具备的条款。

2. 各部门职责分工

（1）业务归口管理部门负责牵头，确定业务需求部门通过前期咨询、考察、论证确定项目图纸、技术参数、功能定位、采购清单、维保、考核等内容，必要时可邀请业界专家提供论证帮助。

（2）合同归口管理部门保证合同模板形式的完整性、构成内容要件的完备性。

（3）采购文件中合同文本的专项内容应由业务归口管理部门牵头、业务需求部门共同讨论制定并完善，尤其要充分考虑合同的管理边界、专项验收标准，以及质量问题、技术失误、纠纷事故的处置解决办法等管理要求。合同文本起草过程中，业务归口管理部门应主动向分管院领导汇报，达到院领导要求，对专项条款的严谨性、严密性负责。

采购文件附件的合同版本需经医院各部门会审、律师审核后对外发布。

3. 合同拟定的严谨性

合同归口管理部门采用采购文件中的合同模板，根据采购文件和供应商的投标（响应）文件草拟合同文本，并进行合同内部会审。会审过程中，如果发现采购文件中合同文本的描述存在局限或疏漏，以及发生的新情况、新问题等，应制定相关的完善条款，并全面体现在正式签订的合同文本之中。

参与的会审人员应在限期内（3个工作日内）对拟签订合同文本的采购内容、付款方式、验收标准、履约期限、技术参数、考核要求、维保售后等内容进行审核，提出修改意见或建议，并对合同内容负责。合同归口管理部门汇总意见，形成合同定稿版本。

三、政府采购合同的签订

1. 合同签订要求

医院对外签订合同，按照归口管理的原则，由合同归口管理部门牵头，依据采购文件约定的内容与中标（成交）供应商订立书面合同。《政府采购法》第四十六条明确规定，采购人与中标（成交）供应商应当在中标（成交）通知书发出之日起30日内，按照采购文件确定的事项签订政府采购合同。

采购文件要求中标（成交）供应商提交履约保证金的，中标（成交）供应商应当在合同订立前提交，由合同归口管理部门在合同会审时，告知业务归口管理部门，业务归口管理部门负责履约保证金的管理工作。

一般情况下，医院不得续签合同，合同到期后应由业务归口管理部门立项，合同归口管理部门报批、开展新一轮采购活动，根据新标准、新要求重新签订合同。各业务归口管理部门不得化整为零、以约定单价等形式规避重新采购。

2. 合同会签流程

合同归口管理部门、法务部、申请部门、业务归口管理部门、审计处负责人、律师审签合同会签流程单（详见表4-22），原则上各部门会签停留时间不超过3个工作日。

表 4-22 合同会签流程单

合同签订依据	
合同内容	
合同签订对象	
合同金额（元）	
合同归口管理部门审签	
法务部审签	
申请部门审签	
业务归口管理部门审签	
业务归口管理部门分管院领导审签	
审计处审签	
审计处分管领导审签	
律师审签	
合同归口管理部门分管院领导审签	

注：10 万元以上的项目合同签订提交院长办公会审议，30 万元及以上的项目合同签订应报党委会审议（根据各医院"三重一大"要求）。

3. 合同签订

合同签订人应是按照规定取得授权的医院代表，一般为医院法定代表人或分管院领导，以及合同归口管理部门负责人。合同分级授权的金额可结合各医院的工作实际制定，以下规定仅供参考。

（1）合同标的金额在 30 万元以下的采购项目，由合同归口管理部门负责人代表医院签订合同。

（2）合同标的金额在 30 万元及以上的采购项目，由合同归口管理部门分管院领导代表医院签订合同，同时需经医院聘请的律师或法务部会签。

（3）合同标的金额在 100 万元及以上的采购项目，由医院法定代表人代表医院签订合同，同时需经医院聘请的律师或法务部会签。

除依照上述权限签订合同、协议外，其他任何科室、任何个人不得代表医院对外签订合同、协议，否则将视情况追究违规者责任，并进行诫勉谈话。

4. 合同用章管理

（1）医院应建立合同用章审议制度。如 10 万元及以上的采购项目提交院长办公会审议、30万元及以上的采购项目报党委会审议。审议前，由合同归口管理部门梳理、汇总报分管院领导。

（2）审计处负责合同用章统一管理，未履行合同会签流程单审批手续的不得加盖合同章，盖章时应按照审计处要求进行登记、扫描留存。

四、合同备案与公告

《政府采购法》第四十七条规定，政府采购项目的采购合同自签订之日起7个工作日内，采购人应当将合同副本报同级政府采购监督管理部门和有关部门备案。

合同一般要求不少于一式陆份，其中医院合同归口管理部门、业务归口管理部门、审计处各一份，中标（成交）供应商、见证方及财政监管部门各执一份。每年末医院合同归口管理部门将汇总合同一份交医院档案室保管。

医院应当自政府采购合同签订之日起2个工作日内，将政府采购合同在省级以上人民政府财政部门指定的媒体上公告，但政府采购合同中涉及国家秘密、商业秘密的内容除外。

五、合同变更与补充

合同文本中有关中标标的、数量、质量、规格、型号、价款或报酬、履行期限、履行地点、履行方式、违约责任和解决争议方法等内容不得作实质性变更（发生不可抗力、情势变更或意外事件并经当事人协商一致的情况除外）。

合同文本中有关质量、价款或报酬、履行地点等内容没有约定或约定不明确的事项，可签署补充协议执行。《政府采购法》第四十九条规定，政府采购合同履行中，采购人需追加与合同标的相同的货物、工程或者服务的，在不改变合同其他条款的前提下，可以与供应商协商签订补充合同，但所有补充合同的采购金额不得超过原合同采购金额的百分之十。

六、合同终止

合同的双方当事人不得擅自中止或终止合同。合同继续履行将损害国家利益和社会公共利益的，双方当事人应当变更、中止或终止合同。有过错的一方应当承担赔偿责任；双方都有过错的，各自承担相应的责任。

1. 终止情形

双方协商一致，可以按合同约定的终止条款解除合同。通常合同终止情形有以下几种。

（1）合同履行完毕、权利义务关系消灭的。

（2）国家法律、法规、条例进行调整，禁止本合同延续的，或者合同一方被国家执法机关处罚、查封关闭的。

（3）一方严重违约（如乙方逾期供货、质量低下导致甲方使用中存在安全风险，以及可能造成甲方其他严重后果）的。

（4）发生严重纠纷、事故，影响医疗秩序的或存在严重纠纷、医疗事故隐患的，以及其他严重影响医院声誉情况的。

（5）其他国家法律、法规规定的或经双方共同认可的其他可终止合同的情况。

2. 终止流程

一方依法主张解除合同的，应当书面通知对方。合同自通知到达对方时解除，对方对解除合同有异议的，任何一方当事人均可以请求人民法院确认解除行为的效力；一方未通知对方，直接以提起诉讼的方式依法主张解除合同，人民法院确认该主张的，合同自起诉状副本送达对方时解除。

3. 终止执行

合同解除后，尚未履行的，终止履行；已经履行的，根据履行情况和合同性质，当事人可以请求恢复原状或采取其他补救措施，并有权请求赔偿损失。

合同因违约解除的，解除权人可以请求违约方承担违约责任，但是当事人另有约定的除外。

合同的权利义务关系终止，不影响合同中结算和清理条款的效力。

七、合同执行管理

1. 评价与监管

业务归口管理部门负责人为合同执行第一责任人，需明确本科室合同专管员，配合合同归口管理部门完成本部门合同执行情况调查、到期提醒反馈等合同管理工作。业务归口管理部门负责本部门合同归口的执行、评价和监督管理，并对执行情况进行成效评价总结，与本部门合同共同留档管理。

业务归口管理部门合同执行、评价和监管明细如表 4-23 所示。

表 4-23 业务归口管理部门合同执行、评价和监管明细表

序号	业务归口管理部门	负责执行、评价和监管合同的明细
1	临床医学工程部	医疗设备及医用耗材采购、维保、计量、医学检测外送服务，涉及医用耗材的场地出租等项目
2	总务处	基建工程、水电气运维、物业管理、场地租借、食堂经营等项目
3	信息部	医院信息化硬件、软件及相关服务等项目
4	药学部	药品采购、药店租赁、GCP 与一期临床试验等项目
5	人力资源部	人力资源及相关服务、新入职员工拓展训练等项目
6	保卫处	保安、消防、安防等
7	公共事业发展部	医院宣传、标识制作等
8	宣传统战处	演播室、微信代运营等
9	护理部	护理人员劳务外包服务等
10	健康管理中心	体检服务等
11	医院办公室	医院史馆、医院相关杂志出版、车辆租借、网站维护等
12	科教部	图书馆、技能培训等
13	工会	职工福利、劳保用品等
14	医务部	放射诊断设备环评卫评、脑卒中心、区域共建、医疗保险等
15	规划财务部	绩效系统、债券、收入组织等与财务相关的服务
16	集团项目合作与效能督查部	集团及医联体成员单位之间的项目合作
17	合同归口管理部门	招标代理服务相关合同
18	党办	党务工作相关项目
19	行风办	患者满意度测评类第三方测评服务项目等项目
20	纪检监察室	廉政建设等

2. 合同到期管理

合同归口管理部门每月梳理合同到期情况，提前 6 个月提醒相关业务归口管理部门。合同到期前 6 个月，合同归口管理部门将提醒信息发送至业务归口管理部门负责人与合同专管员，业务归口管理部门应于收到到期提醒之日起 5 个工作日内给

予反馈，立即准备下一阶段的工作。

业务归口管理部门应关注本部门合同的执行情况，有合同管理软件系统的医院可以通过系统实时查看即将到期的合同，配合合同归口管理部门做好合同的衔接工作。

3. 合同跟踪管理

合同跟踪管理是指合同自签订之日起，使用科室与业务归口管理部门立即着手行使合同权利、履行合同义务，如验证货物、服务的合规性、有效性、符合性，付款申请（或催收应收款），定期开展设备效益、科研、技术分析，对不达标事项追究责任等。

业务归口管理部门应建立本部门合同管理台账，详细记录本部门合同的执行关键要点，如到货时间、已付款金额、验收合格时间等。同时，应如实填写合同管理系统中合同执行情况调查表，实时掌握本部门合同的执行情况，及时修正、整改未能按约定执行的内容，保障医院权利得以全部主张和实施。

合同跟踪管理必须制度化、常态化，做到动态提示、实时反映现状。各部门跟踪管理的内容和要求有所区别，由合同归口管理部门牵头，涉及部门应全力配合、监督，具体要求如下。

（1）合同归口管理部门跟踪管理。

① 牵头负责合同签订、合同信息登记管理。

② 负责合同款项支付审核管理。

③ 常态化梳理合同执行情况，每季度针对未到期的合同执行情况进行调研，督促业务归口管理部门终止合同，或者做好下一轮采购工作准备，不断提升合同管理的信息化水平和共享水平。

④ 对业务归口管理部门的合同执行情况进行汇总、评价、考核，提出奖惩建议。

⑤ 督查不使用合同章、未授权主体签订合同等情况，协同纪检监察、审计处进行考核问责。

（2）法务部跟踪管理。法务部对合同的合法性承担审查责任，对合同执行过程中出现的问题、纠纷、诉讼等事宜提供法律支撑，代理相关诉讼，维护医院合同权益。

（3）业务归口管理部门跟踪管理。

① 会同使用科室及相关部门对项目组织验收，并在验收报告上签署验收意见。

② 负责项目日常工况、执行情况和效果的督查、评价工作，进行（科研、技术）效益评价，对合同执行难题不得擅自变更合同条款，应报合同归口管理部门协调解决。

③ 对中标（成交）供应商进行考核管理。

④ 不断提升信息化支撑能力。

（4）审计处跟踪管理（额度可按照各医院授权采购情况的不同设定）。审计处对业务归口管理部门开展合同执行成效评价审计，对 50 万元及以上的设备正常年度使用中的效益审计数量每月不少于 2 台；对 100 万元及以上的设备报废时必须提供经审计处确认的使用效益分析报告。条件成熟、信息化支撑到位时进一步扩展相应范围。

第十三节　政府采购履约验收

依法加强政府采购履约验收管理，是深化政府采购制度改革、提高政府采购效率和质量的重要保证。严格规范开展履约验收是加强政府采购结果管理的重要举措，是保证采购质量、开展绩效评价、形成闭环管理的重要环节，对实现采购与预算、资产及财务等管理工作协调联动具有重要意义。采购人要充分认识政府采购履约验收管理的重要性和必要性，切实加强政府采购活动的结果管理。

一、履约验收相关法律法规

1. 《政府采购法》

第四十一条：采购人或其委托的采购代理机构应当组织对供应商履约的验收。大型或复杂的政府采购项目，应当邀请国家认可的质量检测机构参加验收工作。验收方成员应当在验收书上签字，并承担相应的法律责任。

第六十一条：集中采购机构应当建立健全内部监督管理制度。采购活动的决策和执行程序应当明确，并相互监督、相互制约。经办采购的人员与负责采购合同审核、验收人员的职责权限应当明确，并相互分离。

2.《政府采购法实施条例》

第四十五条：采购人或采购代理机构应当按照政府采购合同规定的技术、服务、安全标准组织对供应商履约情况进行验收，并出具验收书。验收书应当包括每一项技术、服务、安全标准的履约情况。

3.《政府采购非招标采购方式管理办法》

第二十四条：采购人或采购代理机构应当按照采购合同规定的技术、服务等要求组织对供应商履约的验收，并出具验收书。验收书应当包括每一项技术、服务等要求的履约情况。大型或复杂的项目，应当邀请国家认可的质量检测机构参加验收。验收方成员应当在验收书上签字，并承担相应的法律责任。

4.《政府采购货物和服务招标投标管理办法》

第七十四条：采购人应当及时对采购项目进行验收。采购人可以邀请参加本项目的其他投标人或第三方机构参与验收。参与验收的投标人或第三方机构的意见作为验收书的参考资料一并存档。

5.《财政部关于进一步加强政府采购需求和履约验收管理的指导意见》

采购人应当依法组织履约验收工作。采购人应当根据采购项目的具体情况，自行组织项目验收或者委托采购代理机构验收。采购人委托采购代理机构进行履约验收的，应当对验收结果进行书面确认。

6.《政府采购需求管理办法》

第二十四条：履约验收方案要明确履约验收的主体、时间、方式、程序、内容和验收标准等事项。采购人、采购代理机构可以邀请参加本项目的其他供应商或第三方专业机构及专家参与验收，相关验收意见作为验收的参考资料。政府向社会公众提供的公共服务项目，验收时应当邀请服务对象参与并出具意见，验收结果应当向社会公告。

二、履约验收当事人及其责任

1. 采购人

采购人是履约验收工作的责任主体。采购人应当切实做好履约验收工作，完善内部机制、强化内部监督、细化内部流程，把履约验收嵌入本单位内控管理流程，加强相关工作的组织、人员保障和经费保障。

2. 采购代理机构

采购代理机构可根据采购人的委托在规定的时间内及时组织采购人与中标（成交）供应商签订政府采购合同，及时协助采购人对供应商的履约情况进行验收，并出具验收书。协调解决项目验收中出现的问题，及时向采购人反映履约异常情形及供应商违约失信行为等。

3. 供应商

应当按照合同约定通知采购人或采购人委托的采购代理机构对采购项目进行验收。供应商应当提供项目验收相关的技术资料、合格证明、检测报告以及验收所必须具备的其他材料，协助采购人或其委托的采购代理机构开展验收。

4. 验收小组

应按照合同约定进行验收，不得私自简化验收程序、改变验收标准，降低验收等级。对有争议的事项，按照少数服从多数原则得出结论，客观、公正、独立地签署验收意见。签署不予通过意见的，要说明理由，否则视为同意。做好验收记录，在验收报告中详细列明有关情况。发现问题，及时以书面形式通知采购人。

5. 财政部门

依法履行对政府采购履约验收活动的监督管理职责，建立完善履约验收监管体系，指导和督促采购人严格履行验收义务，依法开展履约验收专项检查，查处违法违规行为。

三、履约验收时间

1. 货物类

按照合同约定的货物交付时间验收。

2. 服务类

履行周期较长，根据项目特点对服务期内的服务实施情况进行分期考核，结合考核情况和服务效果进行验收。

3. 工程类

全过程跟进。

四、履约验收方式

政府采购合同履约验收工作实行采购人自行验收、组织专家参与验收、邀请第三方专业机构验收、邀请未中标供应商验收等四种方式。采购人和使用人分离的采购项目，应当邀请实际使用人参与验收。

1. 采购人自行验收

政府采购中，对于采购金额较小或货物技术参数、规格型号较为简单明确的产品，可由采购单位自行组织验收人员（直接参与该项政府采购的主要责任人不得作为验收主要负责人）共同负责验收。（自行验收政府采购项目由采购单位代表及相关技术人员等组成 3 人以上单数的验收小组，组织验收。）

2. 组织专家参与验收

对一些技术需求相对复杂的项目，政府采购合同的质量验收，可以邀请专业评委进行验收，并出具相应的验收报告。建议由采购单位代表及专家等组成 5 人以上单数（相关专业人员人数不得少于验收小组人员总数的 2/3）的验收小组，组织验收。

3. 邀请第三方专业机构验收

金额较大或技术复杂的政府采购项目，建议邀请国家认可的质量、技术检测机构参加验收工作，但不属于质量、技术检测机构检测范围的除外。中标（成交）金额大的采购项目，政府向社会公众提供的公共服务项目，采购人和实际使用人或受益者分离、有质疑投诉举报的采购项目，可邀请采购代理机构参加验收工作。相关验收意见作为验收书的参考资料。

4. 邀请未中标供应商验收

未中标供应商对采购文件的具体要求、产品的具体需求有详细的了解，且多数具有一定的专业知识，对行业情况也比较熟悉，可以进行有效监督。相关验收意见作为验收书的参考资料。

五、履约验收要求

（1）依据政府采购合同以及相关的法律法规进行验收。

（2）验收内容要包括每一项技术和商务要求的履约情况，验收标准要包括所有客观、量化指标。不能明确客观标准、涉及主观判断的，可以通过在采购人、使用人中开展问卷调查等方式，转化为客观、量化的验收标准。

（3）分期实施的采购项目，应当结合分期考核的情况，明确分期验收要求。

（4）技术复杂、社会影响较大的货物类项目可以根据需要设置出厂检验、到货检验、安装调试检验、配套服务检验等多重验收环节。

（5）工程类项目应当按照行业管理部门规定的标准、方法和内容进行验收。

（6）服务类项目可根据项目特点对服务期内的服务实施情况进行分期考核，结合考核情况和服务效果进行验收。

（7）政府采购履约验收应接受社会监督。

【小贴士】

货物类、服务类项目验收注意事项

一、货物类项目验收

货物类项目验收包括出厂检验、开箱检验、安装、调试、技术验收。实施主体包括采购人、供应商等。

1. 出厂检验

根据采购项目的特点，可以设置出厂检验。设置出厂检验的，采购人、采购代理机构应在采购合同中载明。出厂检验应注意以下事项：

（1）出厂验收在设备制造商工厂进行的，采购人派人参加出厂验收全过程。

（2）出厂验收用的检测设备和相关装置由供应商提供。

（3）出厂验收的内容由采购合同约定。

（4）出厂验收合格后需采购人、供应商双方签字确认；采购合同约定由国家认可的质量检测机构检测的出厂验收内容，质量检测机构需出具检测报告，出厂验收合格后需由质量检测机构、采购人、供应商三方签字确认。

（5）由于供应商或制造商等原因，设备未能按时通过出厂验收而需重新组织出厂验收的一切费用由供应商承担。

（6）出厂验收完成后，需经双方代表签署出厂验收报告，确认设备达到发货状态，供应商方可包装、发货；如果出厂验收报告内容包含整改项目，需完成全部整改内容并经采购人确认后才能包装、发货。

2. 开箱检验

开箱检验，是指合同设备交付后检查其外包装是否完好无损，合同设备数量是否与合同标注的数量一致，文档资料是否齐全。

（1）合同设备交付后，采购人和供应商应按合同约定进行开箱检验。

（2）在开箱检验中，如发现合同设备的短缺、损坏或其他与合同约定不符的情形，供应商应采取补齐、更换及其他补救措施直至开箱检验合格。

（3）如果合同条款约定由第三方检测机构对合同设备进行开箱检验或在开箱检验过程中另行约定由第三方检验的，则第三方检测机构的检验结果对采购人和供应商均具有约束力。

（4）开箱检验结束后，验收双方应共同签署开箱检验验收书，开箱检验验收书应列明合同设备数量、文档资料、外观等开箱检验的验收情况及评价意见。

3. 安装、调试

（1）开箱检验完成后，供应商应按合同约定对合同设备进行安装、调试，以使其具备技术验收的状态。

（2）采购人和供应商应对合同设备的安装、调试情况共同及时进行记录。

4. 技术验收

技术验收，是指合同设备在安装、调试完成后，采购人按照采购合同规定的技术、服务、安全标准，对供应商的履约情况进行确认的验收方式。

（1）合同设备在安装、调试完成后，采购人按照采购合同的约定进行技术验收。

（2）合同设备在进行技术验收时，不符合采购合同规定的技术、服务、安全标准，供应商应在双方同意的期限内采取措施消除合同设备中存在的缺陷，并在缺陷消除以后，再次进行技术验收直至符合采购合同规定。

（3）设备不符合采购合同规定，技术验收不合格的，采购人和供应商应就采购合同的后续履行进行协商，协商不成的，采购人有权解除合同。

（4）如果采购合同约定由第三方检测机构对合同设备进行技术验收或在技术验收过程中另行约定由第三方检验的，则第三方检测机构的检验结果对采购人和供应商均具有约束力。

（5）技术验收结束后，验收双方应共同签署技术验收书，技术验收书应列明合同设备的技术、服务、安全标准等技术验收的验收情况及项目总体评价意见。

二、服务类项目

可根据项目特点对服务期内的服务实施情况进行分期考核，并结合考核情况和服务效果进行验收。

属于提供过程服务的，如物业管理采购项目，应根据采购合同规定的评价考核标准，对供应商服务期内的服务实施情况进行分期考核，结合考核情况和服务效果进行验收；属于交付成果的，如设计、规划采购项目，应根据采购合同规定，对供应商的交付成果按采购文件的验收标准进行验收。

六、履约验收程序

政府采购项目无论金额大小，都要进行履约验收。政府采购货物、服务类项目的履约验收程序参考如下。

1. 成立验收小组

采购人及其委托的采购代理机构开展政府采购履约验收应当成立验收小组，指定负责验收小组工作的直接负责人。验收小组建议由熟悉政府采购项目采购需求、技术需要的人员单数组成，其中相关专业技术人员人数不得少于验收小组人员总数的2/3。对于采购人和使用人分离的采购项目，建议邀请实际使用人作为验收小组人员参与验收。验收小组代表验收方履行验收工作职责。

2. 制定验收方案

验收小组应当根据政府采购项目的具体情况，制定详细的采购项目验收工作方案。验收小组人员应当在实施验收前掌握采购项目采购需求、验收清单和标准、政府采购合同约定的权利义务，并完成其他准备工作。

3. 实施验收

验收小组应当在验收时，按照采购合同的约定对每一项技术、服务、安全标准的履约情况进行确认。每个验收小组人员必须做好验收记录。验收记录要准确、详细记载采购项目重要事项的履约情况。政府采购履约验收书参考模板如表 4-24 所示。

表 4-24　政府采购履约验收书参考模板

一、验收方案			
1. 项目基本情况			
采购人名称		供应商名称	
项目名称		合同编号	
合同签订时间		合同规定验收时间	
项目类型	□货物/□服务	合同金额	
2. 验收方式			
验收组织方式	□自行组织/□委托代理	采购代理机构名称	
验收方式	□单位内部验收　□专家评审会　□其他		
验收程序	□一次性验收　□分段验收　□分期验收　□其他		
3. 验收人员组成			
邀请验收对象	□采购代理机构　　　　　□服务对象 □参加本项目的其他供应商　□专家 □第三方专业机构　　　　□其他 编制说明：相关验收意见作为验收的参考资料。		
大型或复杂项目	参与验收的检测机构名称	邀请本项目的其他供应商	参与验收的供应商名称
向社会公众提供的公共服务项目方式	参与验收的服务对象	采购人、使用人分离项目	参与验收的使用单位名称

验收小组 总人数		专业技术 人员人数	实际使用人 人数（如有）		其他验 收人员 数量	
验收人员姓名	工作单位	职称（专业）		联系方式		备注

4. 验收主要指标和标准						
序号	采购品目名称	数量	型号、规格、 标准及配置 （或服务内容、标准）	计量 单位	单价	金额
合计大写金额（单位：元）：						

5. 验收风险防控	
风险防控	是否需要进行风险判断，提出应对措施和替代方案： □是　□否 编制说明：若选是，需填写以下内容；若选否，可删除以下内容。 对于《政府采购需求管理办法》第十一条规定的采购项目，要研究采购过程和合同履行过程，判断风险发生的环节、可能性、影响程度和管控责任，提出有针对性的应对措施和替代方案。

风险防控	国家政策变化应对措施	
	实施环境变化应对措施	
	重大技术变化应对措施	
	预算项目调整应对措施	
	因质疑投诉影响 采购进度应对措施	
	采购失败应对措施	
	不按规定签订合同应对措施	
	不按规定履行合同应对措施	
	出现损害国家利益和社会公共 利益情形应对措施	
	其他情况应对措施	

二、验收情况				
分期情况	共分　期， 此为第　期验收	分段情况	共分　段， 此为　　段	
第三方参考情况说明	评价对象	评价结果	理由	签字
	检测机构	□合格 □不合格		
	其他供应商	□合格 □不合格		
	服务对象	□合格 □不合格		

	评价内容	评价结果	理由	评价内容	理由	签字
货物类验收内容及验收情况	货物清单	□合格 □不合格		品牌、型号、规格、数量及外观质量		
	技术、性能指标	□合格 □不合格		运行状况及安装调试		
	质量证明文件	□合格 □不合格		售后服务承诺		
	安全标准	□合格 □不合格		合同履约时间、地点、方式		
服务类验收内容及结果	服务质量	□合格 □不合格		服务进度		
	人员、设备配备情况	□合格 □不合格		安全标准		
三、验收结论						
存在问题和改进意见						

续表

验收小组意见	验收结论性意见： □合格 □不合格 其他需要说明的事项：	
	有异议的意见和说明理由： 签字：	
验收小组人员签字：		
采购人意见： 经办人： 负责人： （盖章） 年 月 日		供应商确认： 供应商盖章或授权代表签字： 联系电话： 年 月 日

4. 出具验收报告

验收小组完成验收后，应当出具验收报告。验收报告的内容应包括：实施验收过程基本情况陈述，供应商每一项技术、服务、安全标准等履约情况，与政府采购合同约定的权利义务比较情况，验收结论性意见。验收小组成员的个人验收记录和个人验收意见应作为验收报告附件。

验收小组成员应在验收报告上签字确认，对验收报告内容负责。有不同意见的，应当写明并说明理由。签字但不写明不同意见或不说明理由的，视同无意见。拒不签字又不另行书面说明其不同意见和理由的，视同同意验收结果。

5. 验收不合格的处理

履约验收不合格的，采购人应当依法及时处理。

6. 档案保存

履约验收完成后，采购人应当将所有纸质验收资料作为采购项目档案妥善保管，保存期为验收结束之日起至少 15 年。

七、履约验收流程图

以四川省××医院履约验收流程为例，如图 4-10 所示。

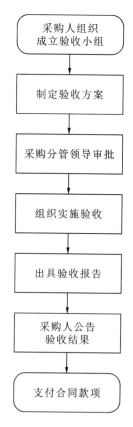

图 4-10　履约验收流程图

第十四节 政府采购资金支付

一、相关规定

采购人应当按照政府采购合同的规定，及时向中标（成交）供应商支付采购资金。政府采购项目资金支付程序，按照国家有关财政资金支付管理的规定执行。

《关于切实加强地方预算执行和财政资金安全管理有关事宜的通知》（财库〔2019〕49号）指出，各地财政部门和预算单位要严格执行预算管理和国库集中支付管理有关规定，除法律法规另有规定外，不得在无预算安排或不符合暂付款项管理规定的情况下支付资金，严禁依据不符合法律法规规定的合同或协议支付资金。

二、支付方式

政府采购资金支付方式包括：财政授权支付和采购人自行支付。

财政授权支付，是指采购人根据省财政厅的授权，向代理银行签发支付指令，代理银行根据支付指令，在各级财政部门批准的用款额度内，通过国库单一账户体系将资金支付到收款人账户。

采购人自行支付，是指采购人按照本单位财务管理的规定和程序进行支付。

使用纳入政府采购预算资金的政府采购项目，通过财政授权支付方式进行支付；使用未纳入政府采购预算资金的政府采购项目，由采购人自行支付。

医院采购货物、工程、服务支付中小企业款项时，应当严格遵守《保障中小企业款项支付条例》。

三、工作流程

各省、自治区、直辖市关于政府采购资金支付都有各自的工作流程。一般情况下，采购人先将政府采购合同信息录入政府采购管理信息系统，政府采购管理信息系统将根据合同信息自动生成政府采购资金支付申请。然后，采购人要按照合同的约定及时在政府采购管理信息系统中提交政府采购资金支付申请，各级财政部门在审核合同信息、中标（成交）通知书、验收报告、预算指标等相关文件后予以确认并下达支付指令。

下面将以湖北省××医院政府采购资金支付方式为例。

1. 资金支付前的审核

资金支付前，经办会计人员需严格审核采购业务的审批流程是否按照初审、复核、主管领导审核等规定程序，并全面审核各类请款凭证及其附件的真实性、合法性等所有要素，确认无误后交由出纳发起资金支付流程。

2. 资金支付流程

（1）财政资金通过湖北省国库集中支付。

湖北省国库集中支付流程如图 4-11 所示。湖北省国库集中支付，必须使用湖北省政府采购管理系统和湖北省预算管理一体化系统在财政专线网络环境下进行操作。

（2）医院自有资金支付或与财政资金相配套的医院自有资金。

根据医院自身的财务管理制度、内部控制制度、资金审批制度等完成资金流审批流程后，通过医院实有资金账户直接进行付款。医院自有资金支付流程如图 4-12 所示。

具备银企直联功能的医院可在资金流审批完成后直接发起付款，不具备银企直联功能的医院需通过代理银行的网上银行按规定审核后转账付款。

支付资金后，代理银行将向医院发送国库集中支付凭证回单，作为医院会计核算的依据。

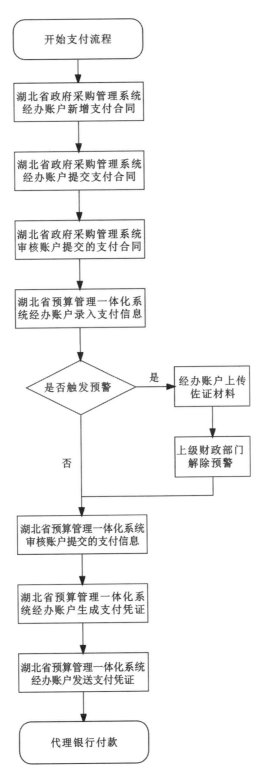

图 4-11　湖北省国库集中支付流程图

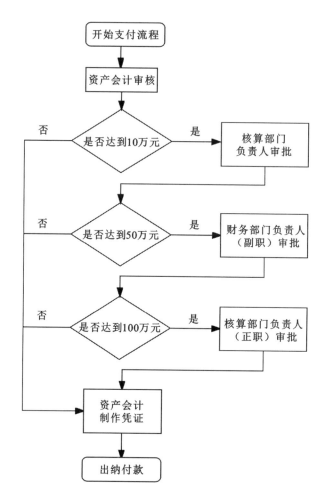

图 4-12　医院自有资金支付流程图

第十五节　政府采购档案管理

一、采购档案管理的意义

采购管理强调全流程管理、闭环管理和痕迹管理，良好的采购档案管理既能为各级各类检查提供便利，又能建立采购项目数据库，进一步规范采购行为、提高资金使用效益，其重要性不言而喻。

采购档案作为采购全过程的详细、真实记录，是保障采购公平、公正、公开的重要手段，主要包括采购活动记录、采购预算、采购文件、投标文件、评审标准、评估报告、定标文件、合同文本、验收证明、质疑答复、投诉处理决定及其他有关文件、资料。

二、采购档案管理的原则

1. 完整性

要保证采购档案的完整性。残缺不全的采购档案会大大削弱档案具备的资料功能，为后续查询设置障碍。因此，档案管理的基本原则是保障档案的完整性，严格按照《政府采购法》等相关法律法规收集、整理、装订必需的各种存档材料。

2. 真实性

采购档案必须客观、真实地反映采购的全过程，不得伪造、变造档案内容，关键内容不得涂改、调换、遗失，以保障公平、公正、公开的采购原则。

3. 条理性

医院应该按照《政府采购法》《档案法》等国家的有关法律法规，结合采购工作实际情况，制定采购档案的收集整理、立卷归档、保管借阅等标准化流程及明确的管理制度，使档案管理的每个环节落实到各岗位，切实做到所有环节都有章可循。同时，在实际应用中，应不断地完善采购档案管理制度，满足新形势下采购档案管理工作的需求，提高采购档案管理的工作效率。

4. 便捷性

医院采购活动涉及多个部门，项目数量多、需要存档的采购档案数量也众多。因此，建立档案信息化等先进的采购档案存储模式能够提升采购活动的工作效率、提高档案的使用价值、减轻档案管理者的劳动强度、节省保管成本。针对现阶段大力推动的电子化政府采购活动的实际情况，政府采购电子招标和远程评标也显得越来越重要，许多数据通过网络来实现传输、储存，建立采购档案信息化势在必行，消除堆积如山的纸质文件，真正实现低碳环保。

5. 保密性

采购档案不得随意借出，相关资料信息应按照国家法律法规的要求严格保密。应设置专职档案管理人员，严格管理档案借还审批制度，按审批程序借阅采购档案的人员对采购档案内容有保密义务。对超过保存期限的采购档案，要有严格的销毁程序，经批准后统一由专人在指定地点销毁。

三、政府采购档案规范化管理

医院采购管理模式可分为两类，不同采购管理模式下采购档案管理的方式与职责也有所不同。

传统管理模式下，医院全部采购活动由业务归口管理部门负责组织实施。因此，业务归口管理部门负责采购项目前期调研、采购需求编制、采购活动组织与实施、签订合同、项目后期履约验收等采购全流程的档案管理。

采管分离模式下，采购归口管理部门与业务归口管理部门各司其职，采购归口管理部门负责采购活动组织与实施环节的档案管理，业务归口管理部门负责项目前期调研及后期合同签订、履约验收等阶段资料的档案管理。

下面以湖北省××医院为例，详细介绍采管分离模式下如何规范档案管理。

1. 采购归口管理部门档案管理

（1）档案组成。

① 纸质档案：院内自行采购项目资料档案、委托采购代理机构项目资料档案。

② 电子档案：重大项目、应急采购项目的全过程视频、音频资料。

（2）归档范围（以 2022 年度为基准年度举例）。

① 本年度委托并完成的采购项目。

例如："××医疗设备采购项目"2022 年 6 月立项，2022 年 8 月完结。该项目纳入 2022 年度资料归档范围。

② 本年度委托，后被取消的采购项目。

采购项目进入招投标程序后被取消，也应进行资料汇编，并纳入委托本年度资料归档范围。档案盒外侧竖签上标注为已取消项目。

例如："××仪"2022 年 3 月立项，2022 年 5 月进入招投标程序后被取消。该项目应进行资料汇编，并纳入 2022 年度资料归档范围。档案盒外侧竖签上项目名称标注为"××仪（已取消项目）"。

（3）归档。

归档工作包括：归集整理、装订成册、贴标装盒、上架存档。

为保证档案的规范与完整，可以实行采购项目档案"三查制"：采购代理机构依据采购归口管理部门制定的"采购项目资料自查要点清单"对照自查。

2. 业务归口管理部门档案管理

以货物类采购（医学装备）为例。

（1）档案组成。

医学装备档案包含：医疗设备采购档案、医疗设备技术档案、医用耗材档案等。

（2）归档。

医学装备档案归档包含：收集、整理、组卷、编号、装订、保存等。

① 医疗设备采购档案目录。

a. 申购审批资料：立项批复、购置申请。

b. 采购资料：技术参数、开标一览表、中标通知书、合同与配置清单、审计意见书、验收与培训记录。

c. 设备资质：医疗器械注册证和登记表/注册备案凭证；甲乙类大型医疗设备配置证、放射诊疗设备控评报告书、消毒产品卫生许可证等；合格证、使用说明书（由使用科室保存）。

d. 生产商资质：医疗器械生产许可证/生产备案凭证、营业执照（无统一社会信用代码的，需有税务登记证、组织机构代码证）。

e. 代理商资质：授权书、医疗器械经营许可证/经营备案凭证、营业执照（无统一社会信用代码的，需有税务登记证、组织机构代码证）；多级代理的，应依次准备材料。

f. 物流与商检资料：海关证明、运单、装箱单、冷链保存记录、商检报告等。

g. 计量设备检测报告、压力容器使用登记证等，应分类集中存档。

h. 采购合同。

i. 验收材料：配送单、验收申请、验收报告、专家意见等。

② 医疗设备技术档案目录。

a. 科室维修档案（设备维修记录、送审表、商务洽谈记录、审计意见书、报价单或维修合同、维修服务资质）。

b. 大型医疗设备维护保养记录（放射类、放疗类、超声类、检验类等，单台价值超过100万元设备的保养记录）。

c. 设备巡查记录（病房设备年度巡查记录、大型医疗设备年度巡查记录、空气消毒设备巡查记录等）。

d. 质量控制档案（年度质量控制计划、质量控制记录）。

e. 报废设备档案。

③ 医用耗材档案目录。

a. 申购审批资料：新进医用耗材申请表、继续使用医用耗材申请表、临时购进医用耗材申请表、专机专用医用耗材申请表、单价 5000 元以下手术器械申请表。

b. 采购资料：审计意见书、承诺书、合同。

c. 耗材资质：医疗器械注册证和登记表/注册备案凭证、产品说明书。

d. 生产商资质：医疗器械生产许可证/生产备案凭证、营业执照（无统一社会信用代码的，需有税务登记证、组织机构代码证）。

e. 代理商资质：授权书、医疗器械经营许可证/经营备案凭证、营业执照（无统一社会信用代码的，需有税务登记证、组织机构代码证）；多级代理的，应依次准备材料。

f. 物流资料：冷链保存记录。

凡属归档范围的文件资料，均由各代理商提供并更新，档案管理员需对过程进行督促与监管。

3. 档案保存管理要求

（1）基本要求。

① 档案实行专人专管。

② 档案管理员应确保档案安全保密、存放有序、查阅方便。

③ 档案管理员调离工作时，应严格办理档案交接手续。

（2）保存期限。

采购项目资料档案（含纸质版、电子版）从采购结束之日起至少保存 15 年。

4. 档案查/借阅管理制度

（1）采购项目档案属医院机密，未经许可，不得外借。

（2）查/借阅档案要经部门负责人批准，办理登记手续后方能查/借阅。

（3）查/借阅档案时，需在档案管理员的陪同下，在指定地点完成。

（4）不得任意转借或复印、不得拆封、不得损污档案资料。

（5）归还档案时，确保档案资料完整无损。

第五章
政府采购询问、质疑与投诉处理

第一节　政府采购询问、质疑

一、询问、质疑的定义

询问，是指供应商对政府采购活动事项有疑问，向采购人或采购代理机构提出问询的行为。

质疑，是指政府采购活动中，供应商认为自己的合法权益受到损害，以书面形式向采购人或采购代理机构提出疑问主张权利的行为。

二、质疑的分类

质疑与投诉是公共采购领域供应商在认为自身合法权益遭受损害时寻求权利救济的重要途径，是采购人接受市场主体监督，提升采购质效的重要方式，更是国家净化营商环境，营造"亲清"政商关系，打造法治政府的题中之意。

1. 按质疑内容分类

按照质疑内容进行分类，质疑可分为对采购文件、采购过程、中标或成交结果进行质疑。

2. 按质疑时间分类

按照质疑时间进行分类，质疑可以划分为开标前提出质疑和开标后提出质疑。

开标前提出质疑主要针对资格条件、采购需求、评分细则等具有倾向性和排他性，评审因素与采购项目无关，采购方式不当等其他不符合法律法规要求的情况。

其中，质疑采购项目存在倾向性和排他性，导致供应商不能正常参与采购项目，或者不能公平地参与采购项目占质疑总数的绝大部分。

开标后提出质疑，大部分都是针对中标人涉嫌存在虚假响应、评审现场存在违法违规行为或评审委员会未按规定评审标准和程序进行等情况。

三、答复的时间要求

《政府采购法实施条例》第五十二条规定，采购人或采购代理机构应当在 3 个工作日内对供应商依法提出的询问作出答复。

《政府采购法》第五十二条规定，供应商认为采购文件、采购过程和中标（成交）结果使自己的权益受到损害的，可以在知道或者应知其权益受到损害之日起 7 个工作日内，以书面形式向采购人提出质疑。

《政府采购法》第五十三条规定，采购人应当在收到供应商的书面质疑后 7 个工作日内作出答复，并以书面形式通知质疑供应商和其他有关供应商，但答复的内容不得涉及商业秘密。

四、质疑相关当事人

1. 供应商及其代理人

提出质疑的供应商应当是参与所质疑项目采购活动的供应商。

供应商可以委托代理人进行质疑和投诉。其授权委托书应当载明代理人的姓名或名称、代理事项、具体权限、期限和相关事项。供应商为自然人的，应当由本人签字；供应商为法人或其他组织的，应当由法定代表人、主要负责人签字或盖章，并加盖公章。代理人提出质疑和投诉，应当提交供应商签署的授权委托书。

2. 采购人

采购人负责供应商质疑答复。采购人、采购代理机构应当在采购文件中载明接收质疑函的方式、联系部门、联系电话和通信地址等信息。

3. 采购代理机构

采购人委托采购代理机构采购的，采购代理机构在委托授权范围内作出答复。供应商提出的询问或质疑超出采购人对采购代理机构委托授权范围的，采购代理机构应当告知供应商向采购人提出。

4. 评审专家

政府采购评审专家应当配合采购人或采购代理机构答复供应商的询问和质疑。

五、质疑处理流程

政府采购质疑处理流程如图 5-1 所示。

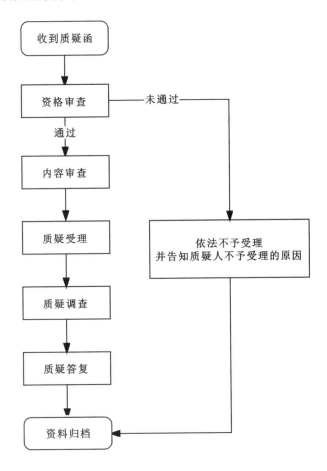

图 5-1 政府采购质疑处理流程

1. 收到质疑函

供应商提出的质疑超出采购人对采购代理机构委托授权范围的，采购代理机构应当告知供应商向采购人提出。

采购人负责供应商质疑答复。采购人委托采购代理机构采购的，采购代理机构在委托授权范围内作出答复。

2. 审查质疑资格

（1）质疑的时效性。

供应商认为采购文件、采购过程、中标（成交）结果让自己的权益受到损害的，可以在知道或应知其权益受到损害之日起7个工作日内，以书面形式向采购人或采购代理机构提出质疑。供应商应知其权益受到损害之日，是指：

① 对可以质疑的采购文件提出质疑的，为收到采购文件之日或采购文件公告期限届满之日。

② 对采购过程提出质疑的，为各采购程序环节结束之日。

③ 对中标（成交）结果提出质疑的，为中标（成交）结果公告期限届满之日。

（2）质疑人的主体资格。

① 参与所质疑项目采购活动的供应商。

② 供应商可以委托代理人进行质疑。

3. 审查质疑函

供应商提出质疑应当提交质疑函和必要的证明材料。质疑函应当包括下列内容。

（1）供应商的姓名或名称、地址、邮编、联系人及联系电话。

（2）质疑项目的名称、编号。

（3）具体、明确的质疑事项和与质疑事项相关的请求。

（4）事实依据。

（5）必要的法律依据。

（6）提出质疑的日期。供应商为自然人的，应当由本人签字；供应商为法人或其他组织的，应当由法定代表人、主要负责人或其授权代表签字或盖章，并加盖公章。

4. 登记受理工作

对于正式受理的质疑，采购人或采购代理机构应做好相关登记，包括：质疑单位名称、联系地址、邮编、联系方式、法人（授权代表）姓名及身份证号；质疑项目名称及编号、收到时间等。如为当面提交质疑函，需登记接收地点，并由递交人和接收人签名；如为邮寄质疑函，需登记邮件编号及寄送公司名称。

5. 答复质疑前的调查

供应商对评审过程、中标（成交）结果提出质疑的，采购人或采购代理机构可以组织原评标委员会、竞争性谈判小组、询价小组或竞争性磋商小组协助答复质疑。政府采购评审专家应当配合采购人或采购代理机构答复供应商的质疑。

6. 质疑答复

（1）质疑答复的时间和形式要求。

采购人、采购代理机构应当在收到质疑函后 7 个工作日内作出答复，并以书面形式通知质疑供应商和其他有关供应商。

（2）质疑答复的内容。

质疑答复应当包括下列内容。

① 质疑供应商的姓名或名称。

② 收到质疑函的日期、质疑项目名称及编号。

③ 质疑事项，质疑答复的具体内容、事实依据和法律依据。

④ 告知质疑供应商依法投诉的权利。

⑤ 质疑答复人名称。

⑥ 答复质疑的日期。

质疑答复的内容不得涉及商业秘密。

（3）质疑答复的处理要点。

采购人、采购代理机构认为供应商质疑不成立或成立但未对中标或成交结果构成影响的，继续开展采购活动；认为供应商质疑成立且影响或可能影响中标或成交结果的，按照下列情况处理。

① 对采购文件提出的质疑，依法通过澄清或修改可以继续开展采购活动的，澄清或修改采购文件后继续开展采购活动；否则应当修改采购文件后重新开展采购活动。

② 对采购过程、中标或成交结果提出的质疑，合格供应商符合法定数量时，可以从合格的中标或成交候选人中另行确定中标或成交供应商的，应当依法另行确定中标或成交供应商；否则应当重新开展采购活动。

质疑答复导致中标或成交结果改变的，采购代理机构应当将有关情况书面报告给本级财政部门。

7. 资料归档

质疑处理过程中产生的一切文件材料均应作为采购文件的一部分予以归档。

第二节　政府采购投诉

一、投诉的定义

投诉，是指质疑供应商对采购人、采购代理机构的答复不满意或采购人、采购代理机构未在规定的时间内作出答复的，向同级财政部门申请的行政救济行为。

二、提起投诉的条件

质疑是投诉的先决条件，供应商不得直接就政府采购事项提出投诉。且供应商投诉的事项不得超出已质疑事项的范围，但基于质疑答复内容提出的投诉事项除外。

三、投诉处理流程

质疑供应商对采购人、采购代理机构的答复不满意，或者采购人、采购代理机构未在规定时间内作出答复的，可以在答复期满后 15 个工作日内向财政部门提起投诉。

投诉人投诉时，应当提交投诉书和必要的证明材料，并按照被投诉采购人和与投诉事项有关的供应商数量提供投诉书的副本。投诉书应当包括下列内容。

（1）投诉人和被投诉人的姓名或名称、通信地址、邮编、联系人及联系电话。

（2）质疑和质疑答复情况说明及相关证明材料。

（3）具体、明确的投诉事项和与投诉事项相关的投诉请求。

（4）事实依据。

（5）法律依据。

（6）提起投诉的日期。

投诉人为自然人的，应当由本人签字；投诉人为法人或其他组织的，应当由法定代表人、主要负责人或其授权代表签字或盖章，并加盖公章。

财政部门收到投诉书后，应当在 5 个工作日内进行审查，审查后决定是否受理。财政部门可以根据法律、法规规定或职责权限，委托相关单位或第三方开展调查取证、检验、检测、鉴定。质证应当通知相关当事人到场，并制作质证笔录。质证笔录应当由当事人签字确认。财政部门依法进行调查取证时，投诉人、被投诉人以及与投诉事项有关的单位及人员应当如实反映情况，并提供财政部门所需要的相关材料。

财政部门应当自收到投诉之日起 30 个工作日内，对投诉事项作出处理决定。财政部门处理投诉事项，需要检验、检测、鉴定、专家评审以及投诉人补正材料的，所需时间不计算在投诉处理期限内。

财政部门作出处理决定，应当制作投诉处理决定书，并加盖公章。财政部门应当将投诉处理决定书送达投诉人和与投诉事项有关的当事人，并及时将投诉处理结果在省级以上财政部门指定的政府采购信息发布媒体上公告。

第三节　质疑投诉处理原则

一、客观公正

质疑投诉处理应参照政府采购质疑投诉处理原则做到有问必答、权责对等、公平公正、简便高效。供应商质疑投诉是合法合理地保护自身利益的方式。不可否认，实际采购工作中也存在着部分供应商乱告、缠告的情况，但大部分质疑投诉是在供应商感受到自身利益受到损害后才发起的，部分质疑投诉均提供了准确的问题依据，其余部分虽受到取证手段的局限，但问题本身也反映了一些隐藏的弊病。在受理处置的过程中，作为受理方应当首先摆正其心态，要对提出的问题作出所有可能的预估，再逐一排除、举证，不能惯性地认为质疑应按无效处理。

比如：供应商质疑中标候选人资格有问题，不能惯性认为资格审查经过多方审核签字，不可能出现问题，而需要先仔细核对，有没有可能存在弄虚作假、错看漏看、文件内提供的资料和网上查询的结果不一致、资质证书已过有效期等情形，再根据核查情况对质疑进行回复。

特别是作为医疗机构采购人，一定要有平和的心态对待质疑投诉事项。不应当把前来提出质疑的供应商认为是影响本单位采购活动顺利进行的障碍，先入为主地认定其是无理取闹。这样的心态不利于质疑、投诉事项的解决，还可能会激化矛盾，把简单的问题复杂化。

医院采购医疗设备，由于医疗设备具有的特殊性、复杂性等特点，导致容易在技术参数等指标上出现指向性或排他性。参与投标的供应商作为本行业内的从业人员，比采购人更加熟悉本行业医疗设备的各项性能参数的情况，因此，针对招标文件中技术参数提出的质疑且提供了充分的证明材料，一般情况属实的可能性很大。在采购文件被质疑后，采购归口管理部门应当组织相关业务归口管理部门和业务需求部门代表重新讨论技术参数要求，对于质疑属实的指标或条款应本着实事求是的态度，充分论证后予以调整。必要的时候还可再次进行市场调研。在这种情况下，不能因为业务需求部门以技术先进、实用性好、符合使用习惯等理由，而强行坚持原有的指标和条款。

事实上，对于采购归口管理部门来说，正确、有效的质疑，在某种程度上可以改变业务需求部门的认知和惯性思维，使得作为需求提出方的使用科室更加重视需求调查的重要性，重视多方面客观了解采购项目的市场环境，能更好地配合业务归口管理部门的需求管理工作。所以，客观公正地对待质疑投诉行动，积极主动地解决质疑投诉事项，通过质疑投诉事项对在采购活动中有想法的参与人进行影响，化被动配合业务需求部门采购为主动引导使用科室规范采购工作，形成良性的采购工作氛围至关重要。

二、综合分析

受理质疑的时候，需要对提出的质疑进行综合分析。在实际采购工作中，常出现供应商就同一个事项多次质疑、质疑的问题未准确切入要害等情形。在答复的过程中，受理方需对类似质疑问题进行梳理，既要把质疑问题放在采购过程中去整体核查，又要找出质疑问题的核心，从而准确作出回复。

比如：供应商在评审结果公示后质疑中标候选人评分倾向性明显，评分过高。类似这样的问题，不便举证，需要受理方进行分析，供应商是对招标文件有倾向性、排他性意见，还是对评委评审的标准有意见。不同问题的症结需要有针对性的解答，笼统的回复只会让供应商觉得受理方是在回避问题，从而激发矛盾，提出投诉。

纸质的回复有时候并不是回复的全部，面对面的交流比简单的纸质回复更能解决问题，从交流中让供应商真切地感受到采购人在采购过程中保持的客观、公正的态度，不回避问题，不推诿责任，更容易取得质疑供应商的理解和信任，接受采购人的回复意见。

三、依法及时

对确实存在疑点的问题，应果断采取措施，不要回避。不能研而不定，给质疑人造成误解。疑点问题应当及时调查、尽快核实，避免影响项目进度，导致财政资金的浪费。在需要的时候，可以要求政府采购评审专家配合答复供应商的质疑。对于在质疑投诉中发现的任何不正常行为，应当及时处置。特别是中国政府采购网上公布的财政部指导案例中，有相当一部分处理是指向采购人和采购代理机构未在规定时间内及时回复质疑的情况。因此，建议采购人一定要制定质疑、投诉方面的制度，在制度中明确处理的流程和授权机制，要在规范管理的前提下，尽量有利于处理工作的开展，提供尽可能短的审批路径，确保能够在规定时间内处理并及时回复。

四、积极主动

根据政府采购相关要求，被投诉人和其他与投诉事项有关的当事人应当在收到投诉答复通知书及投诉书副本之日起 5 个工作日内，以书面形式向财政部门作出说明，并提交相关证据、依据和其他有关材料。财政部门认为有必要时，可以进行调查取证或组织质证。为了避免影响项目进度，尽快完成投诉程序，采购人应积极主动依法依规地配合财政部门处理投诉工作，提交相关资料，并与财政部门及时沟通，关注投诉处理工作的进展。

集中采购目录以外、分散采购限额以下的非政府采购项目，投诉人一般会向医院的纪检监察部门进行投诉，对于收到的投诉书，纪检监察部门应当进行审核，如果投诉书形式上缺乏法律法规要求的要素，可以要求投诉人进行完善，但是不建议以此为理由拒收投诉书。因为参与非政府采购项目的一般都是小微企业，对于政府采购方面的法律法规不一定熟悉，但对于自身权益是否受损是知悉的，同时认为纪检监察部门应当是主持公正的部门，如果因为形式上的要素缺失，直接拒绝接受，容易引起投诉人的不满，有可能会激化矛盾，反而不利于问题的处理。

建议分两步同时进行：一方面收下投诉书（特别是实名投诉，现场投递的），评估投诉书的内容；另一方面要求与投诉事项有关的部门（或当事人）在规定时间内，以书面形式向纪检监察部门作出说明，并如实提交相关证据、依据和其他有关材料。通过调查了解分析投诉中的情况是否真实存在，医院（采购人）方面是否存在问题，对于投诉属实的事项，纪检监察部门应当本着实事求是的原则，提前化解矛盾，处理好投诉事项。

五、兼顾各方

质疑的处理除了有效保障财政资金的科学合理使用外，还应兼顾各方质疑当事人的诉求，将提升各方的满意度作为处理的目标。良好的处理过程能化解矛盾、解决疑点、保障效率，能促进各参与方通过采购活动不断提升组织参与能力。既要确保采购人的正当需求，也要保护供应商的合法利益，在法律法规的允许下尽量让各方在采购活动中真切享受到应有的政策利益，在合法合规的前提下满足各方的诉求。处理质疑过程中，应当全面考虑、换位思考、充分举证、直面沟通。质疑的回复也不仅仅限于书面的回复，面对面的引导、调解、沟通、质证更能高效地处理，有效提升采购效率。

第四节 案例分析

【案例一】

某医疗设备采购项目进行公开招标，经评标委员会评审，推荐 A 供应商为第一中标候选人。采购结果公布后，B 供应商质疑招标文件某项"★"条款技术要求具有指向性，称其投标文件中提供的产品无法满足招标文件实质性要求，不应通过符合性审查。本项目通过符合性审查的供应商不足 3 家，应当废标。采购代理机构拒收该质疑。

【案例分析】

本项目为公开招标，提交投标文件的期限为自招标文件发布之日起不少于 20 日，开标和提交投标文件截止的同一时间。因此，从招标文件公告发布到开标时间不少于 20 日。招标公告的期限为不少于 5 个工作日，而质疑的期限为知道或应当知道其权益受到损害之日（即获取采购文件或采购文件公告期限届满之日）起 7 个工作日内。因此，对招标文件的质疑最长期限为招标公告发布之日起 12 个工作日，即一般情况下为 16 日左右。因此本项目开标之时，早已过了质疑的期限，供应商不能质疑该招标文件。

供应商应当仔细阅读招标文件并如实应答，在自己投标失误后又以此为由寻求对采购项目结果的改变，属于滥用质疑和投诉权利损害政府采购秩序、影响政府采购效率的行为，违反了公平竞争、诚实信用的基本原则。

根据《政府采购法》第五十二条、第五十五条的规定，供应商认为采购文件、采购过程和中标（成交）结果使自己的权益受到损害的，可以提出质疑和提起投诉。B供应商主张自己不应当通过符合性审查，该事项并不涉及对B供应商自己权利的损害。因此，B供应商不具备针对该事项提出质疑的权利。

【案例二】

某医院基建改造项目预算××万元，未达到依法必须招标的采购限额，按照规定可采用竞争性磋商的方式采购。经评标委员会评审，A供应商综合评分最高，推荐A供应商为第一成交候选人。项目成交结果公告发布后未收到质疑，采购代理机构按照程序发出了成交通知书，采购人联系A供应商前来签订合同。但A供应商却向采购人发来质疑函，认为采购人发布的采购文件所附工程量清单有漏项情况，要求在合同中增加采购人应按照其测算的工程量和综合单价补偿该供应商××万元的条款。在采购人多次去函要求按照采购文件、响应文件的约定签订合同时，该供应商仍然拒绝前来签订合同。

【案例分析】

本项目采购公告发布之后，直至项目评审结束未收到任何供应商对采购文件的质疑，待项目评审结束，发放了成交通知书后，该供应商又质疑采购文件存在清单漏项，以此为理由要求采购人在合同中对其进行补偿。按照财政部94号令《政府采购质疑和投诉办法》第十一条的规定，潜在供应商已依法获取其可质疑的采购文件的，可以对该文件提出质疑。对采购文件提出质疑的，应当在获取采购文件或采购文件公告期限届满之日起7个工作日内提出。A供应商在成交通知书发放以后才提出对采购文件的质疑，早已经过了质疑的期限，因此供应商不能质疑该采购文件。

同时，按照财政部《政府采购竞争性磋商采购方式管理暂行办法》第三十条规定，采购人与成交供应商应当在成交通知书发出之日起30日内，按照磋商文件确定的合同文本以及采购标的、规格型号、采购金额、采购数量、技术和服务要求等事项签订政府采购合同。参考财政部87号令第七十一条规定，所签订的合同不得对招标文件确定的事项和中标人投标文件作实质性修改。因此该供应商提出额外的要求作为政府采购合同的内容显然是不合理的。

最后依据《政府采购法实施条例》第四十九条的规定，中标或成交供应商拒绝与采购人签订合同的，采购人可以按照评审报告推荐的中标或成交候选人名单排序，确定下一候选人为中标或成交供应商，也可以重新开展政府采购活动。采购人依照此条规定选择了重新开展政府采购活动。

【案例三】

某单位采购一批家具，采用公开招标的方式，使用综合评分法，经评标委员会评审，推荐A供应商为第一中标候选人，其综合评分最高，价格最低。采购结果公布后，B供应商从两方面质疑A供应商，第一个方面是A供应商的营业执照上显示其经营内容里不包含家具销售，认为其超经营范围营业不具备销售资格。第二个方面是A供应商投标的品牌和自己是同一品牌，自己有生产厂家的授权，据自己了解，在本项目上生产厂家未向A供应商进行授权，应当判定A供应商为无效投标。

【案例分析】

关于第一个问题，国家发展改革委办公厅市场监管总局办公厅于2020年下发了关于《进一步规范招标投标过程中企业经营资质资格审查工作的通知》（发改办法规〔2020〕727号）第一条规定，不得将投标人营业执照记载的经营范围采用某种特定表述或明确记载某个特定经营范围细项作为投标、加分或中标条件，不得以招标项目超出投标人营业执照记载的经营范围为由认定其投标无效。因此，按照通知精神，不能以A供应商经营范围中没有家具销售为由认定其投标无效。

关于第二个问题，财政部87号令《政府采购货物和服务招标投标管理办法》第十七条规定，采购人、采购代理机构不得将投标人的注册资本、资产总额、营业收入、从业人员、利润、纳税额等规模条件作为资格要求或评审因素，也不得通过将除进口货物以外的生产厂家授权、承诺、证明、背书等作为资格要求，对投标人实行差别待遇或歧视待遇。因此，无论 A 供应商有没有生产厂家的授权（本项目家具属于国产货物，非进口货物），都有资格参与本项目的投标。至于后期如果无法履约供货，那么 A 供应商将要承担相应的法律责任，但不能因此认定其为无效投标。

在本案例的实际操作过程中，除纸质版回复以外，采购人还与 B 供应商进行了交流，感谢其参与采购项目的投标，感谢他们提出的疑问是为了帮助采购人的采购活动更加规范，同时也引用国家部委发布的法规和规定精神耐心地做了解释工作，得到了 B 供应商的理解，其明确表示不再有其他异议。供应商参与项目投标付出了一定的心血和成本，都希望能够有好的结果，提出质疑也是认为自己的权益受到了损害，并不一定是要求非要中标不可。因此，对于供应商的诉求，采购人都应当认真对待，耐心沟通和解释，对于确实质疑有道理的内容，要虚心接受，按照法律法规的要求进行修正，将矛盾化解在最初的阶段才是关键。

【案例四】

××管理系统项目进行公开招标，经评标委员会评审，推荐 A 公司为第一中标候选人。评标结束后，采购人发现中标候选人提供的公司业绩是其子公司 M 公司的业绩，并直接召集原评标委员会重新评审，修改评标结果。中标公告发出后，A 公司提出质疑。采购代理机构回复后，该公司向主管部门提起投诉。主管部门在审查中发现，评标细则规定有软件开发项目业绩，每提供一个业绩得 1 分，本项最高得 5 分。A 公司的投标文件中共提供了 14 份合同复印件，其中 13 份合同的当事人为 M 公司。企业信用信息网显示，A 公司和 M 公司的法定代表人不是同一人，M 公司的业绩不能等同于 A 公司的业绩。但除财政部规定的情形外，采购人、采购代理机构不得以任何理由组织重新评审或自行确定其他中标或成交供应商。最终决定采购活动违法，责令采购人废标。

【案例分析】

重新评审是指评审结果汇总完成后、采购合同签订前由原评标委员会对供应商的响应情况进行再次评审。《政府采购法实施条例》第四十四条规定，除国务院财政部门规定的情形外，采购人、采购代理机构不得以任何理由组织重新评审。

《政府采购货物和服务招标投标管理办法》（财政部令第87号）第六十四条规定的可以重新评审的4种情形分别为：分值汇总计算错误、分项评分超出评分标准范围、评标委员会成员对客观评审因素评分不一致、经评标委员会认定评分畸高、畸低。即在采用公开招标方式采购的项目中，资格性审查错误不再属于重新评审的情形。因此，采购人应将所发现的问题书面报告给财政部，其自行召集评标委员会改变评标结果的行为违反了《政府采购法实施条例》第四十三条。

第一节　内部监督管理

医院层面对政府采购业务实施内部监督活动的，通常由两个部门实施，一个是内部审计部门，一个是纪检监察部门。2020年年底，国家卫生健康委员会印发了《公立医院内部控制管理办法》，其中第四十六条规定，本办法所称内部控制监督，是指内部审计、内部纪检监察等部门对医院内部控制建立和实施情况进行的监督。

同时，根据《国家卫生健康委关于进一步规范和加强政府采购管理工作的通知》（国卫财务函〔2020〕250号）规定，内部审计、纪检监察等部门应定期与不定期相结合开展日常监督检查，发挥对采购活动的监督作用。其中，政府采购预算编制执行、采购计划编制执行、采购需求确定、采购文件制定、是否设立排他性和指向性技术参数与指标、是否设置不合理和歧视性准入条件、专家论证情况、采购审核审批事项情况、采购活动组织情况、履约验收、答复询问质疑、配合投诉处理及监督检查等是重点监管内容。

一、内部审计部门对采购活动的监督

内部审计部门通过政府采购活动全过程监督、风险评估、内部控制评价和专项审计，充分发挥其对采购活动的监督作用。

工作的原则是基于《卫生计生系统内部审计工作规定》（中华人民共和国国家卫生和计划生育委员会令第16号），政府采购工作的监督目标是促进单位政府采购工作完善治理，提升政府采购管理水平和服务能力，以及《国家卫生健康委关于印发进一步加强卫生健康行业内部审计工作若干意见的通知》（国卫财务发〔2022〕9号）。

内部审计部门在采购活动过程中发挥着监督作用，应坚持独立性和客观性，不得从事采购或招投标评审等可能影响独立性、客观性履行职责的活动，结合医院的具体情况，不缺位、不越位、不错位，依法依规履职尽责。因此建议可以通过以下的方式开展政府采购活动的监督工作。

内部审计部门的职责包括：预算执行、财务收支、工程建设、采购、国有资产管理、其他所有经济活动事项审计、内部控制评价及风险管理审计。现在内部审计工作要求审计关口前移，从事后审计向事中、事前审计转变，因此可以从政府采购活动的各个环节介入，以实现对政府采购活动全流程的监督。全过程的介入有助于实施事前建议、事中监控。虽然强调全过程监督采购活动，但不应参与采购管理决策及实施，避免影响独立性、客观性。

下面将从政府采购活动的 4 个阶段阐述内部审计部门。

1. 政府采购预算编制

政府采购预算是政府采购活动的起点，在政府采购预算编制阶段，内部审计部门应当全程参与。从医院政府采购管理组织架构来看，如果实施的是分散采购管理，那么具有采购权的职能部门相对较多，包括医学工程、后勤保障、保卫、信息、科研、医务等部门。因此，在申报政府采购预算时容易出现各自为政、多头申报、缺少归口管理等诸多问题。拥有多个院区的医院，在申报政府采购预算时，也可能会将同类采购事项分开申报。内部审计部门在参与过程中可以关注以下几点。

（1）是否是归口管理导致不同科室重复申报同一项目预算的情况。重复申报预算可能会出现不同科室争夺项目实施权或都不愿承担项目责任的情形，从而给医院采购工作带来不利影响。

（2）是否存在采购项目预算金额达到公开招标数额标准而规避招标的行为。预算由各业务归口管理部门申报，采购一般也由该职能部门向采购归口管理部门进行申报，不排除有个别职能部门为了项目实施简单、方便或其他原因，故意不申请招标，直接联系供应商完成采购项目，导致在今后外部检查时面临"应招未招"甚至规避公开招标的责任认定问题。一般情况下，在采购预算编制阶段就可以确定项目的采购方式，因此这类问题需要在预算编制阶段予以关注。

（3）是否存在拆分项目以规避招标的行为。业务归口管理部门申报预算时，可能是以具体实施事项来申报预算的，同类采购项目因为实施的地点、科室、院区不同而分成几个项目来申报,实际同一品目下的项目采购累计金额已超过公开招标数额标准。但业务归口管理部门认为每个项目的预算金额没有达到公开招标数额标准,因此不申请招标。按照《政府采购法实施条例》第二十八条规定,在一个财政年度内,采购人将一个预算项目下的同一品目或类别的货物、服务采用公开招标以外的方式多次采购,累计资金数额超过公开招标数额标准的,属于以化整为零方式规避公开招标。因此,无论是否是故意行为,都会导致将来外部检查时面临以化整为零方式规避公开招标的责任认定问题。

(4)是否存在预算项目名称随意设定、与往年不一致的情况。业务归口管理部门在申报预算时,可能相同的采购项目,特别是已立项的工程项目要分几年完成。立项时设定一个名称,第二年又换为另外一个名称,第三年名称又发生变化。还可能把一个项目拆分成几个项目申报,预算金额编制脱离原来立项时的可行性论证,导致预算管理部门、采购归口管理部门无法准确监控项目的执行情况,影响后续的绩效评价。特别是使用财政性资金的项目,若出现这样的情况,在接受外部检查时,容易面临预算存在管理混乱的责任认定问题。

(5)是否存在政府采购项目未对应政府采购品目分类目录编码。目前,医院在申报政府采购预算时,预算项目需要与《政府采购品目分类目录》中的条目对应,并且需要细化到具体的子项,这对医院预算编制水平提出了更高的要求。要求预算编制更明确化、更细化、更标准化是大趋势,因此内部审计部门可以建议业务归口管理部门在政府采购预算编制环节,利用信息化手段建立政府采购预算编制系统,协助各职能部门完成政府采购预算编制、生成预算汇总表的工作。

2. 政府采购需求管理

准确、有效地编制采购需求和制订采购实施计划,能够直接决定采购活动的成败。如果没有掌握采购需求的核心内容,采购人在实际采购过程中比较在意体验感或质量上的要求,那么可能因为采、管、用分离等原因,导致信息没能准确地传递到业务归口管理部门。或者选择的采购方式、评审方法和定价方式等不符合项目的特点,最后结果不能达到采购人的采购目标,导致采购的产品无法达到要求,致使资产闲置造成浪费。所以采购需求管理这一环节非常重要,内部审计部门在这一阶段可以关注以下几个方面。

(1)对照财政部《政府采购需求管理办法》的要求,医院是否建立健全了采购需求管理制度；是否形成了审查工作机制；审查工作机制成员是否符合文件中提及的要求；采购文件是否按照审核通过的采购需求和实施计划编制等。主要侧重制度建设和风险控制方面，当采购需求制度已经建立、风险防控机制已经存在，内部审计部门是不需要每个项目都进行关注。但可针对项目金额比较大，特别是工程类项目，项目需求比较复杂，以往曾经出现过投诉、质疑的项目，可以参与项目采购需求管理的全过程，提出合理化建议，协助业务归口管理部门完善采购需求和实施计划的编制。

（2）按照《政府采购需求管理办法》第二十九条的规定，采购人应当建立审查工作机制，在采购活动开始前，针对采购需求管理中的重点风险事项，对采购需求和采购实施计划进行审查，审查分为一般性审查和重点审查。"同时第三十二条规定"审查工作机制成员应当包括本部门、本单位的采购、财务、业务、监督等内部机构。"因此内部审计部门可以成为医院采购需求审查工作小组的成员，按照办法要求对采购项目需求进行审查。审查的内容、工作流程在前文中已进行详细介绍，在此不再赘述。

3. 采购文件编制

按照《政府采购需求管理办法》第三十四条的规定，采购文件应当按照审核通过的采购需求和采购实施计划编制。因此，编制采购需求、采购实施计划，和招标文件的编制实际上是紧密相连的。货物类和服务类项目建议内部审计部门作为审查工作小组成员，在对采购需求进行审查时应关注与采购文件编制相应的内容。

4. 采购合同签订和履约验收

合同签订和履约验收方面的要求和约定，在采购需求和实施计划中已经明确，并已在采购文件中予以体现。如果采购文件是严格按照通过审核的采购需求和实施计划进行编制，投标人也如实响应，那么后期合同签订时，相应的条款应当和之前是保持一致的。换句话说，因为通过了医院审查工作小组的审核，所以没必要再去审核合同签订的细节。

内部审计部门可以不参与合同签订的具体工作，但可根据项目的特点和年度审计的安排，对合同签订和履约验收环节进行符合性和实质性测试，形成评价报告，并提出审计意见。特别是履约验收，应当作为测试的重点。一般情况下，合同条款的制定是通过多部门讨论并且委托第三方专家审查的，有些医院还有法务部门参与合同审核，因此合同签订的风险是可控的。但履约验收的工作往往由业务归口管理部门或使用科室完成，具体实施可能由某个人或两个人完成，这个过程缺乏必要的监督，原本应在验收环节发现的问题而没被发现，比如货物类项目，供应商交付的产品规格、型号、产地等信息与合同约定的不一致。服务类项目特别是软件开发服务，部分功能尚未开发完成或未按照合同约定进行开发。还有据实结算的项目，比如家具类，因为使用科室可能会调整数量，导致实际交付的家具种类和数量会与合同约定的不一致，因此这个过程中的验收、确认工作就非常重要。

对于重大的、复杂的政府采购项目，内部审计部门可以介入履约验收环节，对履约验收活动进行记录和分析，对照履约验收的各项标准评估存在的问题，并及时提出整改意见，避免出现损害医院利益的情况。

内部审计部门也可以通过专项审计评价工作来降低履约验收环节的风险，并通过采取完善相关制度、强化流程监管、明确责任追究等措施来加强履约验收环节的风险管控。但是这些属于事后评价工作，可能损失已经发生，甚至无法挽回，因此，内部审计部门可以有针对性地增加事中审计工作。

二、纪检监察部门对采购活动的监督

纪检监察部门是从相对宏观的视角审视政府采购活动，其重点是监督参与政府采购活动的各职能部门的履职情况和风险防控情况。《公立医院内部控制管理办法》第十二条规定，医院内部纪检监察部门负责本单位廉政风险防控工作，建立廉政风险防控机制，开展内部权力运行监控，建立重点人员、重要岗位和关键环节廉政风险信息收集和评估等制度。

纪检监察部门要以采购权为重点，组织开展廉政风险防控工作，查找廉政风险点，完善防控制度。一是系统梳理采购部门的风险等级和重点岗位，根据不同的风险等级确定重点岗位。二是规范采购范围，凡参加政府采购的，严格按照政策法规参加政府采购。未纳入政府采购范围的，按照医院采购管理制度和内部控制制度执行。三是严格采购程序。各种类型的采购都要编制采购计划、制定采购文件、组织采购活动、签订合同和履约验收等。对于药品采购，要充分发挥药事委员会的集体决策作用；对于医用高值耗材采购，要完善遴选和调控制度，提升耗材合理、安全使用水平。四是执行医药购销廉洁协议制度。与供应商签订购销合同的，同时必须签订廉洁协议，明确不能进行商业贿赂，与采购合同具有相应法律效力。五是公示、公开采购各关键环节，接受公众监督。

三、政府采购专项审计

为进一步规范和加强医院采购管理工作，强化制度执行力和约束力，内部审计部门可开展政府采购专项审计，加强监督管理，发现问题，及时整改，通过采取有效措施，不断完善医院采购管理制度。

1. 专项审计工作流程

按照《卫生计生系统内部审计工作规定》要求，采购专项审计的实施应当遵循内部审计准则及相关规定，主要包括：制定工作方案、组建审计项目工作组、下达审计通知书、组织现场审计、制作工作底稿、沟通审计结果、出具审计报告、督促问题整改等。

2. 专项审计重点关注内容

政府采购专项审计重点关注采购制度建设、采购预算、采购方式、采购文件、采购程序、信息公开、质疑和投诉、合同签订及执行等，关注的具体内容如表6-1。

表 6-1　采购专项审计重点关注内容

业务环节	关注内容
采购制度建设	（1）采购制度是否符合国家政策要求。 （2）是否涵盖医院所有采购项目，包括不同采购限额、采购方式的货物、服务、工程类项目。 （3）采购制度与其他制度是否一致，是否存在相互冲突的内容
采购预算	（1）采购项目是否按医院规定编制预算。 （2）预算编制是否合理，追加预算是否履行审批程序。 （3）采购是否按照预算及批复执行
采购方式	（1）采购方式是否合法合规，采用竞争性谈判、竞争性磋商、单一来源、询价等方式进行采购的，是否符合相关制度规定。 （2）是否存在应当以公开招标方式采购的货物或服务化整为零，或者以其他任何方式规避公开招标采购。 （3）非政府采购是否按照医院采购制度执行

续表

业务环节	关注内容
采购文件	（1）是否严格执行政府采购相关制度，是否严格执行医院规章制度。 （2）是否设置了不合理的资格限制条件，是否设置歧视性条件排斥潜在供应商。 （3）是否符合国家法律法规规定，执行国家相关标准、行业标准、地方标准等标准规范。 （4）评分标准及分值设置是否合理，如不得将营业收入、注册资本、特定行业奖项作为评分标准，货物类采购价格分不得少于30％，服务类采购价格分不得少于10％。 （5）设置的各种期限是否合规。 （6）是否公开采购项目的预算金额，履约保证金、质量保证金等约定是否规范
采购程序	（1）是否合法合规，是否符合医院采购管理相关制度。 （2）评审小组成员组成是否合规。 （3）评标委员会是否按采购文件规定评分。 （4）评审过程中发现恶意串通或妨碍其他投标人的竞争行为，评标委员会是否认定其投标无效。 （5）评审过程中发现有《政府采购货物和服务招标投标管理办法》（财政部令第87号）中第三十七条规定的情形，是否视为投标人串通投标并认定其投标无效
信息公开	（1）除以协议供货、定点采购方式实施的小额零星采购和由集中采购机构统一组织的批量集中采购外，按项目实施的集中采购目录以内或采购限额标准以上的货物、工程、服务采购是否按规定公开采购意向。 （2）是否按规定发布采购公告、资格预审公告。 （3）是否及时在指定媒体上公告中标（成交）结果。 （4）是否按照政府采购公告和公示信息规定的格式、程序和时限等要求进行公告
质疑和投诉	（1）是否及时答复供应商的询问和质疑。 （2）询问或质疑事项可能影响中标（成交）结果的，采购人是否暂停签订合同，已经签订合同的，是否中止履行合同。 （3）对接到的投诉是否进行处理并及时答复

续表

业务环节	关注内容
合同签订 及执行	（1）是否与中标供应商签订合同。 （2）是否及时签订合同，如是否在中标通知书发出之日起 30 日内与中标人签订书面合同。 （3）合同签订程序是否符合医院制度规定。 （4）合同中实质性条款是否与招投标文件一致，如标的、价款、数量、金额、付款方式、履行期限、验收要求等。 （5）是否按照合同约定依法履行合同。 （6）供应商需提交履约保证金的，履约保证金的数额是否按规定不超过采购合同金额的 10％。 （7）采购合同履行中追加与合同标的相同的货物、工程或服务的采购金额是否按规定不超过原合同采购金额的 10％。 （8）是否及时对采购项目进行验收。 （9）是否按照合同约定支付采购资金。 （10）对违反合同约定的行为是否及时进行处理，依法追究违约责任
采购档案	是否建立真实完整的招标采购档案，妥善保存每项采购活动的采购文件

【案例一】

<h2 style="text-align:center">××医院政府采购专项审计实施方案</h2>

根据《××医院 2021 年度审计工作计划》及《××医院全面落实规范和加强政府采购管理三年专项行动工作方案》的要求，审计处将于月底开展一次政府采购专项审计工作，方案如下。

一、医院政府采购活动基本情况

我院 2021 年度政府采购预算金额为××万元，医院于××年将××部门作为医院政府采购工作的归口管理部门，按照医院"三重一大"议事规则，政府采购活动中的重大事项均需要上报医院院长办公会。医院近 5 年共下发了与政府采购有关的各项文件共×份。为配合本次年度预算执行、财务收支审计及政府采购管理三年专项行动工作，按照院长办公会会议纪要××号精神，特开展本次专项审计工作。

二、工作目的和范围

本次专项审计工作是评估政府采购活动中存在的问题，针对问题完善内部控制建设，建立健全政府采购工作长效管理机制。检查范围主要覆盖2021年度的政府采购管理和相关业务。

三、审计内容和重点

专项审计内容主要如下。

（1）政府采购管理制度建设、执行。

（2）政府采购预算管理。

（3）政府采购需求管理。

（4）政府采购意向公开。

（5）政府采购方式选择。

（6）招标文件编制及论证。

（7）政府采购合同签订和执行。

（8）政府采购活动历史问题整改。

（9）政府采购人员培训、机构设置及轮岗。

（10）招标代理机构遴选和评价。

（11）政府采购重大事项上会汇报。

（12）政府采购质疑和投诉处理。

四、审计评价标准

审计评价标准包括以下几个方面。

（1）政府采购相关法律、法规、部门规章。

（2）医院政府采购活动相关制度。

（3）标杆医院规范性做法。

（4）国家卫健委发布的政府采购活动典型案例。

（5）政府采购活动评价指标。

五、审计评价方法和程序

审计评价方法和程序如下。

（1）结合评价标准，评价医院政府采购制度体系建设情况。

（2）召开座谈会，邀请政府采购活动各职能部门负责人进行访谈，包括后勤处、财务处、院办、科研处等。

（3）抽查政府采购具体业务并对比评价标准，重点关注重大事项。抽样标准包括2～3项重大基建工程项目、2项信息化建设项目、2～3项大型设备采购项目、1～2项大型设备维保项目、2项服务类项目、1～2项非医疗设备货物类项目。

六、审计工作时间安排

本次专项审计工作由审计处负责实施，政府采购业务相关职能部门支持配合。现场实施时间从××至××，审计报告初稿完成后一周内进行沟通，沟通完成后一周内向医院院长办公会汇报审计报告。将发现的政府采购方面的问题进行统一部署，形成问题台账，再由牵头职能部门进行整改，整改完成后由审计处评估方可。

【案例二】

××医院政府采购专项审计报告

按照《××医院2021年度审计工作计划》及《××医院全面落实规范和加强政府采购管理三年专项行动工作方案》的要求，根据医院院长办公会会议纪要××号精神，由审计部组织开展本次政府采购专项审计工作。

本次审计的目标是结合政府采购业务风险分析，重点关注重大事项、重要流程和重点环节。坚持问题导向，针对暴露的风险和问题，完善内部控制建设，采取有效措施对问题进行立行立改，建立健全政府采购工作长效管理机制。本次评价工作范围主要覆盖2021年度政府采购管理和相关业务，重点检查了政府采购制度机制建设以及内部控制管理、政府采购预算管理、政府采购需求管理、招标文件制定、政府采购合同签订和执行等12项内容。按照业务类型全覆盖的原则，抽取了基建项目、信息化建设项目、总务改造项目、医用设备、办公设备、家具、大型医疗设备维保、信息化维保等共14个项目进行测试。

本次审计的评价标准包括：政府采购相关法律法规、部门规章；医院政府采购活动相关制度；××标杆医院政府采购工作考察报告中标杆医院的做法；国家卫健委发布的政府采购活动典型案例及历年各项检查报告中与政府采购有关的内容；××部制定的政府采购活动评价指标。

现将审计工作报告如下。

一、政府采购管理总体情况

1. 政府采购工作机制建设

我院2021年度政府采购预算金额为××万元，医院于××年成立了政府采购三年专项工作领导小组和工作小组，指定××部门作为医院政府采购工作的归口管理部门，政府采购工作实行"谁采购，谁负责"。按照医院"三重一大"议事规则，政府采购活动中的重大事项，例如政府采购预算审批、招标结果确认等，均需要上报医院院长办公会。医院近5年共下发了与政府采购有关的各项文件共×份。2021年度与政府采购活动有关的院长办公会会议纪要共计×份。

2. 政府采购制度建设以及内部控制管理

医院于××年下发了《××医院政府采购管理办法》；于××年下发了《××医院招标管理办法》；于××年下发了《××医院紧急采购管理办法》；于××年下发了《××医院供应商管理办法》；于××年下发了《××医院政府采购需求管理办法》等，初步形成了医院政府采购管理制度体系。各采购职能部门注重不相容岗位分离和轮岗，制定了职责范围内的管理制度和业务流程，梳理了风险点并对业务风险进行管控。

3. 政府采购预算管理情况

医院政府采购资金纳入预算管理，严格执行"无预算不采购"原则，本次评价工作未发现未纳入预算管理的采购项目，未发现分解预算或分解项目规避招标的情况。

4. 政府采购需求管理

医院政府采购活动遵循了相关法律、法规的规定，编制了政府采购需求和实施计划，采取论证的方式对规定金额以上的项目进行了需求调查，并按照规定组建了政府采购审查工作小组，小组成员包括招标部、后勤部、财务部、审计部等部门。同时邀请第三方专家参与审查工作。

5. 政府采购意向公开

医院采购职能部门按照相关规定在财政部指定媒体上公开发布政府采购意向。

6. 政府采购方式选择

医院采购项目严格按照相关法律、法规的要求选择采购方式。对于

《中央预算单位政府集中采购目录及标准》规定的项目，已委托集中采购机构代理采购。按照发改委16号令《必须招标的工程项目规定》的精神，超过限额标准的项目均进入省公共资源交易中心进行公开招标。其他项目的采购方式符合法律、法规要求，本次评价工作未发现不当选择政府采购方式的情况。

7. 招标文件编制及论证

大部分招标文件制定了政府采购相关制度，采购需求符合国家法律法规规定，执行国家相关标准、行业标准等标准规范。招标文件编制完毕后，委托第三方专家进行了复核论证，医院未安排人员参与复核论证工作，招标文件已按照论证意见进行了修改。

8. 政府采购合同签订和执行

抽查项目的采购合同均履行了医院合同审批流程；按合同约定付款并履行了付款审批流程。经抽查采购项目的招标资料和政府采购合同，绝大部分项目如实按照招标文件、投标文件、中标通知书的内容签订政府采购合同。

9. 政府采购活动历史问题整改

医院政府采购活动问题台账显示存在7个问题，其中5个问题截止至评价工作报告编制日，已经整改完毕。

10. 政府采购人员培训、机构设置及轮岗

××部作为政府采购活动的归口管理部门，2021年度共组织政府采购方面的培训活动5次，包括外聘专家前来授课、派出采购管理人员参加培训班、采购管理人员集中参加网上培训等方式。

11. 采购代理机构遴选和评价

按照医院相关制度规定，采购代理机构遴选工作由××部负责，每三年遴选一次。最近一次在××年，××部按照制度规定完成了遴选工作，医院现有采购代理机构×家。××部初步建立了采购代理机构的评价体系，每个项目均按要求进行了评价。

12. 政府采购质疑和投诉处理

按照医院相关制度规定，××部负责政府采购质疑和投诉处理，根据抽查项目相关资料显示，本次抽查项目共×个，其中有1个项目有1个投

标单位提出了质疑，××部已经按照制度要求已向质疑单位进行了回复，该投标单位未再提出新的质疑和投诉。××部已就该项质疑向医院纪委办公室进行了备案。

二、政府采购管理风险和问题

1. 制度建设

医院政府采购限额以下的项目如何采购没有制度约定。

2. 意向公开

按照财政部相关规定，采购意向公开时间应当尽量提前，原则上不得晚于采购活动开始前 30 日公开采购意向。经抽查，部分采购项目未按照该规定执行，意向公开不足一个月已经开展采购活动。

3. 采购文件编制

部分采购文件未落实支持节能环保或促进中小企业发展等政策。

4. 政府采购合同签订和执行

部分采购项目未完全按照招标文件、投标文件、中标通知书的内容签订政府采购合同。涉及条款主要包括：付款方式、质保期（比投标文件承诺的质保期长）等。

5. 政府采购活动历史问题整改

经过核实，政府采购问题台账上还有 2 个问题因为信息化改造尚未完成等，尚未整改完成。

6. 政府采购人员培训、机构设置及轮岗方面

××部现有人员 2 名，对比标杆医院相应部门的人员和职责范围，该部门人员偏少，导致归口管理部分职能无法有效开展。由于人员偏少，科室内部无法完成必要的轮岗。

三、政府采购管理建议

政府采购管理建议有以下几点。

（1）政府采购归口管理部门应当积极推进政府采购限额以下的项目管理制度的修订工作。尽快补齐政府采购管理制度短板，做到事事有规可循。

（2）按照财政部和卫健委的相关规定，在政府采购意向公开一个月后开展政府采购活动。

（3）进一步完善招标文件的编制工作。在招标文件讨论过程中，应充

分考虑医院的管理需要，完善政府采购需求和实施计划，在合同签订过程中不再另行追加内容。主动执行政府采购政策中有关优化营商环境、支持中小企业发展、支持国产创新等关键事项，切实将政策要求执行到位。

（4）加快政府采购信息化建设。对于问题台账，限期整改；建立规章制度，进一步加强内控和环节管理，形成长效管理机制。

（5）为××部门配备足够的管理人员，以支持其履行政府采购归口管理职责。同时政府采购活动各职能部门之间应进行必要的轮岗。

第二节 外部监督管理

国家卫生健康委员会下发的《公立医院内部控制管理办法》中明确规定，医院业务层面的风险评估应当重点关注 12 个方面的内容，其中之一就有政府采购管理情况。政府采购活动本身的固有风险就比较高，涉及的管理部门和管理环节多，因此一直都是各项外部检查工作的重点检查领域。2020 年国家卫生健康委员会先后下发了《国家卫生健康委关于进一步规范和加强政府采购管理工作的通知》（国卫财务函〔2020〕250 号），以及《国家卫生健康委办公厅关于全面落实规范和加强政府采购管理三年专项行动工作的通知》（国卫财务函〔2020〕633 号）。无论是行业主管部门还是行政主管部门都更加重视政府采购管理工作，每次外部检查无论是巡视巡查、政府采购专项督导检查、财务审计或其他检查，都会涉及政府采购活动，而且外部检查工作组针对政府采购活动的各个关键风险点都有详细的检查方案。贯穿政府采购活动的各个层面，包括组织架构、制度体系建设、采购活动流程和项目实施全过程。下面将从 3 个方面介绍如何应对外部监督检查活动。

一、提高政治站位，积极配合监督检查

《国家卫生健康委关于进一步规范和加强政府采购管理工作的通知》中明确指出：要高度重视，提高政治站位，进一步增强"四个意识"，坚决做到"两个维护"，深刻认识规范和加强政府采购管理工作的重要意义和重要作用，严格依法采购，严格按照程序采购，严格监督管理。这里的重视，不仅需要参与政府采购活动的各个部门重视，而且需要院领导特别是医院主要负责同志的重视。

外部检查对医院政府采购管理工作有很大的促进作用。在没有接受检查之前，因为部门之间的协调不够、领导的重视不够等往往很难推动整改。一方面，现在外部检查已形成联动机制，不但会形成问题台账，而且要核实整改到位才会销账。同时，不同的检查组先要求查看之前的问题台账及其整改情况，然后评估如何实施后续的检查工作。因此，再用以前的"推、拖"态度是不可取的，只有积极配合、立行立改才是正确的态度。另一方面，形成问题台账后，无论是领导层还是管理层都会积极采取措施去解决问题，这对于提高政府采购管理水平是有利的。

二、建立有效的配合机制

现在医院面临的各项检查比较多，也比较频繁。临时抱佛脚不但容易出错，而且效率低。检查组在现场的时间非常有限，因此，需要医院高效地配合工作。

检查组在现场的重点工作包括：有关人员的访谈、相关资料调阅和检查、抽查具体采购项目资料、就检查发现的问题进行询问和记录等。因此建议医院建立有效的配合机制，既可以提高迎检效率，又可以提高迎检水平，还可以提升检查组对医院政府采购管理工作的正面评价。配合机制可以包括以下几个方面。

1. 明确迎检牵头管理部门

医院可以根据每次检查的内容，明确迎检牵头管理部门，由其作为迎检的接待部门。牵头单位部门除对接检查组外，在接到任务后，还要对内进行协调，将任务分解在各个部门，安排人员参加座谈会、收集资料等，再将资料汇总后提交给检查组，并负责检查组提出各项疑问的解析工作。

牵头管理部门的存在非常重要。因为采购工作涵盖的流程复杂且漫长，涉及的职能部门多，与采购相关的制度也多，因此需要一个牵头管理部门来履行采购归口管理工作，其职责可以包含但不限于以下内容。

（1）负责采购相关制度体系建设工作，如制定流程、设计工作表格等。

（2）负责采购活动所有重大事项的上会汇报工作及决策执行。

（3）负责采购项目的委托（集采目录内、目录外限额以上）。

（4）负责采购代理机构的遴选、管理和考核评价工作。

（5）负责指导业务归口管理部门政府采购的预算编制、申报等工作。

（6）负责组织实施采购活动。

（7）负责与上级部门协调、对接政府采购相关事宜工作。

（8）负责协调、处理政府采购活动过程中出现的各种问题并解决。

（9）负责接待外部检查相关事宜并实施整改工作。

（10）负责采购活动档案的归集和管理工作。

同时，为了更好地支持内部监督部门（特别是内部审计部门）的工作，建议其做到以下几点。

（1）为内部审计部门提供与采购有关的制度、流程等资料。

（2）协调各个部门，为内部审计部门提供其需要的各项数据、采购项目档案、采购合同、会议纪要等资料。

（3）建立采购管理信息系统，并在系统中预留审计通道，便于内部审计部门实施基于业审融合的实时审计。

（4）组织各个职能部门讨论审计报告初稿问题，为内部审计部门和职能部门之间的沟通起到桥梁作用。

（5）与内部审计部门共同上会汇报审计报告并按照医院决策执行。

（6）组织实施审计问题整改工作，并及时将整改进展情况与内部审计部门进行沟通。

在迎检过程中，最忌讳的是各个职能部门在检查组面前互相推托，因此需要归口管理部门统一协调完成检查组提出的各项要求。同时，迎检过程中遇到的问题需要及时汇报，及时协调解决问题，及时提供各项资料，以积极的态度配合外部检查的工作。

2. 做好迎检资料管理工作

各类检查组来到医院后，都会根据检查目标的需要，要求医院提供与采购活动相关的各类资料，可能包括各类管理制度、各类管理流程、办公会会议纪要、项目立项资料（根据抽查需要）、采购项目清单、项目招投标资料（根据抽查需要）、采购合同台账、项目合同资料（根据抽查需要）、项目验收资料、财务会计资料、以往检查形成的问题台账、内部监督检查相关资料等等。这些资料提供的准确和及时，也会让外部检查对医院在采购管理水平做出较好的评价。

因此，在日常管理过程中，应当有目的的整理好以上的资料。建议建立采购活动管理平台，利用信息化的手段完成以上资料的收集、归档和管理工作，这样能够在外部检查组要求的时间内提供出相应的资料。

3. 加强管理人员培训

外部检查组进场以后，除查阅资料外，还要和医院的领导、各级管理部门的相关人员进行访谈和询问。在此过程中，管理人员的应对能力不但反映了医院政府采购活动的管理水平，也会影响外部检查组对具体业务合规性、有效性的判断。

因此在日常工作中，加强管理人员应对外部检查能力的培训非常重要。培训内容主要包括医院政府采购方面的制度规定、业务流程、部门职责和分工、历史问题和整改情况等。让管理人员清楚自己的角色定位和职责分工，能够更加从容应对检查组的各类询问，做到既不推诿又能引导其他部门参与回复，有理有据回应检查组关注的问题。

4. 定期开展政府采购自查

外部检查组的检查是为了提升医院采购管理水平，关注发现的问题以及后期的整改情况。内部审计部门可以牵头负责政府采购活动内部控制自我评价工作，通过自评工作发现新问题，形成自查问题台账，协调相关部门立行立改，采取有效措施并建立长效机制。即使被外部检查组发现类似问题，也可以向外部检查组提供自查报告、问题台账和整改措施等资料，以证明医院政府采购内部控制机制在持续、有效地改进。

三、外部监督检查重点内容

以往的审计检查是通过对采购内部控制进行评估、对实际采购业务进行抽查后，结合之前制定的审计标准和依据审计人员的经验，判断问题所在并形成审计报告。由于采购业务的复杂性，即使实施了审计程序，也有可能发现不了被审计单位采购活动存在的全部重大问题。在大数据信息高度共享的时代，外部检查组可以通过以往各种检查更易收集到关于医院采购方面的各类问题，再采用问题导向的方式进行检查。将医院采购活动全过程中可能存在的风险点进行总结和分析，在检查现场按图索骥，直奔主题，使得检查效率更高、效果更加明显。

因此，为了更好地迎接外部检查，医院采购管理相关部门可以重点关注以往外部检查的内容，进行自查自纠。在这个过程中，采购归口管理部门、业务归口管理部门、财务部门、审计部门甚至纪检监察部门要形成合力，如实向医院汇报发现的问题，采取相应的控制措施并制定长效监管机制。外部监督检查重点关注的内容如表 6-2 所示。

表 6-2　外部监督检查重点关注的内容

风险领域	重点关注的内容
采购管理组织建设	（1）是否将政府采购工作纳入"三重一大"事项集体执行决策。 （2）是否成立采购归口管理部门
采购管理制度体系建设	（1）采购管理制度体系是否健全。 （2）采购管理制度体系是否有效。 （3）采购管理制度体系是否得到一贯执行
政府采购管理运行机制	（1）各职能部门负责人、部门内部关键岗位是否进行定期轮岗。 （2）各职能部门之间及内部不相容岗位是否相分离。 （3）采购管理人员是否进行不定期培训
政府采购管理业务流程方面	（1）是否为无预算或者超预算采购。 （2）政府采购需求管理是否按照规定执行。 （3）政府采购项目是否完成采购意向公开，并且在意向公开 30 日后开展采购活动。 （4）属于集采目录内的项目是否执行集中采购。 （5）是否存在不按规定的采购方式实施采购的情况，变更采购方式是否履行审批手续。 （6）是否存在拆分采购项目、规避集中采购和招标规定的情况。 （7）单一来源采购是否按程序进行严格审核，并公示相关信息。 （8）是否按要求在采购活动中建立并实施回避制度。 （9）采购文件是否严格按照相关规定编制。 （10）是否存在未按中标（成交）结果签订合同的情况。 （11）是否在中标（成交）通知书发出之日起 30 内签订合同。 （12）招标文件是否组织专家进行复核论证。 （13）采购进口产品是否严格履行论证、审批手续和有关规定。 （14）是否按合同约定付款，并履行付款审批流程

第一节　医院非政府采购概述

随着简政放权和依法行政的不断推进，越来越多的采购项目不再纳入政府采购范畴，这些项目不需要按照法定政府采购程序实施，极大地提高了采购效率，增加了采购的灵活性。前面章节已经阐述了医院政府采购的全流程，为政府采购活动的有序开展提供了依据。对于医院的非政府采购活动，各个医院的采购管理制度和内控制度有所不同（不同医院非政府采购活动的管理制度和流程请参见本书附录）。本节将对医院非政府采购的范畴和方式、医院非政府采购工作现状以及建议进行阐述。

一、医院非政府采购的范畴和方式

医院非政府采购是指医院除政府采购以外的采购行为。对于非政府采购，医院可以自行采购，也可以委托采购代理机构执行。根据是否委托采购代理机构执行，非政府采购可分为委托采购和自行采购。

医院自行采购的采购方式由各个医院根据采购的相关制度自行制定。采购人要建立和完善内部控制管理制度，强化采购、财务和业务部门的责任，结合采购项目的具体情况，依法选择适用的采购方式，防止随意采用和滥用采购方式。

二、医院非政府采购工作现状

自 2002 年《政府采购法》颁布以来，各级财政管理部门陆续出台了一系列与之配套的法规、规范性文件和技术指导文件，并不断细化政府采购工作管理要求，目前已形成一套完善的、具有较强操作性的招评标管理制度体系。相对于政府采购，非政府采购工作在制度建设、信息公开、人员管理、过程管理等方面都存在一些不足。

1. 制度建设不完善

相对于政府采购比较完善的管理体系和制度体系，非政府采购法律法规的缺位现象在实际工作中较为突出。一般采购人对于日常性的非政府采购项目仅制定了框架性的管理要求，这些要求并未涵盖采购活动中的每一个环节和要素，操作性也不强。采购人员在执行采购活动时，很难做到有章可循，自我解释的空间和随意性较大。同时，在评审过程中，因为没有硬性规定，大部分采购人组织内部人员组成评标小组，且评标小组人员相对固定，当面对不同的采购需求时，不仅专业性无法保证，而且会带来一定的廉政风险。

2. 信息发布渠道受限

对于政府采购项目，所有采购信息和中标信息都会在本级财政部门指定的官方平台上公开。一个专业、公开的信息平台可以为采购人和供应商提供良好的信息公开渠道。例如，上海市的政府采购项目信息都会在"上海政府采购网"上公示，纳入政府采购供应商库的企业都可以结合自身能力来参与政府采购项目。但非政府采购项目却无法通过政府采购管理平台来发布采购信息，这直接导致了能提供服务的供应商往往局限在固定的几家中，不仅供应商参与度低，而且容易形成价格垄断和壁垒。

3. 采购人员专业能力不足

对于政府采购项目，组织采购活动的是政府采购中心和采购代理机构，其工作人员具有很丰富的从业经验，能为采购人策划采购方案、组织实施开标评标。

对于大部分非政府采购项目，都是由医院自行组织采购。采购需求编制和参与评审的专家大多是后勤人员，往往缺少采购相关理论和知识的培训。而对于医院来说，采购的货物和服务专业性非常强，采购人员很难对每一项采购需求都有深入了解和掌握，一旦与业务部门之间缺少充分的沟通交流，就会影响到采购文件的编制，从而造成两个常见的问题：一是技术参数具有明确的指向性，大多数同类产品不能达到所列参数要求，采购失去意义，违反公正性的原则；二是技术参数含糊不清、存在歧义，最终中标产品与实际需求存在差异，无法满足使用要求。

4.供应商管理不到位

在政府采购中，公开透明的信息平台能使供应商受到较为全面的外部监督。而在非政府采购中，采购项目复杂多样，采购人需要管理的供应商库十分庞大，无法对供应商提供的资质和资料进行深入核实。同时，由于信息公开的渠道有限，参与投标的供应商数量较少，在此背景下，供应商之间很容易形成默契，出现"轮流坐庄"和围标的现象。

5.过程性资料不完善

非政府采购由于缺乏相关的制度要求，记录采购各环节执行情况的表单相对较少，一般单位也不会把自行采购的资料进行归档管理，导致后期监管发现问题后，很难回溯当时的情况。

三、规范非政府采购工作建议

相对于政府采购，开展非政府采购工作存在诸多困难，但要保障医院各项业务工作的开展又需要大量非政府采购项目的实施，因此，如何加强非政府采购管理、规范采购行为就是一个急需解决的问题。针对非政府采购工作的现状，各个医院要结合自身的工作特点，制定相关采购管理制度，对非政府采购工作的各个环节提出管理要求，强化过程管理，提高规范性。

1.完善非政府采购制度建设

医院管理者一定要充分认识新形势下非政府采购工作的重要性和严肃性，以及潜在的行政管理风险和廉政风险。要结合自身实际情况，制定一整套覆盖供应商管理、评标专家管理、信息公开要求、评标过程管理、验收管理等全员、全流程、全方位的管理制度。这套制度既要参考政府采购的管理理念，也要充分体现采购工作的可操作性，使得在采购工作中有章可循，降低随意性和自主性。另外，在实际工作过程中可能会遇到制度未约定的事项，应根据事项的重要性和预算金额大小，分别由采购部门、财务审计部门或党委会集体讨论后作出决定，做好书面记录留档备查，避免在整个过程中出现个人决定的现象。

2.优化预算管理

预算金额是衡量采购项目是否属于非政府采购范畴的重要依据，在预算编报过程中，预算编制部门应结合各需求部门的采购项目特点，将相同物资和服务需求进行梳理，采用合并同类项的做法，将年内一部分非政府采购项目合并成政府采购，利用政府采购规范的采购程序、丰富的供应商资源和专业的招标服务提升整个单位的采购规范性。同时，在预算编制和日常经费审批过程中，要严格把关，避免将单项采购任务拆分成多次分批采购以规避政府采购的行为，以此可降低非政府采购工作中的潜在风险。

3. 落实非政府采购的分级分类管理

由于非政府采购项目数量众多、时效性要求较强，在提高非政府采购规范性的同时，也要充分考虑可操作性和采购效率的问题。采购人应结合历年来的采购情况，对本单位的非政府采购项目做进一步的分级分类，本着平衡效率和规范的原则，自行划定采购限额。

4. 加强供应商管理

良好的供应商管理体系是非政府采购项目顺利实施的重要基石，采购中既要有足够的参与者，也不能出现无序竞争的局面。医院根据业务需要，可将供应商分为仪器设备、设备设施维护、办公用品与办公耗材、药品、实验试剂耗材、实验动物及辅料、印刷制作、媒体策划与宣传、信息化建设与运维、后勤保障服务等类别，由供应商根据自身情况进行选择性申报。

结合医院非政府采购工作的特点，对于供应商的管理可以采用两种模式。第一种模式是"准入制"：由供应商结合自身业务领域，向医院递交入库申请，医院对申请供应商的资质情况进行审核，批准后纳入供应商库。第二种模式是"开放制"：在医院官网公布采购信息，投标供应商需提供全面的资质资料。这两种模式各有利弊，前者主要适用于试剂耗材等专业性较强的物资，由于供应商库中的供应商较为固定，且数量有限、日常管理难度较小。后者更适用于标准较为明确的通用型物资，如办公用品等，开放的投标环境能更好地体现出价格优势，但也需要采购部门和采购人员具有更强的专业能力和识别能力。

在日常工作中，两种供应商管理模式可以配合使用。对于质量服务要求高、供应商资质要求严格的项目，如医疗器械、诊断试剂等，应该建立一支稳定可靠的供应商队伍；而通用型产品可以更为开放，积极引入更具有价格优势和服务能力的供应商。当现有供应商库中的供应商无法满足要求时，也可以通过在外网公开采购信息来增加供应商的参与度。对一些响应度低的非政府采购项目，甚至还可以委托代理机构按政府采购的方式进行公开招标。但需要说明的是，非政府采购项目委托代理招标机构执行时，因为需要支付服务费，最终的中标成本也会提高，实际工作中不宜将其作为首选方案。

5. 规范服务类项目和紧急项目采购

医院非政府采购项目主要集中在货物、工程和服务。其中，服务类项目采购相对更为复杂。而且服务类项目多涉及媒体宣传、图文设计、现场活动策划等智力服务，具有很强的主观性，为评审工作带来了很大难度。

解决这一问题可以从两个方面入手：一是如果这是一项常规性工作，每年都要开展，可以参考政府采购，将三年服务期限作为一个整体进行招标，通过扩大标的金额来提高供应商的参与度，但合同中需要约定每年进行续签的评估标准；二是改变评价模式，不以低价为主要标准，由需求科室对投标方案进行集体讨论，共同选择中标方，再由采购部门进行价格谈判。整个过程应有全面的书面记录，同时投标供应商与需求科室的交流也会有助于项目的顺利实施。

另外，针对非政府采购中的紧急采购工作，建立合理、高效的紧急采购制度是保障采购工作顺利开展的重要基础。紧急采购制度中有两个关键点：一是由谁来确认是否属于紧急采购，一般建议由医院的主要领导负责，避免非紧急任务的紧急化采购；二是必须严格控制紧急采购物资的数量，以满足临时使用为原则，如需采购物资数量较大，在紧急采购少量物资外同步启动后续非紧急采购流程，既满足紧急需求，又避免紧急采购中蕴含的行政风险。

6. 加强全员培训和信息化建设

在完善各项相关制度和要求后，业务归口管理部门和采购归口管理部门应做好解读工作，让每一位员工认识到非政府采购工作的重要性和严肃性，充分了解执行过程中的细节要求，从而提高非政府采购工作实施的有效性和规范性。同时，针对非政府采购关键控制点多的特点，医院应推动内部信息管理系统的建设，可以考虑引入政府资源规划（government resource planning，GRP）系统。将整个采购的工作流程，包括预算审批，供应商库管理，投标、评标、招评标信息公开，合同管理，执行验收等纳入 GRP 系统，一方面可以提高执行过程的依从性和规范性，提高整体工作效率，另一方面也可以通过公开来加大过程监督的力度。

由于各个医院非政府采购项目的组织实施流程及采购方式不同，此处不再一一赘述，后文将以案例的形式分享各个医院的非政府采购组织实施流程及采购方式。

第二节　医院非政府采购案例分享

【案例一】

××三甲医院工会通过院内议价采购方式采购2022年度医院在职员工生日蛋糕卡。报名参与本次医院生日蛋糕卡采购的供应商共有6家。经前期审核6家全部符合参与议价资格。经过两轮报价议价，经议价评委小组综合打分，确认满足医院需求且价格适中的一家供应商得分最高，最终成交。

【讨论/分享】院内议价的流程和评选模式是什么？医院工会采购员工生日蛋糕卡是否属于医院非政府采购？为什么？

一、采购活动实施前准备

1. 采购预算编制与申报

医院在职员工生日蛋糕卡是医院工会为员工发放的一项福利，使用资金为工会资金，因此属于医院非政府采购。根据医院员工福利标准，工会作为采购申请部门为员工每人制定180元标准，医院人事科提供在职人员数量。截至2021年12月底，在职员工人数为1066人。由此，工会编制本次生日蛋糕卡采购预算为180×1066＝191880（元）。医院管理制度中规定，单次采购货物低于20万元时可医院自行采购。由于生日蛋糕卡采购预算总额低于20万元，属于医院自行采购范围，故确定采购方式为院内议价，申请科室即工会提起申请，由医院资产管理部审核通过后报医院分管院长审核，最后报医院院长审批，经院长办公会讨论通过后进入医院招采程序。

2. 采购需求调查

医院资产管理部为采购组织实施部门。医院资产管理部与工会负责人沟通，了解工会对本次生日蛋糕卡采购的需求，主要针对价格升值需求、生日卡个性化设计、生日蛋糕品质、供应商资质、员工生日慰问、卡片升级服务条款、结算方式等具体需求进行记录。资产管理部随即在××市范围内对其他单位采购生日蛋糕卡的情况进行调研，同时对××市市场现有生日蛋糕卡服务情况、市场售卖服务较好的糕点公司进行市场调研，并通过两方调研情况进行综合分析。

3. 采购需求制定

在充分了解工会需求和市场现状的基础上，资产管理部根据工会提交的书面具体参数编制招标文件。招标文件中主要包含了院内议价程序、采购内容、评比打分细则表、合同草案的条款以及评定成交的标准等事项。由于员工人数会变化，医院采购公告、招标文件中明确标明，采购生日卡的数量即最终成交人数以实际发放卡数统计。招标文件通过医院内部采购流程进行审批通过后向符合条件的报名供应商发放。

二、采购活动组织与实施

1. 公布信息

医院在医院官网发布了采购信息，公示5个工作日后进行了医院院内议价采购。

2. 供应商报名

根据招标公告中供应商的资质要求审核前来报名的供应商。最终符合报名条件的供应商一共有6家，资产管理部向此6家均免费发放了招标文件。

3. 医院内部议价及信息发布

通过医院内部管理控制流程确定的议价专家小组一共3人，对符合条件的6家供应商所提交的对投标文件、样品、两次报价一起综合打分，得分顺序从高到低依次为顺序成交供应商。打分细则与招标文件保持一致。成交信息在医院官网上进行公示。

4. 合同履行

在成交信息公示1个工作日后，成交供应商与医院签订采购合同。合同中针对具体付款方式、服务细则等详细约定。

5. 资金支付

员工生日蛋糕卡发放与员工生日保持一致，全年均有发生。在保证员工生日蛋糕卡时效性、服务质量的基础上，又不能增加供应商资金压力，在遵守现在××市打造良好营商环境的文件精神要求下，双方约定按照实际发放数量按季度结算费用。

6. 档案管理

本次医院内部议价采购中，未退还未中标（成交）供应商的投标文件。本次所有资料包括议价公告、招标文件、成交公告、成交通知书、现场议价所有供应商两轮报价单、议价评委打分表、合同原件均作为本次院内议价采购档案存放。

【案例二】

××三甲医院办公用桶装水用量大，一天用量达到200余桶，现医院需对全院的桶装水项目进行采购。

【讨论/分享】如何提高此类通用货物或服务零星采购的效率？采购流程是什么？

此类通用货物或服务，是指政府集中采购目录外、分散采购限额标准下的通用货物或服务，一般具有成熟市场价格体系。

对于此类项目，医院制定了集中定点采购程序，确定一家或一家以上定点供应商提供货物服务。在合同有效期内，需求部门可通过谈判与入围供应商签订经济合同。医院严禁以集中定点采购名义妨碍供应商进入政府采购市场。通过集中定点采购，与入围供应商进行价格谈判，确定入围定点供应商，且价格低于市场价30％以上，市场价格10元每桶，送货上门12元每桶，集中定点采购8元每桶送货到各个部门科室，极大降低了采购成本，提高了资金使用效益。

集中定点采购项目流程如图7-1所示。

【案例三】

××三甲医院检验科需采购检验设备，该设备需配套专用试剂耗材使用，且相对于设备预算，专用试剂耗材年使用金额更大。

【讨论/分享】设备配套专用试剂耗材的项目如何采购？如何划分设备和配套试剂耗材的分值占比？

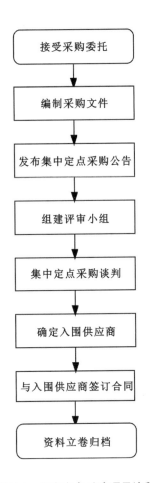

图 7-1　集中定点采购项目流程

一、背景情况

该项目共计 4 家公司报名且均通过资格审查，报价情况如下：

A 公司设备最终报价 3 万元，耗材最终报价 4.2 元；B 公司设备最终报价 0.1 元，耗材最终报价 7 元；C 公司设备最终报价 0.11 万元，耗材最终报价 6.5 元；D 公司设备最终报价 0.1 万元，耗材最终报价 4.6 元。

（1）在投标价格方面，B 公司的设备价格最低（意图用低于设备成本价抢标），但试剂总价格上 A 公司最低，应用我院评标模式进行分析，最终 A 公司的投标价格综合得分最高。若单独考虑设备价格作为打分标准，则缺乏对经济效益的长远考虑。

（2）在商务技术评价方面，A 公司最佳，B 公司次之。

（3）综合多方面因素，综合得分最高的 A 公司为候选中标品牌。

二、对应措施

针对设备配套试剂耗材的项目，根据我院管理部门统计结果，院内多数医疗设备在其使用周期内的配套试剂耗材成本远高于设备本身成本。在既往带有专用试剂耗材的医疗设备采购工作中，某些投标厂商会将设备以明显低于成本价格进行投标以提高其价格得分，试图提高中标概率，但其设备的低价往往伴随的是配套试剂耗材价格的虚高。很长时间内，标榜着"着眼长远"、"追求后期经济利益"的"低价设备＋高价试剂耗材"捆绑销售模式让部分供应商如获至宝并奉为经典。殊不知，供应商追求之"长远"给医院和患者带来的是成本的冗增和负担的加重，此"长远"实则是一种短视。

针对"设备＋配套试剂/耗材"类项目的招标采购评价中"低价设备、高价试剂耗材"隐患，我们采取了如下措施。

（1）"满足采购需求"与"充分市场竞争"协同并重。

在明确使用科室需求的基础上，对拟采购同类设备的品牌、功能、技术参数等进行全面广泛的评估调研。一方面让使用科室充分了解行业技术发展、市场各品牌技术指标与使用需求的契合度，摆脱既有设备使用过程中所形成的老经验、老观念，结合设备预期功能形成既满足使用需求又具有充分市场竞争的采购参数。另一方面通过前期调研、信息公开等手段使各类市场品牌更广泛地参与需求调研评估，严格需求审查，避免技术指标的倾向性及排他性问题发生。

满足需求是实施采购的首要目的，而激活潜在市场因子、充分保障市场竞争才是吹开追逐专用试剂耗材垄断的第一缕春风。

（2）将配套试剂耗材价格纳入设备招标采购价格评价环节。

明确让各供应商在参加设备投标时报出配套试剂耗材等消耗品名称与市场价格，此价格进入设备招标评价环节，从而督促投标人理性报价，抑制低价设备、高价试剂耗材的现象发生。为保证科学设置价格评分标准，我院认真做好了以下"三个明确"，为试剂耗材与设备价格权重设置提供重要支撑。

① 测试配套试剂耗材累计年使用成本。

使用科室根据以往医疗服务数据进行分析评估，管理部门以试剂耗材供应链信息化系统作为支撑，调取设备试剂耗材等使用数据，测算出该设备试剂耗材的年使用成本。

② 明确配套试剂耗材投标价格计算方法。

a. 新进试剂耗材/年使用成本占比差距不大的（±5%及以下），取每人份/测试/配套试剂耗材的单价之和为投标价格。

b. 型号种类较少（15项及以下），年使用成本占比差距较大的（±5%以上），根据配套试剂耗材的年使用成本占比，以单价乘以占比后所得和作为投标价格。

c. 型号种类较多（15项以上），年使用成本占比差距较大的（±5%以上），由高到低选择年使用总成本占比80%以上型号，根据配套试剂耗材的年使用成本占比，以各项单价乘以占比后所得和作为投标价格。

③ 明确不同情况下试剂耗材成本与设备成本价格评分权重。

将设备价格和配套专用试剂耗材累计年用量成本作为评价参考。根据设备管理实际情况和使用科室评估，可知我院临床医疗设备的通常使用寿命为5～8年，其中检验设备的使用频率明显高于一般临床设备。为保证设备的使用性能，设置设备以及配套试剂耗材的累计使用年限为5年，根据试剂耗材年使用成本与设备年折旧成本比值，匹配相应的价格评分权重。

三、采购方式

以上案例采用的采购方式为院内竞争性磋商，院内竞争性磋商指单价或批量预算金额在5万元及以上的采购项目，以及采购前无法准确预估用量选用单价合同管理的试剂耗材/服务类项目。具体流程如下。

采购部门的项目采购经办人接收到管理部门移交的调研资料后进行采购项目的执行。

1. 采购需求管理

项目采购经办人审核采购需求，编制采购实施计划，采购组长审核采购实施计划，明确采购方式、评审方法和风险处置措施。根据管理部门需求调研资料，市场有不少于3个麻醉机品牌参与前期调研，采购能形成市场竞争。故该项目采用院内竞争性磋商方式，评审采用综合评分法进行。

2. 编制采购文件

项目采购经办人根据已通过审核的采购需求和采购实施计划编制采购文件。采购文件内容包括但不限于以下部分。

（1）报价表，包括综合报价表、分项报价表、配置清单、维修配件报价表、耗材报价表、选配件报价表等。

（2）技术参数响应表/服务需求响应表。

（3）商务需求响应表。

（4）投标产品说明书或制造商公开发布的产品宣传资料。

（5）售后服务承诺书/服务方案。

（6）投标供应商关于质保期后维保价格的承诺函。

（7）业绩证明材料，包括主要用户清单及证明文件，证明文件以投标人提供的合同、供货协议、发票复印件/扫描件等文件为准。

（8）知情承诺函，包括采购文件中关于投标人条件、投标纪律、供应商评价标准、投标文件格式要求、设备报价不得低于成本价等要求，投标供应商需出具知情承诺函。

（9）实质性承诺函，包括本项目规定的资格条件要求，投标供应商的违法失信行为信息记录，投标文件的真实性、有效性和合法性，投标供应商不存在行贿行为等要求，投标供应商需对上述承诺的内容事项真实性负责。如经查实上述承诺的内容事项存在虚假，投标公司愿意接受以提供虚假材料谋取中标追究的法律责任。

（10）资质证明材料，包括供应商及生产商的营业执照副本，与本项目相关的证件、证书及实验报告等，产品相关的资质证明文件。

（11）授权书，包括生产厂家的授权，投标人的法定代表人授权（附法定代表人及授权代表人身份证复印件）。

3. 发布采购信息

项目采购经办人在医院官网发布采购信息。医院官网挂网有效期为5个工作日。

4. 资格审查

项目采购经办人接受供应商投标报名，对投标人进行资格审查，对资格审查通过的供应商发送采购文件，并在开标现场进行资格复审。

5. 抽取评审专家

采购部综合岗工作人员按照医院《采购活动评审专家管理办法》抽取评审专家并执行相关保密纪律。本项目按规定在开标前一天随机抽取 5 名评审专家。

6. 组成项目采购小组

项目采购小组由医院采购执行组、评审专家组成。其中，采购执行组组长为采购部部长，组员为采购部副部长、规划财务部物价工作人员、审计办公室采购审计人员，秘书为采购部综合岗组长。

7. 开标评标

医院采购执行组主持磋商工作，评审专家负责技术磋商评审，项目采购小组共同进行价格磋商，根据评审办法形成采购结果候选排序。参与投标供应商具有同等次数的报价机会。

8. 确认中标结果

采购执行组现场复核开标评标流程后，确认中标结果。

9. 公示中标结果

在医院官网公示采购项目中标通知。公示期为 1 个工作日。

10. 签订采购合同

公示期满后，项目采购经办人负责合同拟定，按照《医院经济合同管理办法》签订项目合同。

11. 移交采购合同

合同会签流程完成后，采购部综合岗工作人员负责将采购合同移交管理部门进行合同履约。

12. 归档采购资料

采购部综合岗工作人员负责采购项目资料立卷归档。

【案例四】

某三甲医院需采购Ⅱ型血管塞项目，采购预算未达到分散采购限额标准，经市场调研及公示，能满足科室需求且为进口有注册证的厂家仅一家。本项目拟采用院内单一来源采购的方式执行。

【讨论/分享】院内单一来源采购项目的执行流程是什么？

本项目单一来源采购方式的执行流程如下。

采购部门的项目采购经办人接收到管理部门移交的调研资料后进行采购项目的执行。

一、采购需求管理

项目采购经办人审核采购需求，编制采购实施计划，采购组长审核采购实施计划，明确采购方式、评审方法和风险处置措施。根据管理部门需求调研资料，市场满足采购需求且有医疗器械注册证的品牌仅有一家，故该项目采用单一来源采购方式，评审方式采用会商模式进行。

二、单一来源采购专业论证

项目采购经办人根据通过审查的采购需求资料，组织使用科室管理小组论证单一来源采购理由，并出具专业论证报告。

专业人员不得少于3人，由使用科室管理小组成员组成，专业人员给出相关产品因专利、专有技术等原因具有唯一性的具体论证意见，论证意见应当完整、清晰和明确。

使用科室出具书面专业人员论证意见，充分描述了能满足采购需求且有医疗器械注册证的产品仅有一家。

三、单一来源采购方式讨论

医院采购执行组根据专业论证报告，结合采购需求和采购项目行业/产业发展情况，对拟申请单一来源采购方式的理由和必要性进行讨论，形成同意进行单一来源采购公示的会商意见。

经医院采购执行组讨论后，该项目采购方式符合医院单一来源采购适用情形的第1条要求：使用不可替代的专利、专有技术，导致只能从唯一供应商处采购。

四、单一来源采购公示

项目采购经办人在医院官网上发布单一来源采购公示。公示内容包括项目名称、拟定供应商信息、公示期限、联系方式、专业人员论证意见。公示期不得少于5个工作日，如公示期满无异议，项目采购经办人编制采购公示无质疑证明材料。如公示期满前有异议，项目采购经办人组织使用科室对异议内容进行讨论，若异议成立则应转为其他适用采购方式。

该项目公示期满后无异议。

五、单一来源采购方式审批

单一来源采购方式公示结束 2 个工作日后，结果报采购执行组审批。

六、抽取评审专家

采购部综合岗工作人员按照《采购活动评审专家管理办法》在开标前一天随机抽取评审专家。

七、组成项目采购小组

项目采购小组由医院采购执行组、评审专家组成。

八、议价协商

项目采购小组进行议价协商，形成采购结果。

九、确认中标结果

采购执行组现场复核开标评标流程后，确认中标结果。

十、公示中标结果

在医院官网公示采购项目中标通知。

十一、签订采购合同

项目采购经办人负责合同拟定，按照《医院经济合同管理办法》签订合同。

十二、移交采购合同

合同会签流程完成后，采购部综合岗工作人员负责将采购合同移交管理部门进行合同履约。

十三、归档采购资料

采购部综合岗工作人员负责采购项目资料立卷归档。

第八章
医院紧急采购探讨

第一节　紧急采购及其适用法律

一、紧急采购的定义

紧急采购是指在如抗灾抢险、疫情紧迫、战时动员、急需所需要的货物和设备等紧急状态下，为完成急迫任务而进行的采购活动。

二、紧急采购法律及适用情形

1. 紧急采购法律

《政府采购法》条款中与紧急采购有关的有三处。

第三十条：竞争性谈判采购方式适用情形之一，采用招标所需时间不能满足用户紧急需要的。

第三十一条：单一来源采购方式适用情形之一，发生了不可预见的紧急情况不能从其他供应商处采购的。

第八十五条：对因严重自然灾害和其他不可抗力事件所实施的紧急采购和涉及国家安全和秘密的采购，不适用本法。不适用《政府采购法》，这就意味着不用执行《政府采购法》规定的方式和程序，也就是说，不受《政府采购法》的约束。

2. 紧急采购适用情形

第一种情形是为了应对严重自然灾害和其他不可抗力事件所实施的紧急采购，包括：为了抗击地震、洪水、台风、地质灾害等自然灾害，以及大规模的健康紧急情况（如抗击非典、新型冠状病毒等）；重大安全突发事件（如恐怖袭击、严重犯罪或重大网络安全突发事件）；关键基础设施或设备故障（如关键的医院基础设施失灵）；政治紧急情况（如战争等不可抗力事件需要进行的基础设施、医疗设备等采购活动）。这类采购不适用《政府采购法》，医院可以采用直接采购的方式进行采购。

第二种情形是不属于严重自然灾害和其他不可抗力事件，但属于医院不可预见的或非因医院拖延导致的紧急采购。这种采购采用招标所需的时间不能满足用户的紧急需要。这种情况下，医院可以采用竞争性谈判的方式进行采购。

第三种情形与第二种情形类似，但是可供选择的供应商只有一家。此时可以采用单一来源采购的方式进行采购。

符合以上第二种情形和第三种情形的，如果采购金额达到公开招标的限额标准，应该报财政部门批准后实施采购。

第二节 紧急采购管理体系探讨

一、紧急采购现状和启示

1. 国外紧急采购的主要做法

许多国家在出现紧急情况而导致正常政府采购程序无法进行时，主要按照经济财政部门的行政通令以及行政法院所列判例等内容组织执行，从而在法律上产生联动响应效果，构建起一套较为完整的应急采购管理法律制度。

还有一些国际组织或经济体也围绕紧急采购逐步开展政策尝试，允许紧急情况下缩短申请投标时间和谈判时间，且在极度紧急的情况下允许医疗机构不发布公告直接进入谈判程序；允许各成员方采购实体在出现无法预见的事件所引起的极端紧急状况下采取限制性招标方式，甚至单一来源方式进行采购，并着力缩短等标期、等流程期限，从而确保发生紧急状况时的物资供应。

2. 我国紧急采购管理体系建设启示

（1）建立健全紧急采购法律体系。应加快紧急采购管理法治化进程，将紧急采购相关内容正式纳入到现有政府采购法律体系当中，在细化明晰紧急采购相关规则制度的基础上，完善充实既有政府采购法律体系建设。一是明确紧急采购的适用情形、运行流程及人员与机构配备等系列内容，对突发事件下的哄抬物价等违法行为进行界定、处罚，在弥补既有政府采购法律制度欠缺与不足的同时，为紧急采购管理提供相应法律依据。二是因地制宜地出台相关规章制度。例如：《财政部关于加强汶川地震救灾采购管理的紧急通知》（财库〔2008〕43号）对于汶川地震中紧急采购的适用范围、执行方法、实施原则、验收方法、责任承担、监督管理等作出了系列规定，该规定指出："紧急采购项目可以由采购单位自行以合理的价格向一个或多个供应商直接购买。"。北京、上海、湖北、浙江、山东等省份也出台了各自的紧急采购管理办法，这既与国家简政放权的时代背景相契合，又能够有效提高紧急采购的灵活性与规范性。

（2）完善紧急采购管理运行机制。包括紧急采购的预判与预采购、紧急情况的认定与划分、紧急采购方式与程序、紧急采购中供紧商选择办法、紧急采购的合同管理、紧急采购的信息公开机制、紧急采购的监督检查机制。

二、关于构建紧急采购保障体系的探讨

1. 建立紧急采购预案

首先，医院应结合工作实际出台一个完善的紧急采购预案。所谓预案，就是对可能发生的紧急采购行为的一种事先安排，通常一个完善的紧急采购保障预案应包括指导思想、基本原则、主要任务、物资资源分析、紧急采购领导小组、物资紧急采购分队建设、组织指挥、训练方法、紧急物资采购方式及要求等构成要素。医院一旦拥有了完备的紧急采购预案，就可以保证以最快的速度对紧急采购项目进行响应，使采购效率、采购质量获得可靠保证。

除此之外，医院还可以建立一个紧急物资采购目录。"紧急"的意义在于为应急而做准备。医院可以结合实际对可能涉及的系列紧急采购物资按类别、品目进行梳理，根据平时执行日常采购项目的经验，在每项物资的对应处标注几家信誉较高的供应商。一旦需启动紧急采购，就可以从预案中迅速确定可选供应商。

2. 明确紧急采购操作流程

结合紧急采购的特点，在采购方式选择上，应充分考虑实际，优先采用简易磋商，甚至创新采购方式。在采购流程上，可省去漫长的等标期、公告期等，确定关

键采购流程，比如供应商及货物筛选、专家小组评审、决策小组审批、合同签订、履约验收，必要时实行先结果后公告等流程，加快采购实施进度。

因此，医院在明确紧急采购操作流程的时候可以重点关注以下方面。

（1）医院应明确评审标准及人员。特殊时期可由医院组成紧急采购小组，制定审核要点，负责需求管理。紧急采购小组负责标准制定和货物质量评审，审核供应商营业执照、相关许可证、纳税申报表等证明文件，确保供应商的履约能力。根据审查医疗器械许可证、生产企业卫生许可证、产品备案凭证、卫生许可批件、产品安全评价报告、产品合格证等资质文件，保障所采货物安全可靠。

（2）医院应加强合同履约及验收把关，确保质量。需要制定紧急采购合同范本，并由法务人员对签订的合同进行把关。指定专人或团队负责验收，制定货物验收标准，明确产品规格型号、交付数量、验收结果等细则，保障对接便捷顺畅，做好相应记录。

（3）医院相应部门应做好并保存紧急物资采购的相关资料和记录。紧急物资采购的决策、实施、验收等环节应留有记录，为后续支付、审计等工作提供依据。

第三节 紧急采购案例探讨

一、紧急采购案例分享

【案例一】

1. 案例背景

2020 年初，新型冠状病毒肺炎疫情这一突发重大公共卫生事件突如其来，作为××市新冠肺炎定点收治医院，××医院承担着诊治任务。各类急救设备、测温设备、防护设备面临着时效紧迫、需求激增、采购困难等问题，设备管理中心根据医院应急及采购管理工作制度，立即启动了医疗设备紧急采购预案，执行了多项设备的紧急采购。

2. 案例回顾

为了满足医院各入口人流自动测温的紧急需求，院长办公会及党委会批准紧急采购6套红外体温检测系统。设备管理中心接到医院决议后，立即启动医疗设备紧急采购流程，并上报医院物资管理委员会。经过市场调研及综合考量，物资管理委员会讨论确认本次紧急采购的采购方式为竞争性谈判。

为保证疫情防控医疗设备紧急采购的科学性及专业性，物资管理委员会第一时间组建了新冠疫情医疗设备内部评审专家组，由院感科、传染科、重症医学科、检验中心及护理部等部门负责人组成，共计5名成员。谈判文件由采购小组拟定，物资管理委员会审核。物资管理委员会审定了采购小组会同使用部门拟定的设备技术参数，并充分考虑疫情防控时间的紧迫性，强调了到货安装的时效要求。专家组根据设备的性能质量、供应商资质及服务响应能力等多个方面从满足实质性响应要求的供应商中按照综合评定分值由高到低的顺序提出至少3名成交候选人，并由专家组组长编写评审报告。

医院在对采购信息进行官网公示72小时后，立即召开紧急采购评审会议。由于疫情防控的原因，供应商无法现场递交相关材料并参会，材料收集采用线上电子版文档提交（纸质盖章版文件快递寄出），会议形式也为线上。

评审会议共收到3家供应商材料，分别来自上海、武汉及南京。专家组在详细审阅材料后，认定3家供应商均达到实质性响应要求，在价格及服务因素之外，专家组特别关注产品到货安装时间、安装人员配备等条件。在逐一谈判并打分后，得出此次红外体温检测系统紧急采购的成交候选人顺序。此次评审会议，物资管理委员会全体成员参会，医院纪委、财务及审计部门负责人全程监督。供应商响应材料、评审报告及会议视频资料全部归档。

设备管理中心第一时间将本次采购意向结果在医院官网上公示，公示期24小时。采购结果经院长办公会批准后，设备管理中心在采购合同审签的同时进行设备的安装调试，保证紧急采购设备以最快速度投入"抗疫"一线使用。

【案例二】

1. 案例背景

2021 年，××省特大暴雨灾害（以下简称洪灾）使××医院遭受了重大损失：大水灌进门诊楼和医技检查设备间，导致医院断电、断水、基础设施受损严重，很多大型医疗、信息和后勤等设备因受到大水浸泡而损毁，使医院的各项工作无法正常开展。为快速恢复医院的正常工作，医院采供处根据医院紧急采购管理工作制度，立即启动了医疗设备紧急采购预案，执行了多项设备的紧急采购。

2. 案例回顾

洪灾使医院各院区的彩超设备损毁严重，院长办公会及党委会批准紧急采购 5 台彩超设备。采供处接到医院决议后，立即启动医疗设备紧急采购流程，并上报医院采购领导小组。经过市场调研及综合考量，医院采购领导小组讨论确认本次紧急采购的采购方式为院内自行议价谈判。

为了保证彩超设备紧急采购的科学性、专业性和风险控制，在紧急采购方案实施之前，医学装备委员会审定了医学装备部会同使用部门拟定的设备技术参数，并充分考虑救灾时间的紧迫性，强调了到货安装的时效要求。采购文件由采供处按照院长办公会及党委会确定的采购原则拟定，采购领导小组审核。

采供处第一时间组建了彩超设备紧急采购评审小组，由使用部门、技术专家、医学装备部、医务处等部门代表组成，共计 5 名成员。要求评审小组根据设备的性能质量、价格和到货安装的时效要求等方面进行评审。

由于时间紧迫，采供处直接邀请医院在用的 7 个彩超设备品牌的厂家来院参加彩超设备紧急采购。专家组在详细审阅 7 家厂家的材料后，认定有 5 家达到实质性响应要求，在价格及服务因素之外，专家组特别关注产品到货安装时间、安装人员配备等条件。在多轮议价后，在保障现货供应，可以随时装机的前提下，按照价格由低到高的顺序，推荐出此次彩超设备紧急采购的 3 家拟成交候选人。评审会议由医院监查和审计部门派人全程监督。采供处第一时间将本次采购意向结果上报院长办公会和党委会审批后，医学装备部在采购合同审签的同时进行设备的安装调试，保证紧急采购设备以最快速度投入"救灾"一线使用。

【案例三】

1. 案例背景

2022年初，新型冠状病毒肺炎疫情这一突发重大公共卫生事件形势突变，作为××省新冠肺炎省级定点收治医院，××省公共卫生临床中心承担着全省新冠肺炎患者的诊治任务。各类急救设备面临着时效紧迫、需求激增、采购困难等问题，招标采购管理办公室根据中心应急及采购管理工作等相关规定，首编《省内疫情防控应急采购管理办法（暂行）》，经专家论证后立即启动应急采购程序，紧急执行了多处工程的施工改造。

2. 案例回顾

为了满足中心污水处理符合疫情防控设施设备要求，邀请预防传染领域专家进行风险测试，根据评估结果报中心党委会批准，紧急实施污水站MBR膜更换工程。招标采购管理办公室接到党委会决议后，立即遵照疫情防控紧急采购管理办法，启动紧急采购程序。经过市场调研及综合考量，中心党委会讨论确认本次紧急采购的采购方式为院内紧急洽谈，由招标采购办公室牵头，自行组织采购。

为保证疫情防控工程实施的安全性、科学性及专业性，招标采购管理办公室第一时间组建了紧急采购洽谈小组，由外请专家、招标采购管理办公室、院感科及后勤保障处等部门负责人共5名成员组成。

中心在发布紧急采购公告24小时后，立即召开紧急采购洽谈会议，对供应商提供相应公司资质进行审查。若由于疫情造成部分地区封控，供应商无法现场递交相关材料，则可采用线上电子版文档提前提交、事后纸质盖章版文件快递寄出的方式。

洽谈小组对收到的3家供应商材料详细审阅后，认定3家供应商均达到实质性响应要求，在价格及服务因素之外，洽谈小组特别关注工期、设备质保期、安装人员配备等条件，并就价格进行逐一谈判。按照洽谈文件打分后，得出此次污水站MBR膜更换项目的成交候选人顺序。洽谈会议由医院纪委、财务及审计部门负责人全程监督。供应商响应材料、洽谈报告及会议资料全部归档。

采购结果经中心党委批准后，审计处在采购合同审签的同时，后勤保障处进行施工协调。

二、紧急采购案例讨论

1. 紧急采购存在的主要问题

紧急采购主要存在以下几个方面的问题。

（1）由于未成立专业的紧急采购机构，导致参与紧急采购的人员不稳定，紧急采购管理工作较为混乱，最终造成紧急采购效率低下和质量得不到保证，相应责任无法落实到位。

（2）由于时间紧急且采购人员缺乏专业知识，导致采购人未对紧急采购需求进行必要的测算和论证，造成紧急采购需求不够精确，最终购买的货物、服务和工程可能不能完全适用于采购需要而浪费紧急采购资金。

（3）由于缺乏明确的紧急采购流程制度，导致部分采购人未严格按照有关要求先制作招标文件再采购，而是直接匆忙联系供应商并签订合同开始供货。类似这种先采购后补采购文件的情况频繁出现。

（4）由于紧急采购缺乏必要的竞争机制，导致部分紧急采购的标的价格存在不合理现象，如不同部门同时期采购的相同货物价差过大或较正常市场价格存在明显不合理涨价等。

（5）由于紧急采购缺乏对供应商的监管制度，加上采购人员缺乏专业知识，在紧急采购结束后也没有专人投入履约验收环节，导致对供应商的劣质货物、逾期等情况不能依法追究法律责任。

（6）由于紧急采购缺乏相应的信息公开制度，导致紧急采购缺少细致的信息公开工作，缺乏社会监督。

2. 建立紧急采购体系的建议

（1）建立紧急采购制度。

首先，医院应构建切实可行的紧急采购制度，以保证紧急采购工作能够高效且高质地开展，并规范采购方式、程序、履约、监管、评估等方面的内容。医院紧急采购制度重点应包含以下 6 项内容。

① 成立临时紧急采购小组。

② 建立紧急采购的需求论证制度。

③ 建立紧急采购的程序性制度。

④ 建立紧急采购的公示制度。

⑤ 建立紧急采购的供应商竞争制度。

⑥ 建立紧急采购的监督管理制度。

其次，医院应建立紧急采购的内控机制，在确保采购时效的同时，还应提高采购资金的使用效益，保证采购质量。紧急状态下的采购内控管理内容应包括以下四个方面。

一是明确实施紧急采购的决策机构、负责采购的主体机构及配合机构。明确采购的最终决策机构是单位哪一层次的领导或组织，当负责采购的部门提出采购事项和采购需求时，需要报单位最终决策机构决策。要明确负责采购的责任单位、配合采购的责任单位各自的职责和要求。

二是要明确采购需求的责任单位和配合单位，确定采购品目的名称、规格、数量等采购需求。

三是要明确调整预算或追加预算工作的责任单位和配合单位，根据采购需求申请调整预算或追加预算。

四是明确采购的各流程环节（提出采购需求→调整或申请采购预算→提出采购方式和程序→最终决策层决策→实施采购→签订合同→履约验收→资金支付等）、时间节点、内控要求等。

（2）明确紧急采购的方式和流程。

① 紧急采购方式：对于医院紧急采购，应严格按照紧急政府采购适用情形，采用直接发包、竞争性谈判、单一来源方式较为合适。

② 完善紧急采购审批流程，以××市××医院为例，其紧急采购审批流程如图 8-1 所示。

③ 完善紧急采购实施流程，以××市××医院为例，其紧急采购流程如图 8-2 所示。

④ 完善紧急采购档案管理。

制定紧急采购档案管理制度，建立统一的档案分类标准，完善收集和储存制度，明确档案的借阅主体，防止档案丢失。采购前应该明确哪些资料需要进行归档管理，这样做不仅便于采购人员对负责项目所需的归档文件进行收集和整理，而且能够规范采购人员的采购行为。紧急采购中，采购人员根据制定的采购文件归档范围、分类和保管期限的相关制度来分多个阶段落实资料收集工作，明确在某个过程需要收集什么资料，需要提交什么资料，从而降低采购过程中的人为和管理风险。紧急采购后，加强事后监管，重点检查采购项目的原始档案。采购人员应妥善保管采购档案，为各种监督检查工作提供依据。

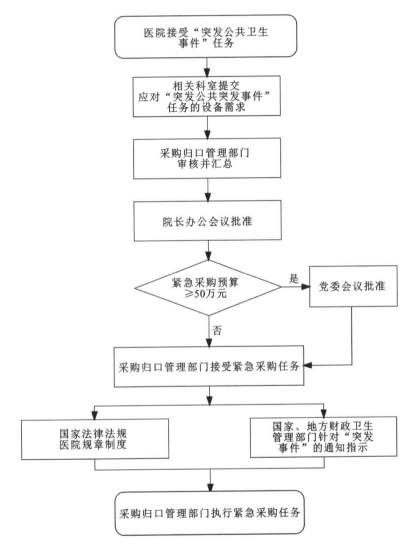

图 8-1　××医院紧急采购审批流程

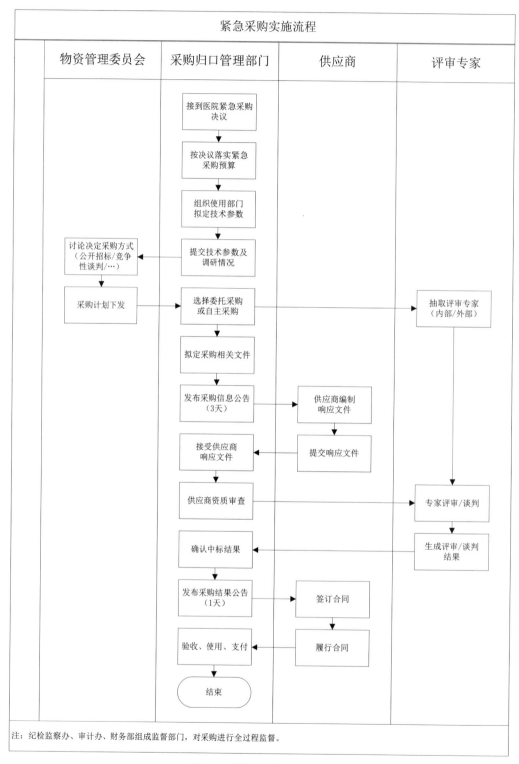

图 8-2 紧急采购实施流程

第三篇 | 医院采购管理内部控制与评价体系建设探讨

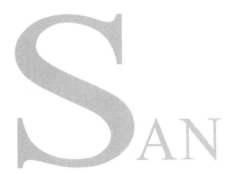

第九章
医院采购管理内部控制建设路径

第一节　医院采购管理内部控制建设概述

一、医院采购管理内部控制的概念

《公立医院内部控制管理办法》中明确了公立医院内部控制的概念，即在坚持公益性原则的前提下，为了实现合法合规、风险可控、高质高效和可持续发展的运营目标，医院内部建立的一种相互制约、相互监督的业务组织形式和职责分工制度，是通过制定制度、实施措施和执行程序，对经济活动及相关业务活动的运营风险进行有效防范和管控的一系列方法和手段的总称。

医院内部控制覆盖了医疗、教学、科研等业务活动和经济活动，采购管理内部控制是其中的一部分。医院采购管理内部控制即是为了实现合法合规、风险可控、高质量发展的目标，根据国家采购法律法规，结合医院自身的特点和要求所建立的一种相互制约、相互监督的业务组织形式与职责分工的制度，是通过制定采购管理制度、采购业务流程和执行程序，对采购活动中存在的风险进行有效防范和管控的一系列方法和手段的总称。

医院应遵照"先预算、后计划、再采购"的原则，通过建立完善的采购管理内控制度体系，明确采购过程中各部门的职责和各关键岗位人员的责任，从而达到维护医院、社会和国家公共利益，控制医院采购成本、节约采购资金、提高采购质量和效益的目标。

二、医院采购管理内部控制的意义

随着医药卫生体制改革的日益深入，公立医院已进入高质量发展的机遇期。为了更好地满足人民日益增长的医疗卫生服务需求，医院每年需要使用财政性资金采购货物、工程及服务类项目。采购活动从采购决策到实施，从采购需求到资金支付，从合同订立到履约验收，无处不蕴藏着风险。若采购制度不健全、采购行为不规范、采购过程不透明、采购结果不公正，将直接影响医院的高质量发展。

2020 年 6 月 12 日，国家卫生健康委员会财务司发布了《国家卫生健康委关于进一步规范和加强政府采购管理工作的通知》（国卫财务函〔2020〕250 号）；2020 年12 月 31 日，国家卫生健康委员会与国家中医药管理局联合发布了《公立医院内部控制管理办法》。上述文件旨在针对医院采购工作中暴露出来的问题、短板和不足，强化依法采购、强化内控、补短板、堵漏洞。

加强采购管理内部控制体系建设，对于有效防范和控制采购活动风险，促进依法行事与推进廉政建设，维护国家、社会公共利益，推动医院持续、稳定、高质量发展有着重要的意义。

三、医院采购管理内部控制的法律依据

1. 招投标相关法律法规

（1）法律：《招标投标法》（自 2000 年 1 月 1 日起施行）。

（2）行政法规：《招标投标法实施条例》（自 2012 年 2 月 1 日起施行）。

（3）地方性法规和部门规章：《评标委员会和评标方法暂行规定》（2001 年发布，2013 年修订）。《工程建设项目施工招标投标办法》（2003 年发布，2013 年修订）。《机电产品国际招标投标实施办法（试行）》（2014 年施行）等。

（4）行政规范性文件：《必须招标的基础设施和公用事业项目范围规定》（发改法规规〔2018〕843 号）、《国家发展改革委办公厅关于积极应对疫情创新做好招投标工作保障经济平稳运行的通知》（发改电〔2020〕170 号）、《国家发展改革委等部门关于严格执行招标投标法规制度进一步规范招标投标主体行为的若干意见》（发改法规规〔2022〕1117 号）等。

2. 政府采购相关法律法规

（1）法律：《政府采购法》（自 2003 年 1 月 1 日起施行）。

（2）行政法规：《政府采购法实施条例》（自 2015 年 3 月 1 日起施行）。

（3）地方性法规和部门规章：《政府采购非招标采购方式管理办法》（财政部令第 74 号）、《政府采购货物和服务招标投标管理办法》（财政部令第 87 号）、《政府采购质疑和投诉办法》（财政部令第 94 号）、《政府采购信息发布管理办法》（财政部令第 101 号）、《政府采购框架协议采购方式管理暂行办法》（财政部令第 110 号）等。

（4）行政规范性文件：财政部关于印发《政府采购进口产品管理办法》的通知（财库〔2007〕119 号）、《政府采购竞争性磋商采购方式管理暂行办法》（财库〔2014〕214 号）、《财政部关于加强政府采购活动内部控制管理的指导意见》（财库〔2016〕99 号）、财政部、工业和信息化部关于印发《政府采购促进中小企业发展管理办法》的通知（财库〔2020〕46 号）、《关于进一步加大政府采购支持中小企业力度的通知》（财库〔2022〕19 号）等。

四、医院采购管理内部控制建设工作步骤

医院在开展采购管理内部控制建设前需做好相关准备工作，主要包括确定组织架构、制定建设方案、开展宣传培训三项工作。

1. 确定组织架构

主要是明确采购管理内部控制建设的内部组织及职责分工，将工作落实到具体部门和具体责任人，为医院内部控制建设和运行提供组织保障。

2. 制定建设方案

主要是明确内部控制建设的总体目标、建设路径、业务范围、工作内容、人员组成等，指导内部控制工作的具体实施。

3. 开展宣传培训

主要是通过开展内部控制理念和知识的培训，以及医院内部宣传，为医院内部控制建设和实施营造良好氛围。

五、医院采购管理内部控制建设工作方案

1. 总体目标

根据医院采购业务的特点、工作流程及原则，医院采购管理内部控制目标如图 9-1 所示。

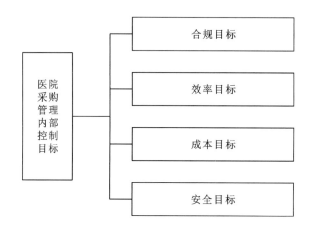

图 9-1 医院采购管理内部控制目标

各目标介绍如下。

（1）合规目标：保证采购业务合法合规。

（2）效率目标：保证采购业务及时高效。

（3）成本目标：在保证采购质量的前提下，降低采购成本，提高资金使用效益。

（4）安全目标：控制业务风险、法律风险，防范廉政风险。

2. 建设路径

医院采购管理内部控制建设既包括单位层面的内部控制，也包括业务层面的内部控制，可参照图 9-2 所示的路径建设。单位层面的内部控制管理是医院对采购管理内部控制的顶层设计，它为业务层面的内部控制提供了基本原则和规范，直接影响业务层面内部控制的有效执行，对保障采购管理内部控制的整体效果发挥着关键作用。

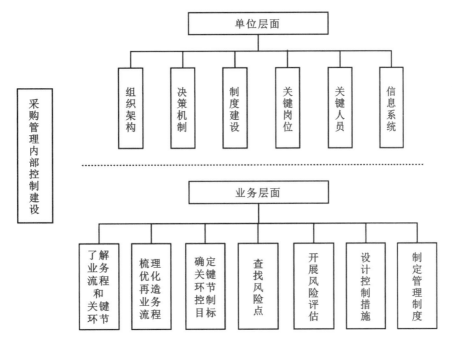

图 9-2 医院采购管理内部控制体系建设路径

第二节 单位层面内部控制建设路径

《公立医院内部控制管理办法》中明确指出，单位层面内部控制建设主要包括：单位决策机制，内部管理机构设置及职责分工，决策和执行的制衡机制；内部管理制度的健全；关键岗位管理和信息化建设等。

实践中，医院应建立合理的采购管理组织架构、采购管理关键岗位，科学配备关键岗位工作人员，建立健全集体研究的议事决策机制。合理的组织架构设置是单位层面内部控制的前提，关键岗位权责分配与关键岗位人员能力为议事决策的有效性提供保障。通过不断完善采购管理制度体系、规范流程，将内部控制流程和采购管理流程的关键点整合进入医院信息系统，做到约束机制健全、权力运行规范、风险控制有力，实现对采购活动内部权力运行的有效制约，为医院采购提质增效。

一、建立采购管理组织架构

医院在单位层面开展采购管理内部控制建设时，应按照合法性、全面性、适应性、制衡性和科学性的原则建立内部控制的组织架构，应当根据职能目标，结合各项具体工作的内容、性质及其之间的关系，在横向上设置机构部门，在纵向上划分管理层次，从而构建一套完整合理的组织架构，如图9-3所示。这样既可保证决策、执行、监督相互分离、相互制约又相互协作，同时还可保障采购工作依法依规进行，提高采购工作的效率。

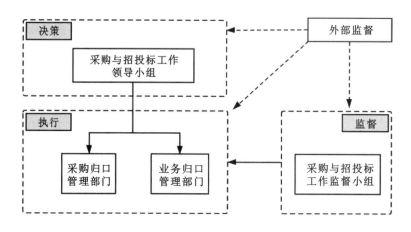

图 9-3　医院采购管理组织架构图

1. 决策

医院应设置采购与招投标工作领导小组，统筹领导医院采购与招投标管理工作。领导小组成员一般由医院党委、行政领导班子成员组成，可下设领导小组办公室，负责具体事务的执行和日常管理。遵照"三重一大"原则，医院依法依规制定议事决策，医院决定大额资金的使用，医院决定大宗设备、基建工程项目的采购以及采购方式的变更等。为提高决策的科学性和有效性，可建立一般决策、领导小组会议决策、院长办公会决策、党委会决策的逐级议事研究的程序。规模较小的医院也可通过党政联席会议议事决策。一般不得采用某项工作专题会议讨论的方式代替"三重一大"决策程序。

2. 执行

采购活动的具体实施由采购归口管理部门或业务归口管理部门负责。

3. 监督

有条件的医院，可由纪检、监察和审计等部门组成采购与招投标工作监督小组。监督小组根据有关法律、法规、规章制度和各自职责对采购活动进行全流程、全方位监督。

二、明确职责分工

组织架构设置后，还应进行职责分工。即采购管理业务决策、执行、监督机构的设置及其三者之间的权责分配。一般来说，决策机构是权力中心，设计是否合理直接决定内部控制的运行效果；执行机构是决策的具体承办部门，设计是否合理直接影响内部控制的执行情况；监督机构是约束决策机构和执行机构的关键，是医院内部控制得以有效实施的重要保障。三种机构设置缺一不可，三者之间的权责分配要合理，并且保证监督机构的相对独立性。

1. 采购与招标投标工作领导小组

（1）统一领导和全面管理医院的采购与招标投标工作。

（2）讨论、审定医院采购与招标投标工作的相关规章制度。

（3）对达到公开招标数额标准的采购项目拟变更采购方式的审核；对未达到公开招标数额标准的采购项目拟变更采购方式的审批。

（4）讨论、决定医院采购与招标投标工作中的重大事项及其他需要决议的事项。

2. 采购归口管理部门

（1）解读、宣传与贯彻采购法律法规及医院相关规定。

（2）制定医院采购管理制度。

（3）依法依规组织实施医院采购活动。

（4）受理、答复医院采购项目的询问和质疑，配合主管部门开展投诉事项的处理。

（5）指导采购限额标准以下的采购活动的开展。

3. 业务归口管理部门

（1）按照医院预算管理要求，提供相关材料向财务部门申报项目预算。对需要报有关部门立项审批的采购项目，按立项审批要求组织材料并申报。

（2）根据批准的预算，组织开展需求调查，编制采购需求和采购实施计划，确定采购意向信息。负责提供采购执行中涉及的采购需求和采购实施计划内容的说明、确认和证明材料。

（3）提供涉及采购组织形式、采购方式变更和进口产品采购等论证、公示和报审等方面的相关证明和支撑材料。

（4）向采购归口管理部门提出采购申请。

（5）配合采购归口管理部门做好采购项目的组织实施和询问质疑答复等工作。

（6）负责草拟采购合同，提交内部审核。

（7）负责供应商履约管理，督促项目执行进度，提出验收申请，参与验收活动。

4. 财务部门

（1）负责组织编报采购预算和采购计划。

（2）合理统筹安排采购项目预算，组织开展预算绩效评价工作。对接联系上级主管预算部门、财政部门的预算管理、国库（支付中心）机构。

（3）审核采购合同中涉及的项目预算、合同金额、支付条件等信息。

（4）操作财政预算管理业务系统，负责本单位的账号密码、数字证书、电子签名和电子印章等的办理、保管和使用。

（5）提出政府采购合同支付申请。

（6）负责政府采购资产管理（有些医院未单独设立资产管理部门）。

5. 资产管理部门

（1）负责医院资产管理相关制度的建设。

（2）负责医院采购资产配置数量、预算金额等审核管理工作。

（3）负责医院通过采购程序取得的资产的接收、登记和管理工作。

6. 内部审计部门

（1）对医院采购活动的合法合规性进行监督。

（2）监督医院采购内控制度的执行，对未执行内控制度的行为进行纠正，提出健全完善内控制度机制的建议。

（3）对接外部审计，组织报送相关资料。

7. 纪检、监察部门

（1）负责采购领域党风廉政建设工作，提出健全完善内控制度机制的建议，加强采购廉政风险防范。

（2）负责监督政府采购活动中相关部门和人员履职尽责情况，并根据相关法纪调查处理违法违纪问题。

（3）负责对接外部巡视、巡察工作，组织报送涉及政府采购的相关资料，组织涉及政府采购问题的整改。

8. 法务部门

（1）负责医院采购活动中的法律风险防范工作，提出健全完善内控制度机制的建议。

（2）负责医院采购行为的合法性审查工作，参与医院内部决策，对项目采购过程中涉及的采购需求、采购文件、委托代理协议、采购合同、询问质疑答复、信访举报处理、配合投诉答复等事项进行合法性审查，出具审查意见。

（3）负责处理采购过程中或合同履约过程中发生的纠纷。

三、制定决策机制

在日常采购活动中，医院经常需要做出各种类型的决策。因此建立科学合理的议事决策机制既是医院的一项基本职能，同时也是医院正确开展采购业务的条件保障。决策不当可能导致业务无法有效开展，甚至给医院带来较大损失。

因此，医院应通过制定议事决策管理制度，明确决策机构的职责权限和人员组成，设定不同级别集体决策事项的类别和审批权限，规范议事决策程序，加强决策过程和结果的管理，来建立健全单位议事决策机制，确保单位决策的科学性和合理性。

目前，公立医院的管理体制多为党委领导下的院长负责制。医院的决策机构通常是院党委会、院长办公会、院务委员会或党政联席会，在议事决策方面一般采用集体讨论的形式进行决策。按照"三重一大"决策制度要求，结合采购项目预算金额、采购事项重要程度、风险防控要求等因素，可将决策程序分为一般决策程序、领导小组会议决策程序、办公会决策程序、党委会决策程序四类。

1. 一般决策程序

（1）部门内部决策，即部门职责范围内的事项，需要部门确认、审核、提交的，由部门根据不同事项确定部门内部决策程序。此环节涵盖大部分决策事项。

（2）部门会签（会商）决策。涉及两个以上部门职责的事项，由牵头部门草拟意见会签（会商），其他相关部门进行决策。此种方式是实现部门之间相互监督、相互制约的重要手段，在部门职责和流程中应由明确责任分工和审核要点。

（3）分管领导审定决策。由牵头部门草拟意见报分管院领导审核签字进行决策。具体决策事项由各医院根据实际情况自行确定，明确相应的标准和要求。比如在一定数额内的采购项目的委托采购代理机构的审批、以医院名义对外报送的文件资料或开展的活动等事项。

2. 领导小组会议决策程序

由牵头部门报采购与招投标领导小组组长同意或由领导小组组长召集，明确审议议题和审议事项，小组各成员单位根据职责对审议事项进行审议、独立发表意见，综合各方意见后作出决策。该决策程序主要适用于纳入领导小组议事范围的决策事项，一般是较为重大且需要集体决策的事项。

具体决策事项由各医院根据实际情况自行确定，主要在小组议事规则中进行明确。如审定医院采购工作相关规章制度、审批未达到公开招标数额标准项目采购方式的变更、项目拟采用单一来源方式采购、一定数额内采购代理机构的选择等重大事项。

3. 办公会决策程序

由牵头部门提交上会议题报医院行政负责人同意或由行政负责人召集，明确审议议题和审议事项，单位行政领导和相关部门对审议事项进行审议、独立发表意见，综合各方意见后作出决策。

具体决策事项由各医院根据实际情况自行确定，主要在院长办公会议事规则中进行明确。如医院年度采购预算的批复、采购预算的调整、一定数额以内的或具有较大社会影响的采购项目的立项、涉及采购内控制度机制的调整变动、采购进口产品、审计反馈问题整改以及需要送党委会议决策的重大事项。

4. 党委会决策程序

由牵头部门提交上会议题报党委负责人同意或党委负责人召集，明确审议议题和审议事项，单位党委领导和相关部门对审议事项进行审议、独立发表意见，综合各方意见后作出决策。涉及的决策事项要纳入党委会议事规则范围，属于单医院最高决策机制，主要是采购工作和采购活动中需要集体决策的特别重大事项。

具体决策事项由各医院根据实际情况自行确定，主要在党委会议事规则中进行明确。如达到一定数额标准或具有较大社会影响的采购项目的立项、涉及采购内控制度机制的重大调整变动、达到一定数额的进口产品采购和单一来源采购、采购预算调整、年度采购预算安排和采购政策落实情况、巡视巡察反馈问题整改以及需要对外报送的重大事项。

值得注意的是，以上事项以及在流程管理中提到的决策事项，仅供读者在制定内控制度过程中参考，实践中不建议降低决策层级。

应合理设置不同决策层级对应的决策事项，在实现内部控制的基础上，要兼顾效率。一般情况下，决策层级越高对应决策事项的数量相对越少。

四、健全制度体系

医院在开展采购活动时，除遵守国家采购相关法律法规外，还应遵守医院采购管理相关制度。医院采购管理制度应根据国家的法律法规，结合医院的自身特点及工作实际制定，内容涉及采购预算和计划、采购需求确定、采购管理、采购验收、质疑投诉处理等方面。制度的建设不是杂乱无章的，而是成体系的。医院在设计采购管理制度体系时，可参考图 9-4 进行。

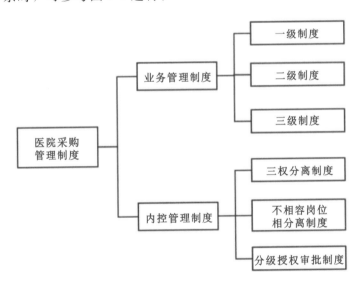

图 9-4　医院采购管理制度体系建设

1. 采购业务管理制度

采购业务层面的管理制度大致可分为三级。

一级制度：由财务及相关部门、采购归口管理部门制定，医院发文的包括《医院采购管理办法》（包含紧急采购）、《医院采购档案管理办法》等。

二级制度：由参与采购活动实施的相关部门制定，医院发文的包括《医院采购管理办法实施细则》《医院采购需求管理办法》《单一来源采购管理办法》《货物与服务分散采购项目管理实施细则》《医院采购质疑与投诉管理办法》等。

三级制度：由业务归口管理部门制定，包括《医疗设备采购管理规定》《医用耗材采购管理规定》《试剂采购管理规定》《后勤保障货物、服务类项目采购管理规定》《信息化建设项目采购管理规定》《科研项目采购管理规定》《建设工程项目管理办法》等。

2. 采购内控管理制度

（1）三权分离制度。根据医院采购管理的特点，科学配置内设机构的职责权限，建立采购决策、执行、监督三权分离的管理制度。

（2）不相容岗位相分离制度。合理设置采购业务关键岗位，配备关键岗位人员，明确岗位职责权限，制定相应的管理制度，以确保采购预算编制与审定、采购需求制定与内部审批、采购文件编制与审核、合同签订与验收、验收与保管、付款审批与付款执行、采购活动的执行与监督检查等不相容岗位相互分离。

（3）分级授权审批制度。医院根据自身实际情况以及分工管理的要求，明确涉及采购业务人员的权限。采购业务活动从项目申请到项目资料归档，各个环节各类人员在其职责权限范围内批准、执行。

五、设置关键岗位

采购管理关键岗位是廉洁风险防控的重要环节。医院应当结合工作实际和采购管理特点，按照权责对等的原则，充分考虑岗位的必要性、科学性、制约性，设置对内部控制目标实现有重要影响的一些关键性岗位。

采购活动的业务部门如医疗设备部门、总务部门、基建部门、信息管理部门等部门的负责人应视为采购管理的关键岗位。与采购活动相关联的主要部门，如采购归口管理部门、财务部门、审计部门、资产管理部门的负责人岗位也应视为采购管理的关键岗位。

同时，还应明确内部控制关键岗位的职责权限，界定职责边界，按照规定的工作标准进行考核及奖惩，建立关键岗位责任制。通过制定组织结构图、岗（职）位责任书和权限指引等内部管理制度或相关文件，使相关工作人员了解和掌握业务流程、岗位责任和权责分配情况，指导相关工作人员正确履行职责。

六、配备关键人员

关键人员是指在医院承担关键岗位工作的人员。关键岗位工作人员应当具备与其工作岗位相适应的资格和能力。医院应严格选人用人程序，对政治素质、道德品质、业务能力等综合考察后，将符合资质要求的人员配备到关键岗位上来，还要遵循回避原则，避免采购活动中可能存在的利益风险。

有效的内部控制体系是以关键人员的专业胜任能力和职业道德水平为基础的，尤其是关键岗位人员的专业技能和综合素质直接影响医院内部控制管理的效果。如果没有专业人才，再科学、再合理的制度设计都难以得到落实。因此，医院应当加强对关键岗位工作人员进行业务培训和职业道德教育，不断提升业务水平和综合素质。

七、嵌入信息系统

随着信息技术的广泛应用，借助信息化来提高运营和服务效率，已成为医院内部控制不可或缺的重要方法，内部控制的信息化已成为一种趋势。《公立医院内部控制管理办法》第二十七条规定："医院应当充分利用信息技术加强内部控制建设，将内部控制流程和关键点嵌入医院信息系统"。

医院将采购流程关键环节及控制目标、主要风险、防控措施等内容贯穿于医院采购管理信息系统，将二者进行深度融合，将内控理念、控制流程、控制方法等要素通过信息化的手段固化到信息系统中，一方面能够减少或消除人为因素影响，保障信息的时效性和准确性，提高不相容岗位分离控制的执行力和授权审批控制的效力，提升采购管理内部控制的工作效率，使医院采购活动规范、高效、安全地运行，从而实现内部控制体系的系统化与常态化；另一方面可以满足监管部门和其他外部相关方信息公开的要求，提高信息公开的效率和效果。

第三节 业务层面内部控制建设路径

医院在业务层面开展采购管理内部控制体系建设时，可按图9-5所示流程进行路径规划。

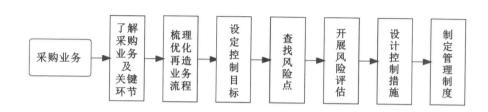

图 9-5　业务层面采购管理内部控制建设路径

一、业务流程调研

调研、了解医院采购业务流程，包括对采购预算编制与申报、采购计划编制与审核、进口产品论证与审批、采购需求调查、采购实施计划编制、采购需求编制与确定、采购代理机构选用、采购方式选择、采购活动组织实施、质疑投诉处理、采购合同签订、合同公告与备案、履约验收、资金支付、资料归档与保存等环节的详细调研。

二、业务流程管理

业务流程管理是指在调研的基础上，以明晰医院当前的采购业务流程为目的，对当前流程进行充分梳理，在梳理清晰的基础上发现问题并进行优化或再造。

业务流程梳理需要遵守以下四项基本原则。

（1）合规原则。

（2）全面性原则。

（3）风险导向原则。

（4）优化原则。

制度优化应重点关注以下几个方面。

（1）各制度是否满足国家法律法规及相关政策规定。

（2）各制度是否与单位的业务实际情况相匹配。

（3）各制度内容是否完整，业务活动各环节是否均有相应规定，是否满足内部控制的要求。

（4）各制度是否有相关配套制度，制度文件内容是否明确了具体执行要求且具有可操作性。

采购业务流程管理是内控管理、风险管理和持续改进等工作的基础。通过对现状进行梳理，可以快速提升流程执行效率；建立清晰的边界，减少部门间的推诿和扯皮；为医院采购管理信息化建设做准备。

通过采购业务流程管理，可建立一系列完备的采购流程文件，包括可视化流程图、流程描述、相关制度文件。有条件的情况下可以实现采购流程电子化管理。通过梳理流程可以知其不足的地方，及时优化和再造，使流程运转的顺畅性、效率和质量得到提升。

采购业务流程管理不仅仅是画流程图，还要深入采购业务现场，实际了解采购业务发生的内外部因素，并集成到流程图中，从而形成后续流程管理改进意见。

三、设定控制目标

通过采购业务流程管理，可以明确采购业务全流程中的关键环节，对关键环节设定控制目标，建立关键环节的监控指标，形成流程管控系统。

四、风险评估

医院通过查找识别关键环节风险点，分析风险的成因，并精确地评价风险的可能性和影响程度。

1. 风险识别

风险识别是风险评估的首要工作，旨在识别医院采购管理全流程各关键环节各项风险点，建立医院风险事项库，为风险分析和评价打下基础。风险识别阶段主要开展如下工作。

资料分析：对医院采购管理组织架构、各部门职能、制度流程等相关资料进行分析，提炼风险信息，了解医院的风险环境，发掘内、外部风险。

现场访谈：对各部门负责人进行现场访谈，结合部门工作职责及业务活动，识别风险点。

整理分类：结合外部政策法规、医院各项采购活动开展情况，进一步识别医院采购业务中的风险，调整和优化风险分类，形成风险事项库。

2. 风险分析

结合医院采购活动的具体情况，对风险事项发生的可能性和影响程度进行分析，划分风险等级，确定风险管理的优先顺序。风险发生的可能性（概率）评分标准如表 9-1 所示，风险发生影响程度评分标准如表 9-2 所示。

表 9-1　风险发生的可能性（概率）评分标准

评分	可能性	说明
5	极高	在多数情况下预期会发生
4	高	在多数情况下很可能发生
3	中等	在某些时候可能发生
2	低	在多数情况下都不太可能发生
1	极低	只有在例外情况下才可能发生，发生的概率非常低

表 9-2　风险发生影响程度评分标准

评分	影响程度	说明
5	灾难性的	对目标实现有重大影响，如发生，将造成极大的损失
4	重大	对目标实现有严重影响，如发生，将造成较大的损失
3	中等	对目标实现有中度影响，如发生，将造成中等的损失
2	轻微	对目标实现有轻度影响，如发生，将造成轻微的损失
1	极轻微	对目标实现不受影响，如发生，将造成较低的损失

3. 风险评价

风险评估是指全面、系统和客观地识别、分析医院采购活动及相关业务活动存在的风险，确定相应的风险承受度及风险应对策略的过程。

根据《公立医院内部控制管理办法》要求，风险评估至少每年进行一次；外部环境、业务活动或管理要求等发生重大变化的，应当及时对采购活动及相关业务的风险进行重新评估。

有条件的医院可以聘请具有相应资质的第三方机构开展采购业务风险评估工作，风险评估结果应当形成书面报告，作为完善采购管理内部控制的依据。

五、风险应对

风险应对是指结合医院内外部环境，在风险分析的基础上，针对存在的风险，提出相应的控制措施。风险应对的策略一般有四种：风险规避、风险降低、风险转移和风险承受。

1. 风险规避

通过改变业务事项的计划，从而消除风险或消除产生风险的条件，以规避风险的应对措施。

2. 风险降低

通过采取措施降低风险发生的可能性或减轻风险事件的不利后果，将风险控制在可承受范围之内。

3. 风险转移

借助外部力量，采取业务外包、购买保险等方式，将风险转移给第三方。

4. 风险承受

对可承受范围内的风险，规避风险、降低风险和转移风险的成本超过风险损失的情况下，不采取任何措施而准备应对的策略。

六、完善内部控制体系

长期以来，各医院在发展过程中，均已建立了很多符合自身实际的采购业务流程、采购管理内控制度。可以说，每个医院都有自己的内部控制，只是各医院内部控制的完善程度不一，缺乏统一的规范标准，有些甚至只是不成文的规则。具体业务层面的内部控制建设工作应按照《公立医院内部控制管理办法》的要求，梳理现有的制度体系、流程体系与控制措施，通过风险评估后的结果，根据应对策略建立相应制度，完善内部控制体系。重点应关注以下几点。

（1）制度是否满足国家法律法规及相关政策规定，制度文件之间是否存在内容重复、相互冲突的现象。

（2）制度内容是否完整，采购业务各环节是否均有相应规定，是否满足医院内控制度的要求。

（3）制度文件内容是否明确了具体执行要求且具有可操作性。

（4）制度是否定期修订更新，授权审批及发布程序是否符合规定。

通过梳理医院采购业务流程，对采购全流程关键环节设定控制目标，旨在明确各关键环节的控制重点和原则，从而能精确地对采购业务主要风险进行识别、分析、评估以及设计控制措施。

第一节　医院采购业务流程及关键环节

医院政府采购业务流程应严格按照国家相关法律法规、各地财政部门的规章执行。医院非政府采购流程，可根据各单位的采购管理办法和内部控制制度来设计，也可以参照政府采购工作流程设计，但相对政府采购流程而言可以简化设计。

本书前文已分享了国内一些医院非政府采购的相关案例，本章主要介绍医院政府采购业务流程及关键环节。

以《湖北省省级政府采购工作规程》制定的政府采购工作流程为例，详见图10-1。不同地区医院可根据当地财政部门的政府采购工作流程，结合医院实际情况，参照此流程予以扩充和具体化，形成符合医院工作实际的政府采购流程。

根据医院政府采购基本流程，结合《公立医院内控管理办法》及政府采购相关政策，确定政府采购流程中的关键环节如下。

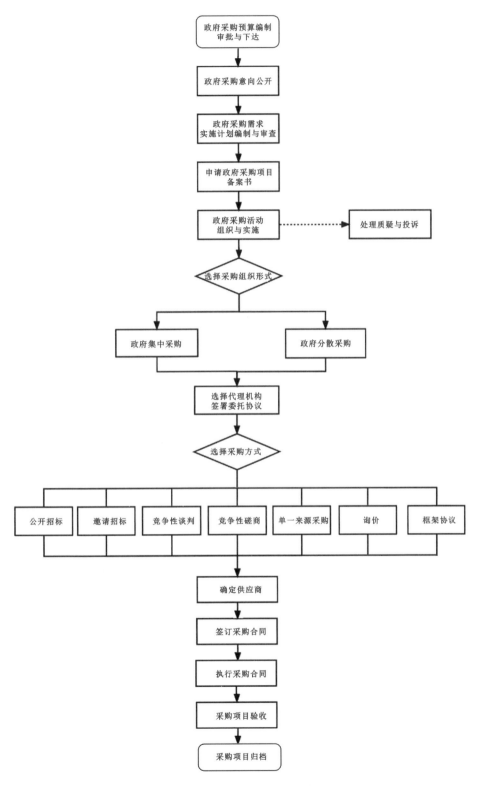

图 10-1　湖北省××医院政府采购流程图

（1）政府采购预算编制。

（2）政府采购需求管理。

（3）政府采购实施计划管理。

（4）采购代理机构管理。

（5）政府采购项目组织实施管理。

（6）询问、质疑答复及投诉处理。

（7）政府采购合同管理。

（8）政府采购履约验收管理。

（9）政府采购档案管理。

第二节　关键环节控制目标

一、政府采购预算编制

政府采购预算编制主要包括以下几个方面内容。

（1）明确预算编制的要求、内容、程序，根据财政部门、上级主管预算部门有关规定，结合医院自身发展及目标编制政府采购预算。

（2）预算编制做到程序规范、方法可行、编制及时、内容完整、项目细化、数据准确、科学合理。

（3）预算编制过程中，医院内部各部门沟通协调充分，确保预算符合医院的年度目标、工作计划以及医院工作实际情况。

（4）实现预算与资产配置相结合，根据工作计划细化预算编制，确保预算方案的审批合法合规。

（5）严格按时间进度编制预算，确保预算草案编制工作在预算年度开始前如期完成。

二、政府采购需求管理

政府采购需求管理主要包括以下几个方面内容。

（1）采购需求遵循科学合理、厉行节约、规范高效、权责清晰的原则编制。严格按照《政府采购需求管理办法》（财库〔2021〕22号）（以下简称《需求管理办法》）的规定及相关法规和医院内部管理规定，对采购标的的市场技术、服务水平等进行充分的市场调查，其价格测算合理，采购需求合法合规，内容完整明确。

（2）采购需求应当符合法律法规、政府采购政策和国家有关规定，符合国家强制性标准，遵循预算、资产和财务等相关管理制度规定，符合采购项目特点和实际需要，应当依据部门预算确定。

（3）采购需求的申请依据充分，且经过授权或审批，并符合医院的实际业务需求。

三、政府采购实施计划

政府采购实施计划主要包括以下几个方面内容。

（1）采购实施计划根据《需求管理办法》以及有关法律法规、政府采购政策和国家有关规定，结合采购需求的特点确定。

（2）采购实施计划编制完成后，采购人按照各级财政部门的要求进行备案。报财政部门备案的采购实施计划具体内容包括采购项目类别（属性）、名称、采购标的、采购预算、采购数量（规模）、采购组织形式、采购方式、委托代理机构安排、采购包划分与合同分包、供应商资格条件、评审规则、合同文本、落实政府采购政策有关内容等。

四、采购代理机构管理

采购代理机构管理主要包括以下几个方面内容。

（1）定期遴选一定数量且符合医院要求的采购代理机构，建立采购代理机构库。

（2）规范采购代理机构的委托流程，根据采购项目特点，代理机构专业领域和综合评价，选择与采购项目相适配的代理机构，确保采购项目质效。

（3）合作期内，加强对采购代理机构的评价考核和监督管理，规范采购代理机构执业行为，提高采购代理机构的工作质量、专业和服务水平。

五、政府采购项目组织实施

政府采购项目组织实施主要包括以下几方面内容。

（1）严格政府采购项目申请审核，规范申请审核程序。

（2）根据政府采购集中目录，合理选择政府采购组织形式，依法执行政府集中采购和分散采购。

（3）根据采购项目属性和特点，选择合适的采购方式。

（4）采购归口管理部门应当根据项目特点和采购需求，规范编制、严格审核并复核采购文件（招标文件、谈判文件、磋商文件、询价通知书等）。

（5）完整、及时地编制各类公告信息，根据具体项目，在规定的媒体上公开发布。涉及国家秘密和商业秘密的除外。

（6）依法组建评审委员会，评审委员会成员由评审专家和采购人代表组成。

（7）采购代理机构从省级以上人民政府财政部门设立的评审专家库中随机抽取评审专家；医院应按专业建立评审专家库，采购人代表从相应专业的评审专家库中随机抽取。

（8）采购代理机构依法组织开标评标、磋商、谈判活动，保证程序公开、公平、公正。

六、询问、质疑答复及投诉处理

医院建立政府采购询问、质疑及投诉管理机制，规范管理，及时有效地处理政府采购供应商的询问、质疑与投诉，避免因处理不当给政府采购活动和医院带来不利影响。

七、政府采购合同

政府采购合同主要包括以下几个方面内容。

（1）规范政府采购合同签订与备案，确保政府采购合同签订符合国家有关法律法规。

（2）加强政府采购合同履行的过程管理。

（3）规范政府采购合同变更程序。

八、政府采购履约验收

政府采购履约验收主要包括以下几个方面内容。

（1）业务归口管理部门建立采购验收制度，明确验收方案及责任人，规范验收程序，使验收工作有章可循、有据可依。

（2）严格按照采购合同对中标（成交）供应商的履约情况开展验收，办理采购验收有关手续，确保出具的采购验收报告真实有效。妥善处理验收过程中的异常情况，并及时解决相关问题。

（3）确保医院资金使用效益，维护医院合法权益。

九、政府采购档案

规范制定采购档案管理制度与程序，明确职责，做到每项采购活动全程留痕、可追溯。

第三节　关键环节主要风险及控制措施

通过上述对政府采购全流程九个关键环节控制目标的介绍，以下将对各个关键环节面临的主要风险和控制措施分别予以描述。

一、政府采购预算编制控制

政府采购预算编制环节的主要风险与相应的控制措施如表 10-1 所示。

表 10-1　政府采购预算编制环节的主要风险与控制措施

序号	主要风险	控制措施
1	预算编制不科学。业务归口管理部门对需求部门提出的采购计划未进行科学论证和审批，盲目申报，与现有的资产配置情况相脱节，存在重复配置、超标配置的情形	（1）应根据医院的目标、使命、愿景等战略规划来确定医院的运营目标，并以该目标为导向部署预算编制工作。 （2）坚持科学发展观，确保既符合国家发展与改革的方针政策，又能关注社会效益和经济效益
2	预算编制依据不充分。没有及时跟进国家相关法律法规变化，预算和年度目标任务相脱离，不符合医院的收支实际情况，影响预算编制的准确率，预算编制与医院实际存在较大偏差	（1）医院财务部门应根据《预算法》及其相关规定，按照"两上两下、上下结合、分级编制、归口审核"的要求规范医院预算编制程序。 （2）按照"先预算，后计划，再采购"的工作流程，遵循"稳妥可靠、量入为出、收支平衡"的原则编制预算

续表

序号	主要风险	控制措施
3	预算编制不全面。在编制预算时存在漏报行为，属于政府采购范围的项目未申报政府采购预算	（1）医院的财政补助收入以及事业收入、经营性收入和其他收入等"自有资金"，均应纳入部门预算管理。 （2）医院财务部门应召开预算编制工作会议，全面解读预算编制政策，明确医院预算编制时间安排和要求，对业务归口管理部门预算编制人员进行预算编制培训
4	预算编制质量不高。预算编制整体时间紧、任务量大、内容不准确，业务归口管理部门编制预算时没有足够时间进行市场调查、研究和论证工作，导致预算编制质量不高	在预算编制前，业务归口管理部门应对采购标的进行调研、论证。对于大型基建工程、大型修缮、信息化项目以及医疗设备等专业性较强的项目，需进行项目评估，结合现有的资产配置情况进行预算编制
5	预算编制不规范。新增资产没有审核机制，未按财政部门要求编制预算，未落实政府采购相关政策	（1）医院应建立和完善新增资产的论证审核机制。业务归口管理部门不能盲目按临床科室提交的采购需求计划编制部门的政府采购预算。 （2）业务归口管理部门应根据地方政府集中采购目录和采购限额标准等要求，将属于集中采购范围的项目单独列出执行集中采购。 （3）应按照财政部《关于印发政府采购品目分类目录的通知》要求，分货物、工程和服务类编制，并细化到具体项目，列明拟采购项目的名称、数量和预算金额等内容。 （4）采购项目名称应明确体现该项目的具体采购内容，不应该有品牌、型号等有倾向性的描述。还应考虑为实现政府采购政策功能预留的采购份额，如专门采购中小企业产品、创新产品、贫困地区农副产品等

二、政府采购需求管理控制

政府采购需求管理环节的主要风险与相应的控制措施如表 10-2 所示。

表 10-2 政府采购需求管理环节的主要风险与控制措施

序号	主要风险	控制措施
1	业务归口管理部门在开展政府采购活动前，未对采购标的的市场技术或服务水平、供应、价格等情况进行充分的市场调查	（1）业务归口管理部门应加强采购需求研究，结合工作实际，建立健全市场调查、专业论证（咨询）、征求意见和内部会商等程序，采用多种方法对采购需求进行充分的市场调查、论证，如通过咨询、论证、问卷调查等方式认真开展需求调查，了解相关产业发展、市场供给、同类采购项目历史成交信息，可能涉及的运行维护、升级更新、备品备件、耗材等后续采购，以及其他相关情况。必要时，可邀请相关专业人员或第三方机构参与咨询论证。 （2）严格按照《政府采购需求管理办法》的有关规定，对于必须开展需求调查的采购项目，如 1000 万元以上的货物、服务采购项目，3000 万元以上的工程采购项目；涉及公共利益、社会关注度较高的采购项目，包括政府向社会公众提供的公共服务项目等；技术复杂、专业性较强的项目，开展需求调查。 注：编制采购需求前一年内，业务归口管理部门已就相关采购标的开展过需求调查的可以不再重复开展。按照法律法规的规定，对采购项目开展可行性研究等前期工作时，已包含上述需求调查内容的，可以不再重复调查；对在可行性研究等前期工作中未涉及的部分，应当开展需求调查
2	（1）采购需求的编制未遵循合规、完整、明确的原则 （2）采购需求编制不符合国家法律法规规定，未严格执行国家相关标准、行业标准、地方标准等标准规范 （3）政府采购项目未落实支持节能环保、促进中小企业发展等政策要求	（1）业务归口管理部门应认真落实采购项目的功能目标、行业标准、技术规格、质量安全、验收条件等采购要求，不得有限制、排斥潜在供应商的参数。 （2）加强对业务归口管理部门的专业培训，提升采购人员合规编制采购需求的能力。可不定期邀请采购管理领域专家或采购代理机构的专业人员，讲解如何合法、合规、合理地编制采购需求，落实政府采购相关政策。 （3）医院采购归口管理部门可提供不同采购项目属性的采购需求编制模板。 （4）加强采购需求论证。有条件的医院，可根据自身情况，对达到一定金额的采购项目邀请专家对采购需求进行论证

序号	主要风险	控制措施
3	采购进口产品时，未严格执行进口产品论证、审批流程	（1）严格进口产品审批。医院应对采购进口产品严格把关，建立进口产品内部审核论证制度。业务需求部门根据工作实际，提出需求的主要参数指标功能，业务归口管理部门应调查国产和进口产品对应的主要参数指标功能情况，如果国内产品能够满足临床需求的，原则上不得申请采购进口产品。国内产品性能基本满足需求，但设备性能、技术水平与进口产品存在差距的，可申请采购部分进口产品。 （2）严格进口产品论证。拟采购进口产品的，业务归口管理部门应按照财政部《政府采购进口产品管理办法》（财库〔2007〕119号）的相关规定，自行组织或委托采购代理机构，邀请5名与采购项目专业相匹配的专业人员（包括一名法律专家）完成进口产品论证工作，报财政部门审批通过后才能采购进口产品。审批未通过的，不得采购进口产品
4	未按《政府采购需求管理办法》的要求开展采购需求审查工作	（1）应根据医院工作实际，明确采购需求一般性审查的范围。 （2）制定一般性审查、重点审查工作流程及相关模板。 （3）明确审查小组成员组成，并严格按工作流程开展一般性审查、重点审查工作，出具审查意见书

三、政府采购实施计划编制控制

政府采购实施计划编制环节的主要风险与相应的控制措施如表10-3所示。

表10-3　政府采购实施计划编制环节的主要风险与控制措施

序号	主要风险	控制措施
1	采购组织形式、采购方式选择不合适。属于政府采购集中目录内的项目未执行集中采购；达到公开招标数额标准的采购项目，采用非招标方式采购	（1）采购政府集中采购目录的项目，必须委托集中采购机构采购。政府集中采购目录以外的项目可以自行采购，也可以自主选择委托集中采购机构，或集中采购机构以外的采购代理机构采购。 （2）达到公开招标数额标准，因特殊情况需要采用公开招标以外的采购方式的，应当依法获得批准

续表

序号	主要风险	控制措施
2	采购包划分与合同分包不合理	采购包的划分或合同分包要按照有利于采购项目实施的原则
3	供应商资格条件设置不合理。供应商资格条件与采购标的的功能、质量和供应商履约能力不直接相关。未落实支持创新、绿色发展、中小企业发展等政府采购政策功能	（1）供应商资格条件的设置应该和采购标的的功能、质量和供应商履约能力直接相关。 （2）业绩情况作为资格条件时，要求供应商提供的同类业务合同一般不超过两个，并应明确同类业务的具体范围。 （3）涉及政府采购政策支持的创新产品采购的，不得提出同类业务合同、生产台数、使用时长等业绩要求
4	采用综合性评审方法的，评审因素未按照采购需求和与实现项目目标相关的其他因素确定，评审因素的设置具有倾向性	（1）评审指标应当是采购需求中的量化指标，评分项应当按照量化指标的等次，设置对应的不同分值。 （2）采购需求客观、明确的采购项目，采购需求中客观但不可量化的指标应当作为实质性要求，不得作为评分项。 （3）需由供应商提供设计方案、解决方案或组织方案，且供应商经验和能力对履约有直接影响的，如订购、设计等采购项目，可以在评审因素中适当考虑供应商的履约能力要求，并合理设置分值和权重
5	未按《政府采购需求管理办法》的要求开展采购实施计划审查工作	（1）制定采购实施计划一般性审查、重点审查工作流程。 （2）审查小组成员严格按工作流程开展一般性审查、重点审查工作，出具审查意见书

四、采购代理机构控制

采购代理机构管理环节的主要风险与相应的控制措施如表10-4所示。

表 10-4 采购代理机构管理环节的主要风险与控制措施

序号	主要风险	控制措施
1	未按一定程序遴选建库	采购归口管理部门参照招标的相关程序，通过公开发布遴选公告、接受采购代理机构报名、发出遴选文件、组织专家评审的方式，择优选择若干符合医院要求的采购代理机构。可以从财政部门的信用评价、处理处罚、监督检查情况、承接类似项目的业绩、执行规范和效率、履约能力评价、软硬件条件、从业人员素质等角度入手，制定择优选择的标准
2	（1）任意或随机选择采购代理机构，未考虑采购代理机构与采购项目的配适度，难以保证采购项目的质量，容易滋生暗箱操作的腐败行为 （2）用资质或代理业务范围不符合代理要求的采购代理机构	采购归口管理部门遴选建库后，应制定委托采购项目的工作机制和流程。可根据采购项目属性和预算金额，制定不同的委托机制和流程，依如下流程委托采购项目。 （1）预算金额较小的，可由采购归口管理部门集体讨论决策，报分管院领导审批后直接委托。 （2）预算金额较大的，可先由采购归口管理部门根据项目属性和预算金额，通知代理机构在规定的时间内提交业务代理业绩，再由纪检、监察、审计、财务、资产管理等部门召开遴选工作会。根据各代理机构提交的代理业绩，结合与医院合作期间项目完成的质效、综合服务能力及诚信等情况，从高到低进行排序；按采购项目数量"N＋1"确定代理机构候选名单。承办部门再从候选名单中随机抽取此次拟委托的代理机构。若有两个及两个以上项目，采用双随机方式抽取，即随机抽取代理机构、随机抽取采购项目。 （3）预算金额特别大的，由采购归口管理部门呈报采购与招投标委员会，以公开招标方式面向社会遴选本项目代理机构
3	未对采购代理机构的代理行为进行评价考核，可能导致采购代理机构采购项目质量不高或工作效率低下或以不正当手段获取采购代理业务，与供应商恶意串通操纵采购活动	根据财政部《政府采购代理机构管理暂行办法》（财库〔2018〕2号）等规定，结合医院实际情况，制定采购代理机构评价考核及监督管理办法。对采购代理机构的内部管理、业务操作、参加业务测试和专业培训等情况进行量化管理。在日常代理业务活动中发现的问题，对照考核办法的相应条款予以扣分，表现优异的给予加分。一个记分周期满后，采购代理机构分值不足考核办法规定的，停止委托代理业务

续表

序号	主要风险	控制措施
4	未按规定签署委托代理协议	（1）采购归口管理部门根据采购项目的委托事项，与采购代理机构签署委托代理协议，协议内容包括代理采购的范围、委托权限、期限及代理费用等。委托代理采购的范围由采购归口管理部门和采购代理机构协商确定，采购代理机构的主要职责包括编制采购文件，发布采购公告，发售采购文件，接收供应商投标/响应文件，组建评审委员会，组织开标、唱标、评标/谈判/磋商，发布采购结果公告，发出中标（成交）通知书，处理询问、质疑答复。另外，还可以根据医院工作实际，委托采购代理机构协助采购需求和采购实施计划编制、履约验收等工作。 （2）委托代理协议可以按年度签署，也可以采取"一项目一委托"的方式，即一个项目签订一份委托代理协议

五、政府采购项目组织实施控制

政府采购项目组织实施环节的主要风险与相应的控制措施如表 10-5 所示。

表 10-5 政府采购项目组织实施环节的主要风险与控制措施

序号	主要风险	控制措施
1	采购项目未按规定申请，未完成审批程序	（1）采购归口管理部门应建立项目负责人制，加强对政府采购项目申请的审核与审批工作。 （2）项目负责人审核应重点关注： ① 采购项目申请表填写是否规范； ② 是否按要求对采购标的进行充分市场调查； ③ 采购进口产品是否进行论证、获财政部门审批； ④ 采购需求及相关资料提交是否完整等。 （3）项目负责人编制项目申报审批信息表，部门内集体讨论后，报分管院领导审批（项目申报审批信息表包括：项目名称、预算金额、立项依据、选择采购组织形式和采购方式、委托采购代理机构依据等内容）

序号	主要风险	控制措施
2	采购组织形式选择错误，属于政府集中采购目录内的项目，未委托集中采购机构采购	（1）政府集中采购目录内的项目，应委托集中采购代理机构完成。由采购归口管理部门按照集中采购机构的要求对接、办理项目委托事宜。 （2）集中采购目录外、分散采购限额标准以上的项目，可委托服务质量好、执业规范、专业能力强、履约评价优秀的采购代理机构；也可由医院自行组织开展政府采购活动，但应当符合一定的条件：有编制采购文件、组织采购的能力（场地、设备等），以及有与采购项目专业性相适应的专业人员的能力。医院自行组织采购的，应当由采购归口管理部门会同财务、业务、审计、纪检、监察等部门组建采购小组，按照政府采购法律法规规定开展采购活动
3	采购方式选择错误	采购归口管理部门应当根据《政府采购法》规定的条件，结合项目特点、预算金额和采购需求，确定适宜的采购方式。 （1）公开招标应作为政府采购的主要采购方式。当单项或批量采购金额达到公开招标数额标准及以上的项目，应当采用公开招标方式采购。 （2）采购需求客观、明确且规格、标准统一的采购项目，如通用设备、物业管理等，一般采用招标或询价方式采购。采购需求客观、明确，且技术较复杂或专业性较强的采购项目，如大型装备、咨询服务等，一般采用招标、谈判（磋商）方式采购。不能完全确定客观指标，需由供应商提供设计方案、解决方案或组织方案的采购项目，如首购订购、设计服务、政府和社会资本合作等，一般采用谈判（磋商）方式采购
4	达到公开招标数额的货物、服务项目，因特殊情况需变更采购方式的，未报财政部门批准	达到公开招标数额标准的货物、服务项目，如因特殊情况需要采用公开招标以外的采购方式的，应在采购活动开始前，报市、自治州级以上人民政府财政部门批准

序号	主要风险	控制措施
5	单一来源采购方式选择错误	（1）应坚持从严从紧的原则，审慎选择单一来源采购方式。对只能从唯一供应商处采购的，应当严格按照《政府采购法实施条例》第二十七条"因货物或服务使用不可替代的专利、专有技术，或公共服务项目有特殊要求的，导致只能从某一特定供应商处采购"的规定情形，结合项目实际，论证供应商的唯一性，即全国范围内只有唯一供应商能够满足需求。 （2）业务归口管理部门负责组织或委托采购代理机构组织，不少于3名与项目专业相关的专业人员（非本单位、非潜在供应商及其关联单位人员），对照单一来源采购的适用情形，围绕业务需求部门提出的采购需求，对供应商的唯一性进行完整、清晰的阐述，提出明确的建议；将专家论证意见及征求意见公示材料在各省、市政府采购网发布并公示（不少于5个工作日）；若收到异议，应组织补充论证，论证后认为异议成立的，依法采取其他采购方式；论证后认为异议不成立的，应将异议不成立的论证意见再次进行公示，并将相关情况告知提出异议的供应商，再次公示，直至无异议为止。 （3）若各省市有关于单一来源采购的相关规定的，应按其规定执行。 （4）医院应根据国家及省市相关规定，制定符合医院实际的《单一来源采购管理办法》，严格单一来源采购的论证、审批
6	采购文件编制不合规，存在违反法律法规、强制性标准、政府采购政策，或违反公开透明、公平竞争、公正和诚实信用原则的条件及相关评审标准	（1）采购文件的编制要严格执行政府采购相关制度规定和程序要求。采购需求应当符合国家法律法规规定，执行国家相关标准、行业标准、地方标准等标准规范。 （2）政府采购项目应落实促进中小企业发展、支持监狱企业发展、促进残疾人就业、采购节能产品、环境标志产品等政府采购政策。如：拟采购的产品属于节能产品或环境标志产品品目清单范围的，应当对获得节能产品、环境标志产品认证证书的产品实施优先采购或强制采购。采购文件中应当载明对产品的节能环保要求、合格供应商和产品。 （3）采购代理机构、业务归口管理部门、采购归口管理部门内部应严格审核采购文件，实行"三方审核制"。采购文件严禁设立排他性、指向性技术参数和指标，严禁设置不合理和歧视性准入条件排斥潜在供应商参与政府采购活动。 （4）对于采购文件，有条件的医院，可组织专家对文件进行复核论证。专家组应当由5名（含）以上单数人员组成，其中包括一名法律专家，医院工作人员不得担任复核论证专家。根据专家复核论证意见，业务归口管理部门要组织完善招标文件，并以书面形式确认

序号	主要风险	控制措施
7	未按政府采购公告和公示信息规定的格式、程序和时限等要求进行公告	（1）业务归口管理部门、采购归口管理部门应对采购代理机构拟定需要发布的信息内容进行审核、确认，重点审核公开内容的要件是否齐全、时间是否及时、发布渠道是否正确。 （2）业务归口部门协同财务部门，按照《关于开展政府采购意向公开工作的通知》（财库〔2020〕10号）的要求，公开具体采购意向，包括采购项目名称、预算金额、采购需求概况、预计采购时间等。采购意向按项目公开，公开时间原则上不得晚于采购活动开始前30日。 （3）采购代理机构应当按照财政部《政府采购公告和公示信息格式规范（2020年版）》（财办库〔2020〕50号）编制政府采购公告信息，规范填写各项要素。 （4）对应当纳入涉密政府采购管理的项目，严格执行涉密政府采购管理规定
8	采购代理机构未在政府采购评审专家库中随机抽取评审专家，且该回避的评审专家未回避	（1）除国务院财政部门规定的情形外，采购代理机构应当从政府采购评审专家库中随机抽取评审专家。参与进口产品论证、采购文件复核论证的专家，应予回避。对技术复杂、专业性强的采购项目，通过随机方式难以确定合适评审专家的，经主管预算单位同意，医院可以自行选定相应专业领域的评审专家。 （2）采购代理机构应依法组建评审委员会。评审委员会由采购人代表和评审专家组成，成员人数应当为5人以上单数，其中评审专家不得少于成员总数的2/3。采购预算金额在1000万元以上、技术复杂、社会影响较大的采购项目，评审委员会成员人数应当为7人以上单数
9	采购代理机构组织实施政府采购活动程序不到位、不规范	加强对开评标及定标环节的管控。 （1）开标环节。 ① 委托采购代理机构的采购项目，开标由采购代理机构主持，开标的时间应遵照招标文件确定的提交投标文件截止时间的同一时间进行。开标地点应当为招标文件中预先确定的地点。有效投标人不足3家的，不得开标。 ② 采购代理机构应遵循采购文件密封性检查、开标、唱标的程序进行，医院采购归口管理部门、业务归口管理部门、纪检、监察等部门可委派工作人员参加，评标委员会成员不得参加开标活动。 （2）评标环节。 ① 采购代理机构在评审开始前，应告知评审专家应当回避的情形。评审专家不得参加与自己有利害关系的政府采购项目的评审，应主动提出回避。

序号	主要风险	控制措施
9	采购代理机构组织实施政府采购活动程序不到位、不规范	② 评审专家名单在采购环节保密，在公布中标、成交结果时公开，接受社会监督。 ③ 采购代理机构组织评审委员会推选评审组长，采购人代表不得担任组长。 （3）定标环节。 ① 采购代理机构应当自评审结束之日起两个工作日内将评审报告送交医院。 ② 医院应当自收到评审报告之日起五个工作日内，在评审报告推荐的中标（成交）候选供应商中按顺序确定中标（成交）供应商。 ③ 采购代理机构应当自中标（成交）供应商确定之日起两个工作日内，发出中标（成交）通知书，并在省级以上人民政府财政部门指定的媒体上公告中标（成交）结果，招标文件、竞争性谈判文件、询价通知书随中标（成交）结果同时公告

六、询问、质疑答复及投诉控制

政府采购询问、质疑及投诉环节的主要风险与相应的控制措施如表 10-6 所示。

表 10-6 政府采购询问、质疑及投诉环节的主要风险与控制措施

主要风险	控制措施
询问、质疑与投诉处理不及时、不规范，无法保护医院和投标人的合法权益，影响政府采购公信力	（1）医院建立政府采购项目询问、质疑与投诉管理机制，坚持依法依规、权责对等、公平公正、简便高效原则。 （2）采购归口管理部门负责牵头处理采购项目的询问、质疑与投诉工作，业务及其他相关部门、采购代理机构应配合采购归口管理部门在法定时间内完成询问及质疑的答复工作，同时向监察部门报备。答复中形成的各种文件由采购归口管理部门进行归档和保管。 （3）明确询问、质疑答复工作的流程。采购归口管理部门应及时对供应商提出的询问作出书面答复，答复内容包括采购项目相关情况说明、法律依据等。 （4）采购归口管理部门和采购代理机构按照《政府采购质疑和投诉办法》（财政部令第 94 号）的要求处理质疑投诉有关事宜

七、政府采购合同控制

政府采购合同管理环节的主要风险与相应的控制措施如表 10-7 所示。

表 10-7　政府采购合同管理环节的主要风险与控制措施

序号	主要风险	控制措施
1	未在规定的时间内与中标（成交）供应商签订政府采购合同以及完成合同备案工作	（1）规范政府采购合同签订和备案的过程，确保合同签订合法合规。除发生不可抗力外，业务归口管理部门或采购归口管理部门应当在中标（成交）通知书发出之日起三十日内，与中标（成交）供应商签订书面政府采购合同。 （2）政府采购合同自签订之日起七个工作日内，医院将合同副本报同级财政部门备案
2	政府采购合同文本内容不完整，存在重大疏漏，可能导致医院合法权益受到侵害	（1）建立合同文本拟定和审核机制，确保合同文本的形式和内容规范合理。合同类型按照《中华人民共和国民法典》规定的典型合同类别，结合采购标的的实际情况确定。国务院有关部门依法制定了政府采购合同标准文本的，应当使用标准文本。 （2）采购项目涉及采购标的的知识产权归属、处理的，如订购、设计、定制开发的信息化建设项目等，应当约定知识产权的归属和处理方式。医院可以根据项目特点划分合同履行阶段，明确分期考核要求和对应的付款进度安排。对于长期运行的项目，要充分考虑成本、收益以及可能出现的重大市场风险，在合同中约定成本补偿、风险分担等事项。 （3）合同签订前，合同文本应当经过医院聘请的法律顾问审定
3	中标（成交）供应商未经医院同意，擅自变更、中止或终止采购合同	（1）建立合同变更机制，规范合同变更程序。根据需要及时补充、转让，甚至解除合同。 （2）签订补充合同的，必须符合《政府采购法》第四十九条规定，即合同履行过程中，需追加与合同标的相同的货物、工程或服务的，在不改变原合同其他条款的前提下，可与供应商协商签订补充合同，但所有补充合同的采购金额不得超过原合同采购金额的 10%。同时，要重新申请采购预算、申报采购计划、进行补充合同公告及备案

八、政府采购履约验收控制

政府采购履约验收环节的主要风险与相应的控制措施如表 10-8 所示。

表 10-8 政府采购履约验收环节的主要风险与控制措施

序号	主要风险	控制措施
1	采购验收管理制度不健全，未根据采购项目制定验收方案	建立健全采购验收管理制度，完善细化验收方案。组织项目验收时，应根据项目特点量身制定验收方案，明确履约验收的时间、方式、程序等内容，规范各类采购项目的验收标准、方法及程序
2	验收小组设置不合理；验收人员专业能力不足，未发现或未妥善处理验收过程中出现的问题	（1）可由业务归口管理部门、财务部门、监察部门 3 人以上组成验收小组。但直接参与采购需求编制、评审的工作人员不得成为验收小组的负责人。业务归口管理部门也可邀请参加本项目的其他供应商或第三方专业机构及专家参与验收。 （2）验收不合格的项目，应当依法及时处理。中标（成交）供应商在履约过程中有政府采购法律法规规定的违法违规情形的，医院应当及时报告本级财政部门
3	未严格按照采购项目的验收标准进行验收	严格办理验收手续，验收小组按照采购合同的约定对中标（成交）供应商的履约情况进行验收。验收时，应当按照采购合同的约定对每一项技术、服务、安全标准的履约情况进行确认。技术复杂、社会影响较大的货物类项目，可以根据需要设置出厂检验、到货检验、安装调试检验、配套服务检验等多重验收环节；服务类项目，可根据项目特点对服务期内的服务实施情况进行分期考核，结合考核情况和服务效果进行验收；工程类项目应当按照行业管理部门规定的标准、方法和内容进行验收

序号	主要风险	控制措施
4	验收报告出具不规范，履约验收各项资料未存档	（1）规范出具验收报告。验收结束后，应当出具验收报告，列明各项标准的验收情况及项目总体评价，验收报告由验收小组共同签字确认，验收小组成员的个人验收记录和个人验收意见作为验收报告附件。 （2）验收结果应当与采购合同约定的资金支付及履约保证金返还条件挂钩。履约验收的各项资料应当存档备查

九、政府采购档案控制

政府采购档案管理环节的主要风险与相应的控制措施如表 10-9 所示。

表 10-9　政府采购档案管理环节的主要风险与控制措施

序号	主要风险	控制措施
1	采购档案管理制度不健全、不规范	（1）依法制定采购档案管理办法，建立档案审核、立卷、归档、储存和管理的制度，规范档案归档、保管和销毁程序，明确档案管理工作人员职责。 （2）统一采购项目归档范围：在采购活动过程中形成的文字材料、图纸、图表及音像资料等，包括纸质、磁盘、光盘等不同媒质载体的各类记录。档案应按照年度编号顺序进行组卷，卷内档案材料按照政府采购工作流程的顺序排列，依次为项目立项准备、项目招标、项目开标、项目评审、招标结果、项目合同、项目验收的文件资料及其他资料。 （3）建立档案查（借）阅制度。采购档案不得随意查阅或借出，如有特殊需要，必须办理查（借）阅登记手续，在"采购档案登记簿"上注明查（借）阅人姓名、部门或单位，以及查（借）阅时间、内容。借阅应规定一定的时限，借阅人对借阅期间档案的真实性、完整性负责，归还档案时，确保档案资料完整无损。查阅人如需要复印档案，必须报领导批准同意后，由档案管理人员复制，并在登记簿上注明复印内容及档案的具体卷号、页数

序号	主要风险	控制措施
2	未设置专门的采购档案室，缺乏专业以及专门的工作人员对采购档案进行管理	（1）设立专门的档案室，符合安全等级要求，配备档案密码架，室内应有良好的通风系统，做好防虫、防潮、防火、防盗工作。 （2）要创造学习条件，组织档案管理人员学习《政府采购法》《档案法》等法律法规，不断提高档案管理人员政治素质和业务技能。 （3）采购项目档案从采购结束之日起至少保存15年。 （4）档案实行专人专管，档案管理员调离工作时，应严格办理档案交接手续
3	对于保管期满的采购档案未经批准，擅自销毁	对于保管期满的采购项目档案，应按规定程序销毁

第十一章
医院采购管理评价体系建设探讨

本章根据《关于推动公立医院高质量发展的意见》《三级医院评审标准（2020年版）》《公立医院内部控制管理办法》《财政部关于加强政府采购活动内部控订管理的指导意见》等文件内容，结合工作实际，初步拟订了医院采购管理评价体系的基本框架。由于时间原因，具体指标及各指标权重还需调研后完善。

医院采购管理体系使医院采购工作按照医院内控要求执行，医院采购管理评价体系的建立则是对医院采购工作是否合法合规、资产配置是否经济有效、医院各部门对医院采购满意程度如何的评价。医院采购管理体系的评价可以有效防范舞弊和预防腐败，提高资源配置和使用效益，从而增强医院内部管理控制水平，最终提高医院运营管理能力。

第一节 建设步骤

一、确立建设目标

通过医院采购管理评价系统科学设计，实现将医院采购全过程、全员、全领域覆盖，并对其进行科学、实际、实效的量化。利用信息化手段对量化数据在各阶段抓取、整理、分析，最终使医院采购管理工作各阶段实施情况得到绩效评估。绩效评估结构及时反馈到相关科室及医院领导班子，为医院内部控制管理、医院经济运营等提供数据支持，并为医院持续改进各项服务提供依据，实现医院整体绩效提升、社会公众对医院满意度提升等目标。

二、构建组织架构

医院采购管理评价体系应实行医院、职能部门、科室多级联动的架构。部门各司其职，高效协作，形成全面、全程、协同、常态化的创新式的评价管理工作模式。

根据《公立医院内部控制管理办法》《大型医院巡查工作方案（2019—2022年度）》等文件中的要求，医院应设置独立的内部审计工作机构，作为采购管理评价工作实施的具体职能部门，并配置 2 名以上专职审计人员，定期开展评价工作。

以规范采购活动及相关业务活动有序开展为主线，突出重点领域、重要事项、关键岗位的流程管控和制约机制，建立与医院治理体系和治理能力相适应的、权责一致、制衡有效、运行顺畅、执行有力的内部控制体系，规范内部权力运行、促进依法办事、推进廉政建设、保障事业发展。

三、建立规章制度

医院采购管理评价工作的具体实施职能部门应建立评价工作相关制度及流程，设立科学量化指标，发现问题能及时反馈、持续整改，做到评价工作有章可循。

制定的制度及流程要充分涵盖医院采购管理所有情形评价，并能根据实际情况进行弹性调整，通过评价工作查找根本原因和主要影响因素，指导下一步工作。

四、制定评价指标

医院采购管理评价体系中量化指标制定须全面考虑以下几个方面：采购管理工作的合法、合规、合理性评价；采购管理工作效率评价；医院各科室满意度；采购管理工作人员知识更新速度；信息化程度评价等。通过考虑上述几方面对采购管理工作的影响，赋予各自的权重，作为二级指标。对每个模块分别设置三级指标赋予分值，由执行到具体科室、具体流程操作人员进行分值评估，最终得到评价量化分值。

1. 合法合规性评价

（1）预算编制情况，无预算不采购。

（2）采购需求调研情况，1000万以上货物和服务项目、3000万以上工程项目必须有需求调查。

（3）采购公告发布情况，公示时间符合法律法规要求。

（4）采购项目情形适宜法律规定的合理采购方式。

（5）采购文件编制符合法律法规要求，包含需求参数、评审细则、合同草案等应包含内容。

（6）合同编制与采购需求与采购结果保持一致。

（7）项目验收及时完成，验收质量达标。

（8）采购活动中的质疑与投诉处理合法合规。

（9）采购全过程全流程审核审批全部按照规定执行。

（10）采购完成后档案及时归档，并完整保存。

2. 医院科室满意度调查

（1）临床科室、医技科室、行政后勤科室（下面简称各科室）对医院采购管理工作中采购需求响应情况的满意度调查。

（2）各科室对医院采购管理工作响应时间是否及时的满意度调查。

（3）各科室对医院采购管理工作人员，在日常工作中就采购法律法规和政策的答疑、支持、指导情况进行满意度调查。

3. 医院采购相关人员继续教育培训情况评价

（1）是否定期学习新出的法律法规、定期充电。

（2）是否定期对各科室进行采购相关的法律法规培训及宣讲。

（3）是否积极调研各科室提交的新业务所需的新设备，从而保证医院医教研工作的硬件配置具有前瞻性。

（4）是否积极学习当地政府采购平台，是否熟练掌握电子卖场、政府云平台、协议定点等平台的使用，实现工作中无缝衔接。

4. 医院采购管理工作信息化评价

（1）医院采购管理工作信息化程度测评。

（2）医院采购管理审批流程是否实现电子化，全程可在软件中操作，且数据可永久保存，所有采购流程设置与法律法规相适宜，如无预算不能报采购计划、公示时间未到不可提起下一项流程、数据云备份等。

（3）是否运用大数据创新医院服务理念和服务方式，充分运用大数据技术抓取重要监测数据进行提前预警。

5. 医院采购管理工作效益评价

（1）医院大型医疗设备效益分析。

（2）固定资产购置、调配、出租、报废管理。

（3）固定资产闲置率。

（4）不良资产占有率。

（5）医院采购金额各种资金占比。

（6）各种采购方式的金额占总采购金额的比例。

（7）采购预算执行情况。

（8）合同履约完成率。

（9）采购需求完成率。

（10）采购工作质疑与投诉等其他有关的效益指标均可以纳入效益评价中设计。

五、引入第三方评价

医院采购管理评价体系建立还应引入第三方评价机制，即由医院聘请的外来专业机构进行评估。针对医院采购工作的风险点及风险控制情况，进行数据提取和分析，主动提供更具针对性的服务，及时反馈医院采购管理、医院采购管理评价工作中存在的问题，提供具体解决方案，并帮助持续改进，从而推动医院采购工作合规绿色发展。

采购管理是采购预算编制与下达、采购需求编制、采购需求审核与确认、采购活动组织实施、合同执行管理、资产管理、资金支付及采购档案管理的采购活动的全过程。从管理学角度看，采购管理是为保障物资或服务的供应进行的计划、组织、协调、控制等活动。

内部控制作为提升医院运营管理水平和风险防范能力的重要手段，是一个设计、执行、评价和整改的动态循环过程，内部控制评价是内部控制体系中极为重要的一环，内部控制评价能否充分发挥作用，直接关系着内部控制的实施效果。

医院采购管理评价体系的建设有很强的政策性特点，在评价指标制定和评价工作实施中，需要严格依据现有政策开展工作。

第二节　案例探讨

随着医改的不断推进，医院对于提升采购管理质量、降低采购成本的要求显得越发迫切。良好的医院采购管理能够有效控制医院采购成本，但要想客观有效地提升采购管理水平，医院首先要对院内现有采购管理进行评价，掌握整体情况，分析并找出当前的管理薄弱环节，并以此为依据改进采购管理工作。然而，尽管提出了如此重要的问题，但目前采购管理评价体系建设的理论和实践欠缺。为数不多的几篇涉及医院采购管理评价的文献也仅进行了碎片化讨论，缺乏全面性、系统性的评价指标体系。

鉴于此，本书仅对采购管理评价体系中较为成熟的绩效评价体系指标设计进行探讨，以供读者参考。

2013 年，财政部颁布了《预算绩效评价共性指标体系框架》，确定了中央各部门预算绩效评价的共性指标框架。共性指标包括 4 个维度，分别是投入、过程、产出和效果。

在医院采购项目中，医疗设备采购金额占比较大，这里我们以医疗设备采购项目为例，基于财政部提供的项目共性指标框架，采用德尔菲法和层次分析法，结合医疗行业和项目实际特点，探索建立了医疗设备采购项目绩效评价指标体系。

其中，投入包括项目立项和资金落实；过程包括业务管理和财务管理；产出包括项目产出，涵盖项目实际完成率、完成及时率、质量达标率、成本节约率；效果包括社会经济效益、可持续发展和受益人群满意度等。每个维度的具体评价指标、评价关键点详见表 11-1。

表 11-1 医疗设备采购项目绩效评价体系

一级指标	二级指标	三级指标	四级指标	评价关键点
投入	项目立项	项目立项规范性	立项程序合理性	（1）项目是否按照规定的程序申请设立（是否经过"三重一大"讨论等）。 （2）决策依据和程序是否合法合规
			立项依据充分性	（1）是否制定了设备采购计划。 （2）是否经过必要的科学严谨论证（科室之间需求平衡、财务状况、社会经济效益、安装环境、技术合规性等）。 （3）是否满足科室发展需要。 （4）是否顺应医疗技术的发展潮流
		绩效目标合理性	绩效目标合规性	（1）是否符合国家财政和设备管理法律法规。 （2）是否与医改政策方向相一致。 （3）是否符合国家或地区设备配置规划。
			发展必要性	设备是否符合机构发展战略方向
			绩效目标合理性	（1）预期产出测算是否合理。 （2）预算是否科学合理。 （3）实施前后是否与正常业绩水平的变化进行对比
		绩效目标明确性	是否有绩效指标	是否将项目绩效目标细化分解为具体的绩效指标
			绩效指标可行性	（1）指标设置是否清晰、可衡量。 （2）指标是否与医疗服务数量、质量密切相关。 （3）指标是否与项目投入金额相匹配

续表

一级指标	二级指标	三级指标	四级指标	评价关键点
投入	资金落实	资金到位率	全部资金到位率	全部资金到位率＝（实际到位资金/计划投入资金）×100%
			分期资金到位率	分期资金到位率＝（本期实际到位资金/本期计划投入资金）×100%
			资金到位计划	是否有资金到位计划（国家拨款和自筹到位方式及时间计划）
		到位及时率	计划资金到位率	计划资金到位率＝（及时到位资金/应到位资金）×100%
			序时进度资金到位率	序时进度资金到位率＝（序时到位资金/序时应到位资金）×100%
过程	业务管理	管理制度健全性	采购管理制度	是否制定了采购管理制度
			医疗设备使用管理制度	是否制定了设备使用管理制度
			绩效评价制度	是否按照预算绩效相关工作要求制定了评价制度
		制度执行有效性	管理机构	是否成立了医疗设备管理委员会
			采购管理	（1）是否对采购设备的技术先进性、安全性、可靠性等方面进行了市场供给技术评估 （2）是否按《政府采购法》《政府采购法实施条例》选择合适的采购方式 （3）采购评审方法是否符合管理要求 （4）是否组织编写了采购文件（需求、技术参数等） （5）采购合同中是否约定了参数、配置、支付方式、到货地点、关税、保险、售后等详细采购信息和违约责任处理方式 （6）是否按时完成合同签订并公告 （7）采购档案归档管理是否完整
			技术人员管理	（1）是否按照设备运营需要配备所需技术操作人员； （2）技术人员是否进行了相关设备操作培训
		项目质量可控性	质量标准	是否已制定或具有相应的项目质量要求或标准
			验收标准	是否制定了详细的验收标准进行采购资料验收和设备验收，并开具验收证明

续表

一级 指标	二级 指标	三级 指标	四级 指标	评价关键点
过程	财务 管理	管理制度 健全性	资金管理制度	（1）相应的项目资金管理办法建立健全情况； （2）相关制度与财务会计制度是否相符合
		资金使用 合规性	审批流程	项目资金审批流程是否符合规范
			审计制度	项目资金审计制度的建立健全情况
			是否合法合规 使用资金	符合财政法规以及有关专项资金管理办法规定的情况
			资金审批途径 是否合规	审批程序和手续是否健全
			是否经过"三重 一大"决议	项目的重大开支是否经过办公会集体讨论决定
			是否符合 项目预算 或合同规定	是否符合项目预算批复或合同规定的用途
			资金使用的 安全防范	是否存在虚列支出、挪用、截留、挤占等情况
		财务监控 有效性	项目资金 监控机制	是否建立健全项目资金监控机制
			第三方全过程 跟踪审计	是否采取审计等措施
产出	项目 产出	实际 完成率	实际完成率	（实际产出数/计划产出数）×100％
		完成 及时率	完成 及时率	（计划完成时间－实际完成时间）/计划完成时间×100％
		质量 达标率	质量达标率	（质量达标产出数/实际产出数）×100％
		成本 节约率	成本节约率	（计划成本－实际成本）/计划成本×100％

续表

一级指标	二级指标	三级指标	四级指标	评价关键点
效果	项目效益	社会效益	救治能力	由主管部门、单位来确定具体分值
			项目对单位发展的影响评估	由主管部门、单位来确定具体分值
		生态环境效益	生态环境效益	对区域环境质量、污染控制的影响
		经济效益	投资回收期	项目的净收益抵偿全部投资所需的时间
			财务内部收益率	计算各年净现金流量限制累计等于投资时的折现率
		社会公众或服务对象满意度	患者满意度	对于项目实施方、收益方开展满意度问卷调查
			职工满意度	对于项目实施方开展满意度问卷调查
			社会公众满意度	对于项目受益相关方开展满意度问卷调查

第四篇 | 医院采购信息化建设

S I

第十二章
政府采购信息化概述

第一节　政府采购信息化现状

《政府采购法》颁布后，随着信息化技术的发展和采购活动的需要，国家开始加快推行采购信息化建设。2009年，国务院办公厅印发了《关于进一步加强政府采购管理工作的意见》，明确提出坚持体系建设，进一步推进电子化政府采购，建设全国统一的电子化政府采购管理交易平台，逐步实现政府采购业务交易信息共享和全流程电子化操作。

2013年，财政部印发了《全国政府采购管理交易系统建设总体规划》，主要内容包括：一个标准化体系、两个业务处理平台、四个共享基础数据库、八个主要子系统。中央本级政府采购管理交易系统主要由政府采购监督管理平台、政府采购执行交易平台和政府采购信息服务门户（中国政府采购网）三部分组成。

2015年，财政部发布的《采购法实施条例》第十条明确规定：国家实行统一的政府采购电子交易平台建设标准，推动利用信息网络进行电子化政府采购活动。目前，省、市一级的公共资源交易平台和电子商城的建设都初具规模，为政府采购参与者提供了较好的信息化服务平台。

2018年，国家卫生健康委员会规划与信息司发布了《全国医院信息化建设标准与规范（试行）》，该标准针对目前医院信息化建设现状，着眼未来5～10年全国医院信息化应用的发展要求，针对二级医院、三级乙等医院和三级甲等医院的临床业务、医院管理等工作，覆盖医院信息化建设的主要业务和建设要求，从软硬件建设、安全保障、新兴技术应用等方面规范了医院信息化建设的主要内容和要求。医院需要借助医疗大数据平台来管理、分析、利用医疗大数据，以实现提升医学科研及应用效能，推动智慧医疗发展的目标。

2019 年 7 月，财政部在《关于促进政府采购公平竞争优化营商环境的通知》中明确提出，加快推进电子化政府采购，加快实施"互联网＋政府采购"行动，积极推进电子化政府采购平台和电子卖场建设，建立健全统一的技术标准和数据规范，逐步实现全国范围内的互联互通。

2020 年 2 月，财政部办公厅印发了《关于疫情防控期间开展政府采购活动有关事项的通知》，要求推进采购项目电子化的实施。

2021 年 3 月，国家卫生健康委办公厅关于印发《医院智慧管理分级评估标准体系（试行）》的通知，其中医院智慧管理 5 级评审要求为：能统一展示和查询全院设备购置信息和相关文档（包括审批文档、招投标文档、技术档案等）。

2021 年 11 月，国务院印发了《关于开展营商环境创新试点工作的意见》，要求推进招投标全流程电子化的改革。

在医院采购活动中，医院作为采购人，需要对本单位的采购管理（包括政府采购和非政府采购）承担主体责任。坚持"谁采购、谁负责"的原则，医院应完善风险管理、内部控制管理等制度建设。按照《公立医院内部控制管理办法》的要求，政府采购活动和信息化建设均是医院管理中的重要业务活动，政府采购管理情况和信息系统管理情况均是业务层面风险评估应当重点关注的内容。

为进一步规范和加强医院采购活动管理，医院可以考虑将信息化建设作为完善医院采购活动风险控制、内部控制监管的重要手段。虽然在国家层面建立了一系列的政府采购信息化平台，但是目前还无法替代医院自身的信息化建设，并实现对医院采购活动的管理、监督、评价，而且出于数据安全等方面的考虑，公共的信息化平台也不支持对接和数据共享。因此，医院作为采购人，为了实现采购风险管理和内部控制目标，实施采购信息化建设是非常有必要的。同时，采购信息化也应当成为智慧医院总体建设中的一个重要板块。

目前，全国大部分医院在采购信息化建设方面做得还不够，很多医院还使用传统的线下方式进行管理和监督，其效率和效果都会受到限制。虽然部分医院建立了覆盖采购环节的信息化模块，但未实现采购活动全过程、全范围的覆盖，信息孤岛的情况比较严重，信息无法流动、无法共享，甚至还会出现信息匹配不一致的问题。

第二节　医院采购信息化的必要性

采购信息化建设是医院实现采购工作科学、高效、规范的关键性手段，采购信息化建设应当与医院采购管理高度契合，利用信息化手段实现医院采购管理的各项目标。同时，采取信息化手段能够更好地实现管理目标，使用信息化手段能够立体式地呈现出采购内部控制情况，有利于管理和监督部门发现问题与降低风险，同时，也是医院采购管理工作发展的趋势。

相较于传统线下管理，医院采购信息化在实现采购管理目标方面有以下几方面的优势。

一、推进医院采购管理体系的优化

将国家各项法律、法规、部门规章等与政府采购相关的内容融入医院采购管理体系的各个方面，在信息化建设中明确风险点和采取内部控制措施，覆盖政府采购和非政府采购，将使采购管理更加阳光、科学。在信息化建设中把握住各个风险点是实现事前控制的关键，有些必须的实施环节如采购意向公开、第三方专家论证、采购需求管理、采购文件确认、采购结果确认等都可以融入信息化风险点中，避免传统线下工作方式中容易被人为绕开的缺陷。同时，信息化平台支持信息共享、数据分析、数据整理和阳光公示，使采购行为变得阳光、科学，易于接受监督，也是提升采购活动合规性的有效途径。

二、实现医院采购活动的高效运转

以往采购活动各个环节采用线下方式实施时，需要人为介入的情况比较多，导致效率低下。例如，传统的线下开评标一般依靠纸质记录和人工操作，工作量大，导致开评标环节效率较低，尤其当投标单位较多时，计算结果汇总耗时长，且容易出错。组织人员若不熟悉操作流程，可能会出现开标现场组织混乱、步骤不规范等情况。参照帕累托法则，招标工作中预算金额不超过20%的小项目耗费了工作人员80%的时间及精力。过程中涉及的授权、审批、单据流转更需要专人去办理和送达。由于后续信息无法有效地共享，因此项目的进展情况、关键时间节点的工作进度都需要专人进行协调和沟通，而通过信息化建设，可以以立体直观的方式向用户展现每个采购项目的实施全过程，每个节点需要哪些部门做哪些工作，都可以通过提醒和通知来告知有关人员，减少了一些环节的工作量，提升了采购活动的运行效率。医院采购信息化应当基于采购全过程进行建设，打通采购全过程各模块系统之间的联系，做到项目信息的高度共享和可追溯性，有利于采购项目的监管和评价。

三、推动医院采购流程的再造

医院采购信息化并不是把现有的线下流程简单地用信息化的方式体现出来，而是需要根据采购人的管理理念和法律、法规等对采购管理工作的合规性要求，对现有的采购流程进行重新梳理、再造，不但要优化传统流程、简化程序，还要将合规性融入系统中，进行风险识别和风险提示，确保整个采购过程的科学、规范和合规。特别要注意的是，按照法律、法规必须做的工作应当在系统中明示出来并进行重点管控，未满足要求的项目不得开展后续的相关工作。例如采购进口医疗设备，可以设定须在系统中提供进口审批文件等资料，否则不得开展后续的采购活动。

四、提高医院采购管理水平

无论是行业主管部门还是行政监督部门都应十分重视医院采购管理工作，各级各类外部检查如巡视巡查、专项督导检查、财务审计或其他检查，都会涉及医院采购活动，而且外部检查工作组针对医院采购活动的各个关键风险点都有详细的检查方案，贯穿采购活动的各个层面，包括组织架构、制度体系建设、采购活动流程和项目实施全过程。外部检查组在现场的时间非常有限，需要医院高效地配合工作。外部检查组在现场的重点工作包括：有关人员的访谈、相关资料调阅和检查、抽查具体采购项目资料、就检查发现的问题进行询问和记录等。通过采购信息化建设，可以直观地反映出整个采购管理框架和流程等信息，让外部检查组能够直观地确认采购内部控制的有效性。同时，通过信息系统可以完善采购档案管理信息，形成各种数据报表，在接受外部检查时，能够及时、准确地提供外部检查所需的各项资料。

五、节约医院采购管理成本

根据《政府采购法》相关规定，采购文件的保存期限为从采购结束之日起至少保存十五年。因为整个采购项目形成了大量的纸质材料，所以给投标人和采购人增加了印刷成本，且印刷行业是高污染、高能耗的行业。采用信息化技术可以节省印刷成本，降低供应商的投标成本，达到国家环保政策要求。同时，传统方式的纸质资料也给档案保管造成了巨大压力，且人工查找困难，难以挖掘档案数据价值。信息技术能够提升整个医院采购活动效率，节约大量的人力成本和时间成本，更利于采购工作的推进。

第三节　医院采购信息化建设原则

医院采购信息化建设应当围绕科学、高效、规范的原则进行，体现出相比于传统线下管理方式的优势。可以根据采购人的采购管理理念，从采购管理组织架构、采购制度体系建设、采购人力资源管理、采购流程再造等方面体现出科学、高效、规范的建设原则。

一、体现采购的科学性

采购信息化建设应当实现采购管理的科学性，体现科学管理、科学决策、科学监督。

1. 考虑医院采购活动全流程管理的顶层设计

采购信息系统应当实现采购流程全覆盖，从项目的立项、预算申报和审批、政府采购需求管理，到招标准备、评标、定标，再到合同签订、履约验收、财务资金支付和绩效评价的全流程管理。信息化建设应当做到统筹全局、合理设计、全面建设，通过顶层设计将能够考虑的范围和流程都涵盖进去，这样有利于对采购活动整体风险进行管控，特别是对各个关键风险点进行把控，可以有效实现整个管理流程的科学性。同时考虑采购业务的全覆盖，可以包括政府采购和非政府采购业务。采购信息系统还应当实现采购范围全覆盖，由于集中采购目录以内的项目是委托集采代理机构进行采购，而且根据《政府采购框架协议采购方式管理暂行办法》（财政部令第110号）的精神，框架协议采购应当实行电子化采购，因此可以不在考虑范围之内。采购信息系统可以包括集中采购目录以外分散采购限额以上的委托招标项目管理模块、集中采购目录以外自主招标限额以上的自主招标项目管理模块、集中采购目录以外自主招标限额以下的零星采购项目管理模块。将医院整体采购活动都纳入线上进行管理，确保不留下管理死角。

2. 将采购相关集体决策过程嵌入系统中

可以通过记录登录系统不同人员的操作情况来体现不相容岗位相分离、部门内部的轮岗、部门之间的分权和制约的情况。应当将政府采购工作纳入"三重一大"事项集体研究、集体决策，并在系统中记录下来，包括将评委专家随机抽取的过程和结果保存下来，都可以体现政府采购活动的科学决策过程。

3. 采购系统与内部审计系统对接

让内部审计部门的人员有足够的权限参与政府采购活动的全过程监督，让内部审计系统能够实时提取需要的数据进行分析，对真实的业务进行追踪和评价，分析采购活动过程中可能存在的其他风险，并采取整改措施，形成科学、有效的内部监督机制。年度财务审计、专项审计评价、内部控制评价等审计工作属于事后审计，但是有些采购行为如果违反了法律、法规，事后整改难度非常大，而且容易给医院造成不必要的损失，因此需要加强事前预警、事中监督，避免出现违法、违规的情况。

二、体现采购的高效性

采购信息化建设应当体现采购管理的高效性，提升采购流程的效率，节约采购资源。

1. 减少人工操作环节

通过流程的再造，对采购管理流程进行重新梳理，将需要人工核对的环节、人工单据流转环节、人工审批环节利用信息化的手段进行优化，实现自动匹配、自动流转、线上审批，减少人工操作的环节，提高整个流程的效率。同时，重新梳理流程，省略线下流程中才需要的环节，可以让信息在各个环节自动流转、充分共享，减少填报、审批不必要的表格等环节。还应区分政府采购和非政府采购，对于非政府采购，建议采用更加灵活和简便的流程。

2. 节约时间及资源

整个采购流程的信息化除了可以节约时间外，还可以节约大量的资源。传统的线下流程需要制定各种表格，并打印出来签字、盖章、流转，不但需要专人负责，还需要消耗大量的纸张、设备，这样增加了人力成本和办公成本。通过信息化手段，不但可以节约成本，还可以积极响应国家的绿色环保政策。

3. 实施必要控制

采购信息化的一个明显优势就是所有的操作都可以在系统中留存，可以通过程序设定各项逻辑匹配，实现系统对采购行为的监控，减少非必要的人为审批。采购信息化不再要求相关人员签字确认，减少了审批环节，节省了时间，只保留了必要的审批程序。

三、体现采购的规范性

采购信息化建设应当体现采购管理的规范性，体现采购流程的合法性和合规性。

可以邀请内部审计部门参与采购系统的建立，让内部审计部门针对该系统进行专项评价，确保系统的建立能够满足对合规性的要求，能够体现出重要的风险点，并采取相应的管控措施。也可以邀请第三方咨询管理公司制定出一种合理、可行的方案，再结合医院的管理特点和实际情况进行改进。

第十三章

医院采购信息化实施

第一节　医院信息化建设总体规划

医院采购信息化建设是一个非常复杂的系统工程，涉及内部控制信息化、采购流程信息化、数据分析和评价等多个层面。从顶层设计的角度来说，应当做到全面、科学和规范，如果可以一步到位，那最好不过。但是，考虑受到建设周期、工作推进情况和经费预算等的限制，可以制定采购信息化建设总体规划，然后根据实际工作需要和信息化建设预算分阶段、分模块实施。因此，制定总体规划很有必要。

一、总体规划的作用

1. 决定采购信息化系统能够达到的高度、广度和深度

顶层设计的总体规划十分关键，其决定了医院采购信息化系统能够达到的高度、广度和深度。好的总体规划可以实现系统架构的科学性、高效性、规范性，可以成为后期建设的优秀指南。这个规划的制定过程需要医院决策层的参与，需要各个职能部门进行充分的讨论和沟通，必要时可以引入第三方咨询机构为医院制定更加专业的方案。

2. 构建后期建设的初步蓝图和实施线路图

采购信息化建设周期很长，需要多部门全力合作，投入大量的时间和资源才能建设成功。按照现在内部控制的要求，重要的风险岗位特别是分管院领导、关键部门的负责人每隔一段时间就要进行轮岗，如果没有科学、合理的总体规划，当院领导和部门负责人轮岗以后，很可能之前部门之间的良好合作状况会被打破。不同的

管理干部其工作思路不尽相同，对于后期尚在建设中的系统可能会出现分歧和矛盾，可能会使系统建设过程反反复复、不断变更，导致建设周期变长、建设成本升高，最后建成的效果能否达到预期也很难说。因此，科学、合理地编制采购信息化建设总体规划，再根据实际工作需要和信息化建设预算分阶段、分模块实施，构建后期建设的初步蓝图和实施线路图，可以有效地避免建设过程中出现的特殊情况，达成预期目标。

3. 有利于科学决策

牵头部门可以先制定好总体规划，再征求各个职能部门的意见，集思广益后对总体规划进行修改和完善。充分论证和征求意见后的总体规划更容易得到各部门的支持，可以降低后期因为意见不统一而导致进展难的风险。修改和完善后的总体规划还应当报医院办公会进行讨论，如政府采购工作的管理要求、风险偏好、功能设计等都应当在总体规划中体现出来，使其更加科学、更加规范。

二、总体规划的内容

1. 总体规划概况

总体规划包括医院采购方面的总体情况、主要内容、编制依据等方面。

医院采购方面的总体情况又包括政府采购业务板块分类、政府采购年度规模（包括政府采购预算及其执行情况）、非政府采购年度规模、主要采购方式、进口医疗设备占比情况、国产医疗设备占比情况等方面。

主要内容又包括规划方案、进度安排、功能需求分析、投资估算、规划建设目标、绩效分析等方面。其中，规划方案应重点介绍系统的设计思路和架构等内容，投资估算可以根据规划方案和进度安排等合理测算出系统整体开发的成本费用，或者借鉴类似项目公开招标的结果或系统建设模型成本费用指标等数据。为保证总体规划的科学性、完整性、合理性，需要进行严密的分析、调研、数据收集等，为决策过程提供支撑材料。

编制依据主要包含政府采购活动中需要参考的各项法律、法规，以及财政部、卫健委等发布的有关信息化建设方面的指南性文件、标准等。总体规划作为智慧医院建设的一部分，也需要将智慧医院整体建设规划作为参考依据。编制依据还要考虑医院的组织架构、内部控制框架等指导性文件。

2. 当前存在的问题和建设目标

（1）当前存在的问题。医院采购活动是一项规范性很强的工作，从法律、法规、部门规章等层面来说，不但有专门的法律法规以及配套的实施条例，而且有很多与政府采购相关的部门规章或规范性文件，其中很多要求都是强制性的。即便是资深的政府采购从业人员，也不能保证自己熟悉所有的政策和文件，并且在医院采购工作的具体执行过程中涉及许多职能部门，例如后勤、基建、器材、动力、保卫、药学、财务等部门。而作为各个职能部门的管理人员，即使加强政府采购方面的学习和培训，依然不能完全解决专业性方面的问题。通常在后续接受外部检查时被发现的问题，除思想认识方面不够重视外，还有一个重要原因就是管理人员缺乏专业性，对政策、文件缺乏了解，执行过程中容易出现偏差。

传统的政府采购线下操作方式不但效率低下、综合成本高，而且容易出现错误，资料多且存档不集中，不利于科学管理和内部审计监督。而信息化可以弥补管理人员专业知识方面的不足，通过不同业务系统数据的对接、匹配，可以避免传统操作方式由于人为舞弊造成的风险，而且各项业务流程自动流转，不需要专人传送资料，不需要排队等领导审批，提高了医院采购的整体效率。信息化中的各类采购事项和数据向职能部门和监督部门公开，更易被监督，摆脱了传统方式事后需要从繁杂的原始资料中去查找的问题。

（2）建设目标。建设目标就是要建立一整套覆盖医院采购全过程、全范围的信息化采购系统，系统中需要嵌入信息化内部控制措施、内部沟通渠道、内部审计通道、政策查询和决策支持、数据采集和分析等功能。通过信息化手段，将政府采购法律、法规和部门规章等要求固化，使得政府采购活动更加合规，并且能够得到一贯执行。同时优化和再造各项流程，减少不必要的流程和签字等环节，减少不必要的表格填写，科学提高医院采购活动的效率，使得整个系统能够高效运转。通过获取和分析业务数据，充分利用政府采购活动中产生的各项数据，直观、具体地展示政府采购的运行情况，科学、合理地归档各项电子资料，这样利于内部管理使用和应对外部检查。最终目标是确保政府采购活动科学、规范、高效地开展。

3. 需求分析及功能定位

（1）需求分析可以包括以下的内容：立项决策管理需求、政府采购预算申报需求、政府采购需求管理需求、自行采购招标需求、委托招标管理需求（包括集采目录内委托招标）、政府采购合同管理需求、政府采购履约验收管理需求、政府采购资金支付管理需求、供应商管理需求、大数据平台需求、决策支持系统需求等。具体每个模块的需求要考虑到相关业务部门的具体要求、监督管理的具体要求、合规性方面的具体要求、应对外部检查的具体要求等内容。

（2）医院采购信息化应当涵盖采购的全流程，包括立项决策、预算申报及审批、政府采购需求管理、招投标过程、合同签订和履约验收、固定资产管理、合同款项支付等，同时应当涵盖政府采购和非政府采购业务全范围。同时还可以考虑将医疗设备全生命周期管理、绩效考核与分析等内容融入到系统建设过程中。功能定位可以确定系统功能需要达到的高度和深度，类似医疗设备选择过程中基于需求的功能定位。功能定位也需要科学、客观，过多、过高的功能要求会导致开发难度提高、开发周期延长、开发成本升高，因此需要根据医院采购管理的实际需要，设定合理的定位水平。

4. 规划方案思路及实施进度计划

（1）规划方案的思路要科学、清晰、明确，在满足整体合规性的基础上，需要因地制宜、符合医院政府采购管理的实际情况。

① 坚持科学、合理的内部控制水平，不能一味提高控制要求，导致采购周期过长、管理效率低，需要综合考虑合规性要求和管理成本；

② 考虑可持续性和可扩展性，政府采购政策不但更新快，而且每隔一段时间都会出现新的政策，如果系统没有考虑外部因素的变化，或无法适应无法扩展，会导致系统偏离建设目标；

③ 一体化设计，考虑各个业务板块、供应商管理、大数据中心、内部控制等多方面的特点和要求，加以整合和统一，详细调研、论证各方面的需求，做到系统的经济性和高效性。

（2）实施进度计划主要是描述整个系统实施的时间安排，可以根据管理工作需要分阶段进行。首先完成总体规划初稿的设计与编制，进行医院讨论和决策，审批通过后申请预算，以上程序预计至少 3 个月时间。然后启动项目的采购（招投标）流程，严格按照法规要求从采购意向公开、做完政府采购需求、完成采购活动到签订合同后中标供应商进场，需要至少 4 个月时间。中标供应商进场以后可以按照计划首先搭建大数据中心和供应商平台，然后建设各个功能模块并连通，最后总体调试验收，这个建设过程中需要中标供应商投入足够的人力驻场服务，每个功能模块可以单独建设好（部分模块 6 个月左右可以做好单独投入使用），进行分功能验收，根据需要再进行修改和调整，最后再进行整体测试和验收，整体验收过程预计至少需要 18 个月的时间。

可以考虑从以下几个方面实施：第一个是基础数据平台的建设，第二个是全流程功能模块子系统的建设，第三个是基础硬件设备准备，第四个是信息安全和防护。因为政府采购信息化是智慧医院建设的一部分，因此基础硬件设备准备和信息安全防护工作应当作为智慧医院整体建设应当考虑的问题，在这里不再单独讨论。

5. 投资估算和效益评价

（1）投资估算。投资估算是一个比较复杂的过程。信息化建设不像工程项目建设那样，一平方米造价有比较客观的经济指标可以参考，投资估算可以相对精确地进行测算。

（2）效益评价。效益评价主要从政府采购工作管理效率、效果等方面进行评价。政府采购信息化建设从根本上可以解决合规性的问题，可以解决传统方式可能存在的管理不规范的问题，同时能够提高采购工作的整体效率，可以节省除法律、法规规定的必需等待时间以外的其他非必要时间，做到流程之间的无缝对接。当外部检查组检查的时候，政府采购信息化建设可以提供全面、真实、客观的资料供检查组专家复核，这样便于外部检查组对医院政府采购活动得出有效结论。

第二节　医院采购信息系统布局

医院采购信息系统设计可以考虑一个中心、三个平台的布局方式，如图 13-1 所示。其中一个中心是指大数据中心，三个平台是指供应商管理平台、采购业务工作平台和采购管理工作平台。大数据中心是整个信息系统的基础数据平台，承载着采购活动所有数据的挖掘、采集、分析和计算等功能，是医院采购活动数据的大看板。供应商管理平台负责对所有与医院合作的供应商进行管理的职能，包括准入、采购业务实施、考核与评价、合同履约及资金支付、退出等。采购业务工作平台是实际采购业务实施的各个子系统的集合，包括药品采购子系统、医用耗材采购子系统、试剂采购子系统等。采购管理工作平台覆盖采购活动的全流程，包括采购管理控制模块、采购预算管理子系统、政府采购需求管理子系统、采购招标投标管理子系统、采购合同管理子系统、采购履约验收子系统、采购资金支付管理子系统等。采购管理工作平台包括的子系统数量较多，这部分将在第三节中单独说明。

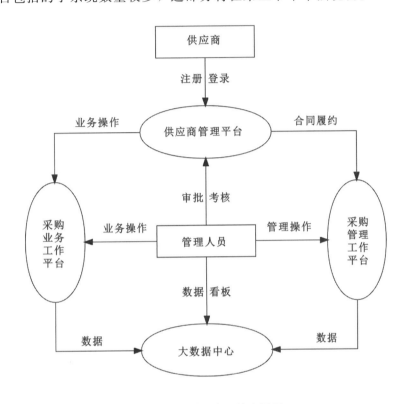

图 13-1 采购信息系统布局图

一、大数据中心

建设大数据中心的目的是将其作为整个医院经济运行过程中数据收集、整理、分析和输出的主系统。《全国医院信息化建设标准与规范（试行）》中对大数据平台的指标体系已有明确描述。如果本单位的大数据平台已经存在，则只需要将采购全过程各个模块的数据进行同步映射；如果本单位尚未建立大数据平台，而且未来也没有计划，则可以考虑建立一个功能相对简单的大数据平台，承担各类数据集成、数据收集和分析、辅助决策支持、授权审批等功能，为系统提供数据支撑和管理，满足采购业务和数据采集、计算和分析的需要。

1. 大数据中心的建设目标与功能

（1）建设目标。大数据中心拥有各类数据库的集成、数据收集和分析、授权审批体系等模块。大数据中心建成后，可通过开放服务和授权访问机制来提供外部系统调用和数据访问的接口，可依托于强大的分布式存储和计算能力来对临床和运营数据进行分析和计算，为临床数据中心、科研数据中心以及运营数据中心提供数据和技术基础。同时构建完整的权限管理和监控体系能实现数据的可追踪、可监控，能实现用户只需登录一次即可访问所有授权应用系统。大数据中心可对医院内的所有用户进行统一存储、认证和管理，可发放并管理所有参与医院网上业务的实体所需的数字证书。大数据中心的服务器操作系统和数据库管理系统可提供鉴别机制，可保证用户身份的安全等。

（2）具备功能。就医院采购活动而言，大数据中心应当可以直观地将医院采购全过程的信息同步和映射出来，让医院采购各职能部门可以看到每个项目的进展情况，同时可以使用各种图表和分析软件对采购活动相关数据进行分析，为决策者提供支持，数据分析包括项目时间指标、预算指标、合规性指标等。为监督部门提供数据，设立数据预警分析模块，反映存在的风险或异常情况。在系统中设置好各个部门、各类人员的操作权限和记录操作过程，以及从操作员到分管领导的完整审批流程，可以直观显示医院采购活动的授权、审批、职责分离与轮岗记录等信息。

大数据中心从采购业务工作平台获取数据后，若根据数据变化实时进行展示，会耗费大量的系统资源，因此需要设置数据的优先级。对于部分优先级较高的统计指标，实时展示统计结果；对于各类预警指标，不实时展示统计结果，仅在达到给定阈值时及时反馈到大数据平台；对于无实时性要求的数据，则设置较长的数据同步周期，降低系统负荷。

大数据中心收集的数据包含各功能模块子系统的业务运行数据，数据量非常大，如果都要求实时展示，则对整个硬件系统的要求非常高，当系统负荷过重时会延长响应时间，这样使造价上升，而实时展示取得的边际收益并不高。因此，如何合理确定实时展示数据的优先级显得非常重要，需要在造价、性能影响和展示效果之间寻求平衡。

2. 新建政府采购政策管理数据库

大数据中心还可以考虑新建政府采购政策管理数据库，作为整个采购活动的政策支持。

（1）建设目标。收集国家层面发布的有关政府采购方面的法律和法规、各部委发布的有关政府采购方面的部门规章、本单位发布的有关政府采购方面的各项制度等信息，将这些组成政府采购政策管理数据库。

（2）具备功能。政府采购政策管理数据库提供各类政策查询的功能，可以通过需要进行单独或组合查询，返回有上述字段信息的所有文件列表，并访问具体信息。也可以收集各类培训机构或国家卫健委组织的培训教程，作为对医院政府采购管理人员的后续培训，这也是国家卫健委为进一步规范和加强政府采购管理三年专项行动任务中第九项（加强人员培训和能力建设）的要求。除此之外，还可以与决策支持系统配合为政府采购活动提供智慧支持服务。

二、供应商管理平台

1. 建设目标

供应商管理平台是为了规范供应商的管理，确保供应商提供满足医院要求的产品，为供应商与医院的合作履约提供便利的基础性平台。

2. 具备功能

供应商管理平台具备供应商准入管理、供应商退出管理、黑名单制度、采购活动管理、电子发票验证管理等功能。

（1）供应商在平台上进行注册，提供有关的资质证明文件，提供纳税人识别号、开户银行账号等信息。方便各个流程功能模块从平台中调取供应商的信息，完成相应的管理工作。例如：财务结算系统可以从平台中调取供应商的信息，包括纳税人识别号、开户银行账号等信息，自动完成应资金支付信息的比对和审核工作，为批量结算提供便利。

（2）平台应有合同辅助签订功能，可实现合同签订环节的管控，合同管理系统在收到招投标管理系统推送的中标通知书、投标文件等信息后，从平台中调取供应商的各类信息，可以直接生成政府采购合同的初稿，推送给供应商和采购人职能部门进行复核，提高合同签订效率，避免出现中标通知书发出三十日内，还无法完成合同签订的问题。

（3）供应商在平台注册并经审核通过后，可以参与医院的各项采购活动，包括在医院电子商城中上架商品供采购人选择。可以登录招投标系统，获取各类自主招标或公开招标的信息，自由参加医院的招投标活动，可以登录合同管理系统完成合同签订工作，可以登录履约验收系统，配合采购人完成验收工作，并形成预资金支付通知书申请资金支付。可以登录发票管理系统，提供电子发票交系统进行验真，将验真后的发票及预资金支付通知书等资料提交财务结算系统进行结算。

（4）如果医院之前建立有药品采购管理系统、医用耗材管理系统、试剂采购管理系统等各类业务的子系统，也可以考虑在供应商平台上植入各个子系统的入口，各类供应商都可以通过该平台进入各个子系统实施具体的采购业务。利用原有已经成熟的系统可以降低开发的成本，而且也不影响供应商和政府采购管理人员的使用习惯。但是由于各个子系统的软件开发商不一定相同，会因此增加子系统与供应商平台进行对接的工作量。而且原有子系统如果设计不够科学的情况下，还可能会影响到整个系统功能的实现，所以需要综合考虑后再行确定是利用以往的旧系统还是建立全新的业务子系统。

（5）供应商的各项行为将在平台中进行记录，可以根据单位建立的供应商管理制度对供应商的行为进行评价和评分，对于严重违反单位相关规定的行为，可以进行扣分处罚，同时建立黑名单制度，对于违反一票否决类规定的行为，将供应商列入平台里的黑名单中，禁止其在一定时期内参加本单位的采购活动。对于这一条的合法性，《中华人民共和国政府采购法（修订草案征求意见稿）》给出了支持，第十四条中规定采购人有证据证明有关供应商在参加政府采购活动前三年内，履行与采购人或与其存在管理关系的单位的采购合同时，发生过重大实质性违约且未及时采取合理补救措施的，可以拒绝其参加采购活动，但应当提前在采购文件中载明。这里强调的是要有证据证明，因此通过信息化的手段，将供应商的行为进行记录，可以作为证据来证明其曾经存在的过错，确保不会因此而引来不必要的质疑或投诉，同时又可以避免再次被同一个不合格供应商参与采购活动，影响单位采购工作的顺利开展。

三、采购业务工作平台

包括药品采购子系统、医用耗材采购子系统、试剂采购子系统等特殊采购项目，药品采购子系统主要由药学部门进行操作和管理，具有药品采购进销存的基本功能和对药品供应商的管理，还可以具有基于药品领用和使用情况的评价功能。医用耗材采购子系统与药品采购子系统功能类似，还可以具有针对高值医用耗材的出入库管理、标签管理、使用与收费记录等功能。由于各个医院针对药品、医用耗材和试剂等采购项目的管理理念、风险偏好、控制措施等均不相同，大部分三甲医院基本上都已经建有符合自己管理需要的采购业务子系统，可以独立运行，因此本书不再赘述。

第三节　采购管理工作平台

一、采购管理内部控制模块

1. 建设目标

建成科学、规范的医院采购管理体系，包括政府采购归口管理、操作人员身份识别及分岗设权、不相容职能相分离、定期不定期轮岗、重大项目汇报决策、内部审计监督等机制。

2. 具备功能

政府采购活动授权审批权限设置，确定好政府采购归口管理部门，分配好各个职能部门及相关人员在系统内的审批权限。不相容职能相分离机制，特别是政府采购预算编制及审批、政府采购需求编制和审查、政府采购文件编制与审核、政府采购结果上会汇报及定标、合同编制和审核、验收管理和审核、采购资金支付申请和审核等岗位职能的分离。提供充分的权限给内部审计部门和纪检监督部门，体现内部审计部门对于政府采购管理工作的监督、纪检监察部门对于政府采购管理工作的监察。

本系统模块拥有政府采购活动所有的流程图和系统图，拥有所有的操作权限记录，拥有用户分级授权的权限等级，可以在外部检查组面前生成系统功能介绍、业务流程介绍、分级授权介绍、关键岗位轮岗记录、不相容职务相分离等与政府采购内部控制相关的信息。让检查组对医院政府采购管理形成直观的印象，有助于形成内部控制有效性的正面评价。

二、采购预算管理子系统

1. 建设目标

建成政府采购预算管理系统模块，包括编制、管理、绩效分析、刚性管控等功能，确保按照财政部要求的程序和格式实现预算编制、预算编制合理、全过程跟踪管理、对项目绩效进行分析并通过绩效目标对项目进行监控，提示风险加强管控，使得采购项目绩效能够得以实现。

2. 具备功能

（1）各个职能部门能够登录本系统模块进行预算编制、预算审核以及预算执行情况的记录，系统提供预算编制决策支持功能，提供各种模型数据，包括设备维修保养，新建建筑物、构筑物，装修改造工程，物业管理服务等，通过历史数据分析、行业数据查询、第三方平台指标查询等，为职能部门合理编制采购项目预算提供帮助。

（2）项目执行过程与预算信息进行匹配，采购行为启动时可以冻结预算，随时记录项目的预算执行情况，为职能部门追踪、管理项目预算提供帮助。对于有绩效要求的采购项目，提供绩效目标编制工具，协助采购人完成绩效目标编制工作，作为项目申请财政资金需要提供的基础资料之一，待项目审批通过后，根据绩效目标建立绩效管理模型，将绩效目标相关指标形成结构化数据，嵌入到模型之中，然后将采购项目的执行数据反写至模型中，通过目标刚性管理项目执行过程，对于偏离绩效目标的执行情况及时反馈给职能部门，由其采取必要的措施确保绩效目标能够得以实现。

（3）本系统模块需要与采购需求管理、招投标系统等其他管理系统进行对接，将项目预算信息与其他系统进行分享，确保没有预算的采购项目无法通过后续采购程序。同时，其他管理系统通过识别项目预算，对已启动的采购项目，请求进行预算冻结，对项目采购行为进行记录和分析，对项目合同执行情况进行管控和预警，避免出现由于信息不对称、管理不够科学，导致可能出现的超预算设置最高限价、超预算金额结算等问题。

（4）通过对执行情况进行记录，以及对预算的自动匹配功能，自动生成政府采购预算执行情况报表，同时提供历史数据对照分析、政府采购政策控制指标对照分析等功能，协助归口管理部门对医院政府采购活动的执行情况进行分析，通过分析发现风险点和存在的问题，再采取针对性的措施，完善信息化管控手段，通过预算管控进一步规范政府采购活动。

（5）数据导入导出功能。按照财政部的相关要求设计政府采购预算编制的系列表单，各个职能部门根据表单的内容和要求填写相应的数据，系统内置政府采购品目分类目录的编码，将申报的预算项目与编码进行关联，编制成功的表单可以导出成报表，方便院内申报和审批，以及通过财政部指定的系统进行政府采购预算数据的上报工作。

三、采购需求管理子系统

1. 建设目标

建成政府采购需求编制、实施计划编制、需求调查、需求审查等功能于一体的系统模块，各个部门根据医院政府采购需求管理制度的规定，在本系统中完成各自在需求管理过程中应当承担的工作。同时，系统提供决策支持系统服务协助各个部门完成该项工作。

2. 具备功能

（1）提供模板化编制工具。政府采购需求工作专业性强，对于同类项目，其需求、实施计划以及审查的内容都具有相通性，因此可以按照采购项目的分类，建立政府采购需求全过程的模板。各个部门可以通过调用模板提高编制需求和实施计划的效率和准确性。审查工作小组可以在系统中调取需要审查的项目资料，完成审查工作并把审查结果反馈相关部门进行修改。

（2）提供采购文件编制工具。按照财政部《政府采购需求管理办法》的规定，采购文件应当按照审核通过的需求和实施计划编制。因此应当利用该系统经审核通过的需求和实施计划，套用相应类别的模板生成采购文件初稿，并发送给相关部门进行审核。

（3）提供档案管理工具，收集系统中生成的各类资料，进行指定方式的归档，方便后期各个系统需要时访问调用。

（4）需要进行需求调查的项目，可以生成需求调查问卷或其他形式的调查模板，通过医院官方渠道和中国政府采购网等指定媒体进行公告，收集到的信息返回到系统中，供相关部门使用。

四、采购招投标管理子系统

1. 建设目标

建设具备覆盖采购全范围（政府采购及非政府采购）的采购管理系统，包括集采目录内的采购项目管理、自主招标限额以下的零星采购项目管理、自主招标限额以上分散采购限额以下的自主采购项目招投标管理、分散采购限额以上的委托招标项目管理。

2. 具备功能

针对不同的采购项目提供不同的管理模式。

（1）集采目录内的采购项目管理系统。通过政府采购预算项目申报名称的标准化，在政府采购预算系统内就可以标记应当属于集采目录内的采购项目，在项目启动后，自动推送至集采项目管理系统，然后按照相关规定将列入集中采购目录的项目委托集中采购机构代理采购或进行部门集中采购。在预算编制环节就标记采购方式，有助于在实际执行过程中避免采购执行部门因为各种原因规避集采的行为。

（2）零星采购项目管理系统。对于未达到自主招标采购限额的项目，通过零星采购项目管理平台进行采购。零星采购项目的金额较小，基于工作效率和合规性的综合考虑，没有必要像自主招标或委托招标那样采用法律、法规规定的流程进行操作。其关键在于供应商的确定和采购成交金额的确定，建议采用类似竞争性谈判、竞争性磋商或询价的方式进行采购。因此应当具备供应商征集功能，考虑通过发布公告的方式征集供应商，或借鉴邀请招标的方式，让使用科室推荐3家及以上供应商参与磋商。对于特殊或紧急的项目可以推荐唯一供应商进行议价。还要具备谈判议价功能，这里可以借鉴竞争性谈判或竞争性磋商的方式确定最后的成交供应商和成交价格。对于竞争比较充分的项目可以在符合要求的供应商中选择报价最低的为成交供应商。总之磋商议价功能应当可以提供多种采购方式供采购人选择。

（3）自主招标项目管理系统。对于自主招标限额以上分散采购限额以下的项目，通过自主招标项目管理系统进行采购。参照《政府采购法》的规定，可以提供公开招标、邀请招标、竞争性谈判、竞争性磋商、询价、单一来源采购等多种采购方式。这里以公开招标方式为例，说明自主招标项目管理系统应当具备的功能。

① 供应商管理。不同于供应商平台的管理，这里的供应商管理是针对有意愿参

加医院采购活动，向医院提供货物、工程、服务的潜在供应商。根据信息公开透明的原则，为供应商参与投标提供服务，主要包括：采购公告和结果公告的发布，政策法规、流程表单的分享，以及供应商服务平台。供应商服务平台内包含注册、项目报名、线上投标、历史参与项目等信息。对供应商信息进行维护管理和资质信息到期提醒。具有供应商诚信度管理功能，可以记录供应商的考核情况、良好记录以及不良记录。与供应商平台对接，在招投标活动有违规行为的供应商将被列入黑名单，系统自动禁止该供应商在一定期限内参与医院任何招标活动。

② 评标专家管理。建设好评标专家库，对专家进行分级分类管理，根据招标项目情况可从专家库中随机抽取符合专业要求的专家参与项目评审，亦可结合项目情况指定专家，组成评标专家小组。评委抽取成功后系统将以短信的方式通知专家。日常管理工作中对评标专家进行新增、修改、删除，以及对专家专业类别进行维护。具有专家评价记录追溯功能，支持查看某个专家的历次参评状况。对于在评标过程中存在违规行为的专家，系统标记以后将在一段时间内暂停其参与医院评标活动。

③ 电子招标文件制作。提供专业的招标文件制作工具，为招标管理部门服务。制作工具中可以根据需要调取不同的招标文件模板，可以自定义评分标准，可以自定义废标条款。招标文件由操作人员编制完毕后，保存在系统中交由项目所属的使用科室和职能部门复核，复核完毕后提交给审核人员进行招标文件审核，审核完毕后才可以挂网。这里挂网可以考虑在医院指定的媒体上，也可以考虑在财政部门指定的媒体上挂网。系统应当提供对接服务，实现信息公开的自动化。同时，能够与决策支持系统对接，为招标文件的编制提供政策提醒和预警辅助。

④ 电子投标文件制作工具。提供专业的投标文件制作工具，为投标人服务。制作工具可以根据招标文件自动生成空白的投标文件，相应的响应内容可以由投标人自定义填写，并且根据评审标准的要求进行快捷定位，后期评标过程中，评审专家可以通过定位功能，一键搜索定位到需要查看的响应内容，提高评审工作的效率。同时，在系统中增加利用电子签章为投标文件盖章的功能，系统对需要盖章的章节自动盖章，降低投标人因为专业能力不够，出现传统模式下的投标文件常见的格式、形式、装订等方面错误，降低废标率，提高招标成功率，这么做有利于采购工作的顺利开展，提高采购的工作效率。

⑤ 电子开评标平台。供应商通过供应商服务平台实现远程上传并加密投标文件。开标时在规定的时间段内进行投标文件解密唱标。评标专家通过输入随机码进

入电子评标系统。专家自主评标系统分为项目详情、廉洁自律承诺、资格性审查、符合性审查、商务评标、技术评标、报价评比、评标意见汇总等功能模块。

为给供应商提供更好的服务，可以考虑提供手机端的开标服务，让供应商可以使用手机端参加开标全过程，不再需要守在电脑前，避免供应商授权代表在特殊情况下因无法使用电脑而错过开标程序的问题。同时，手机端还可以提供时间提醒模式，避免供应商授权代表因为记忆差错错过开标时间，提高开标成功率。

在综合评审阶段，专家可选择评分项依次打分模式、供应商同屏打分模式、对比打分和双屏打分模式。评审过程中根据预设的投标文件目录对应的功能直接点击查阅相关证明材料。若存在个别评委自由裁量度过高，与其他评委评分相差悬殊过大，系统自动预警提示。当工作人员在计算机中输入报价后，系统自动计算价格分。待每位专家评分结束各自提交结果后，系统自行汇总以上各项评审意见，确定中标单位。

为提高评审效率，可以考虑设置评审工具辅助评审专家，例如：可以提供得分点定位功能，针对招标文件所载的评标办法，将各个得分点定位到投标人的投标文件中相应部分，评审专家可以一键切换到得分点对应章节查看投标人的响应情况以及提供的佐证资料。还可以提供响应对比分析功能，评审专家可以在同一界面上看到所有投标人某一个项目的响应情况、该项目的计分标准、每个投标人的该项目打分表，可以一次性给所有投标人进行评审和打分，不需要在查看、打分、评分标准等不同界面之间进行切换。最终的目标是能够让评审专家在确保评审质量的前提下，尽可能快地完成评审工作。

在评审过程中，系统还应当根据法律、法规的要求做好预警提示工作，例如：按照《政府采购货物和服务招标投标管理办法》（财政部令第87号）第六十四条规定"评标结果汇总完成后，除下列情形外，任何人不得修改评标结果：（一）分值汇总计算错误的；（二）分项评分超出评分标准范围的；（三）评标委员会成员对客观评审因素评分不一致的；（四）经评标委员会认定评分畸高、畸低的"。因此，在评审专家打分过程中，如果出现分项评分超出评分标准范围的，系统应当立刻提醒评审专家进行修改，对于客观评审因素评分不一致的，提醒评审组组长重新复核。

⑥ 中标及公示模块。收到评标委员会的评标报告后，在评标报告确定的中标候选人名单中按顺序确定中标人。系统对接医院的官网指定页面，公告中标结果。如果有需要还可以在其他媒体上同步公告中标结果。

⑦ 质疑与回复模块。系统中应当设置质疑与回复模块，其中招标文件挂网以后，接受对招标文件的质疑，对于已报名的供应商提出的质疑，招标部门组织相关部门对质疑情况进行分析、讨论，然后在系统中进行统一回复，回复意见应当本项目所有参与的供应商均可见，还要根据情况考虑是否需要将开标时间延期。

项目评标完毕并公告中标结果后，接受投标供应商对本项目中标或成交结果的质疑。本模块应当与政府采购政策管理数据库进行对接，在处理质疑过程中，需要严格按照相关法律、法规和文件精神进行处理和回复，由政策管理数据库提供政策支持，供各个部门讨论、分析时使用。

本模块要在重要节点进行预警监控，建立预警模型，在模型中对各个关键时间节点进行标注，包括收到采购文件之日或采购文件公告期限届满之日、各采购程序环节结束之日、中标或成交结果公告期限届满之日，提示相关部门注意时间进展，及时在法律、法规规定的时间内完成质疑回复工作。同时提供各种质疑回复的模板，供相关部门编制质疑回复函时使用，减少因为管理人员经验不足导致回复函中出现不必要错误的可能。

（4）委托招标项目管理系统。对于达到分散采购限额以上的项目，按照医院相关制度规定，需要委托代理机构进行采购，为更好地管控委托招标项目，可以使用委托招标项目管理系统。这里以公开招标方式为例，说明委托招标管理系统应当具备的功能。

① 采购人评委管理。《政府采购货物和服务招标投标管理办法修订草案意见稿》中要求，评标委员会应当由采购人代表和评审专家组成，而且采购人代表应当是熟悉采购需求和政府采购法律法规及政策的本单位工作人员，这意味着采购人必须派代表参加本单位采购项目的评审。无论是本单位工作人员，还是委托相关专业人员，都需要加强对采购人评委进行管理。院方对于采购人代表的选择方式按照制度规定进行，系统可以提供采购人代表外出评审需要注意事项的提醒，提供专家参加采购项目评审的时间、地点等信息的提醒，提供从院内专家库中随机抽取产生采购人代表的功能，提供针对专家履行采购人代表职责的评价等功能。

② 采购代理机构管理。虽然按照法律、法规规定，采购人有权自行选择采购代理机构，任何单位和个人不得以任何方式为采购人指定采购代理机构。但是，各个单位为了规范本单位的采购代理机构管理，一般都会考虑采取遴选的方式选择采购代理机构。本模块主要包括采购代理机构的业务分配功能，可以按照随机抽取或其

业务能力特点来分配；以及采购代理机构的业务执行情况跟踪评价的功能，评价体系建设可以按照医院相关制度规定执行。

③ 委托项目进度管理。进度管理是本系统模块最重要的功能，根据委托项目的进展情况建立采购全流程进度的模型，直观地反映各个项目所处的时间节点，现阶段尚未完成的工作清单以及下一步的工作计划等。通过相应的授权机制确定每个节点的责任部门和对应的操作人员，对于关键节点上的工作任务可以通过短信等方式进行提醒和通知，告知相关部门的管理人员登录系统进行操作，确保项目的流转、审批等流程能够顺利进行。

④ 委托项目资料管理是本系统模块的另外一个重要功能。委托招标项目必然是未来内部检查、外部检查的重点，因此需要在各个节点上收集各个阶段生成的采购文件等资料，并按照资料类型进行归档，方便后期各个业务子系统和管理子系统查询和调用，方便按照项目名称或文件类型等关键字段信息进行检索，在最短时间内向检查人员提供其所需的信息。

五、采购合同管理子系统

1. 建设目标

以规范政府采购合同事项签订、履行、效果评价为目标，建成合同管理系统，完善政府采购合同的签订、履约执行、合同变更等流程，规范和强化合同过程管理和绩效评价。

2. 具备功能

（1）合同模板库。合同归口管理部门牵头，相关归口管理职能部门配合，法务部门指导完善货物采购、基建工程、服务类、维保等不同的合同模板文本。招标文件中合同文本的专项内容，可以由归口管理职能部门与合同归口管理部门、使用科室共同讨论制订并完善，尤其要充分考虑合同的管理边界、专项验收标准以及质量问题、技术失误、纠纷事故的处置解决办法等管理要求。本系统应当与招标管理子系统进行对接，为招标文件提供不同类型的合同模板。

（2）合同签订及审批。采购项目完成招投标流程之后，招标管理子系统应当将中标通知书及其他合同签订所需要的数据信息做成结构化数据，随同中标通知书、招标文件、投标文件等一起发送给合同管理子系统。合同管理子系统收到后，可以根据上述数据信息一键生成合同初稿，发送给供应商进行复核，发送给合同签订部门进行审核，然后根据医院相关制度规定进行会签，会签完毕后流转交给相应的领导审批，审批通过后方可签字、盖章。

（3）合同归档管理。合同归档管理时，需要与政府采购预算、采购计划号（具体采购项目启动时系统赋予的编号）、招标编号等重要字段进行匹配，方便后期其他管理子系统的查询和调用。

六、履约验收管理子系统

1. 建设目标

建成基于政府采购合同的履约验收系统，完成合同执行情况的监控、预警及绩效分析等工作。验收功能包括验证货物、工程、服务的合规性、完整性、符合性，做好验收会签程序以及资料归档等工作。

2. 具备功能

（1）验收辅助支持。为验收工作提供数据和政策支持，对于工程建设项目或其他专业性要求高的项目验收，提供国家相关验收标准、行业主管部门发布的标准、或合同约定的其他验收标准等政策信息支持，协助医院职能部门的管理人员完成验收工作。同时，协助做好验收资料的收集和归档工作。

（2）验收全过程管控。履约验收子系统需要和合同管理子系统进行对接，合同系统将合同中的关键信息以结构化数据的形式传给履约验收子系统，然后根据合同类型、验收内容等需要，选择合适的验收管理模板建立验收模型，模型能够直观地反映整个项目的履约过程，包括到货时间、已验收数量、已支付资金金额、验收合格时间等关键信息。同时设定与验收有关的关键节点，管理人员需要在相应的时间节点完成相应的验收工作，并在系统中记录履约进度和验收情况。特别是按照实际数量进行据实结算的项目，每次验收完毕后应当将相应的执行数量记录在系统内，然后与合同计划完成进度模型进行对比，分析偏差产生的原因，并发现是否存在履约能力等方面的风险和问题，供职能部门负责人决策使用。尤其是在工程建设项目中，分析实际履约进度和计划工期进度之间的差异，有助于工程项目进度管理和造价控制。

(3) 合同履约情况预警。根据合同关键信息建立的验收模型还有一个重要的功能，就是针对合同履约情况进行预警，特别是按照实际数量进行据实结算的医院经常性采购项目，由于业务需要不断发生采购需求，供应商一直在为医院提供货物、工程或服务，如果等到合同履行完毕以后再去申请启动采购流程，由于医院实际采购需要，采购业务不能停止（例如医用气体、物业服务等），会导致从启动采购流程到新合同签订、新供应商进场之间，会存在超合同约定履约、超合同约定资金支付的情况。需要在合同尚未完全履行完成的时候，按照合同约定的服务期或合同金额设定预警机制，例如考虑到整个采购活动的周期，可以设置在服务期满 3～4 个月前，或合同金额已执行 70%～80% 时进行预警，以短信或其他方式提醒合同归口管理部门、采购业务的职能部门需要考虑启动后续采购流程。这里的重点和难点就是如何读取业务数据，需要考虑如何从各个业务子系统中识别并读取与本合同履约相关的业务数据并同步到本系统中。

七、资金支付管理子系统

1. 建设目标

由于各个医院基本上已建有各自的财务管理系统，而资金支付一般属于财务管理信息系统的一部分，因此政府采购资金支付信息化子系统不需要单独建设，只需要将其他业务子系统和管理子系统与财务管理系统进行对接，实现数据的共享和互通。

2. 具备功能

本系统最重要的功能除了实现采购业务资金支付的信息化之外，就是需要将资金支付的信息反馈到合同执行环节，使得管理部门能够追踪并分析合同的履行情况。同时，履约验收管理系统中与资金支付相关的重要节点信息，应当与资金支付系统进行勾稽，让财务人员对于未来可能的资金支付事项有提前的预知，也让合同履约的执行部门能够及时知悉自己下一步的资金支付工作安排，按照合同资金支付节点的约定及时向供应商特别是中小微企业进行资金支付，有助于财政部关于支持中小企业发展的政策能够有效得到落实。

八、采购决策支持子系统

1. 建设目标

建立决策支持数据库，针对各个关键的环节，在运行过程中自动链接决策支持信息，为执行提供数据和政策上的支持。对于重要的行为进行预警和提示，避免出现违反合规性等方面的问题。

2. 具备功能

具有关键行为节点预警功能，对于政府采购活动中可能违反《政府采购法》或相关规范及规章的行为，在关键节点处通过数据分析、程序识别等手段，为操作人员或监督人员提供数据支撑、政策支持，并提供解决措施。例如：按照《政府采购法实施条例》第二十八条规定，在一个财政年度内，采购人将一个预算项目下的同一品目或类别的货物、服务采用公开招标以外的方式多次采购，累计资金数额超过公开招标数额标准的，属于以化整为零方式规避公开招标，但项目预算调整或经批准采用公开招标以外方式采购除外。因此当某类医疗设备陆续在申请采购招标时，操作员在选择采购方式的时候，系统可以提示该类设备的年度预算金额、已执行情况、剩余预算等信息，通过提示来判断该类设备是否存在由于分散执行而导致出现规避公开招标的情况。也可以判断是否有足够的预算实施本次采购，避免出现无预算采购的情况。

具备数据分析预警功能，例如：按照国家卫健委公布的《关于通报规范和加强政府采购管理三年专项行动发现典型问题》的通知，对于单一供应商在某类采购项目中，年度采购金额累计超过分散采购限额标准的，将被视为规避政府采购的行为。那么系统需要在业务操作板块中抽取业务数据，监控所有供应商的采购业务执行情况，特别是未执行招标程序的采购业务应当做好标记，作为数据分析、监控和预警的重要对象。对于规避招标的项目，要及时按照法律要求采取必要的采购方式，避免出现合规性方面的问题。再比如，合同履行阶段需要对合同履约情况进行建模，针对验收、资金支付等重点环节，特别是据实结算类合同，通过建模直观地反映合同的实施进展情况。线下管理时往往由于对合同的履行情况缺乏监管，容易出现合同已经快履行完毕，新的采购招投标程序尚未开始的情况，最后等新的合同签订下来以后，原合同的业务一直在发生，并超出了原合同约定的数量和金额，导致超过部分的金额缺乏资金支付依据，产生一系列的违规问题。因此合同管理系统中针对合同履约情况一方面要进行实时数据反映，一方面要对履约进展进行监控和预警，为后续采购流程预留出足够的时间，确保新旧合同之间能够无缝衔接，避免出现违规甚至或有诉讼情况。

九、采购监督管理子系统

1. 建设目标

建立与内部审计信息系统和纪委监察监督信息系统的连通，为内部审计部门和纪委监察部门实时进入采购信息系统掌握医院采购活动的情况提供通道和辅助。相关管理人员可以登录该子系统，以监督管理人员的身份，根据需要进行数据分析、提取和其他认为必要的操作。

2. 具备功能

具有数据分析和提取功能，可以从本系统中对需要识别、分析和提取的数据（包括业务工作平台的业务数据和管理工作平台的管理数据）进行索引和定位，然后根据监督的需要进行抽取，将数据传送到监督管理部门各自的信息系统中，再进行针对性的分析，形成监督所需的结论。例如：监督部门需要对合同履约情况进行评价的时候，就可以从采购合同管理子系统检索到样本合同，将合同中与付款、数量、验收节点等关键信息相关的结构化数据抽取出来，传送到自己的信息系统里面进行合同建模，形成合同履约计划线路图，然后对采购业务工作平台里面跟本合同相关的采购数据进行识别，标识过后进行数据的读取，将相关数据抽取并传送到合同模型中形成合同履约实际线路图，由监督管理部门人员再进行分析、评估，形成合同履约情况的风险评估报告。

具有标记和预警功能，可以允许监督管理部门人员对某个采购环节或某类业务数据进行标记，标记后将相关数据的变化情况反馈到自己的信息系统中去，使得监督人员可以实时看到自己关心的事项和数据，并对数据设定预警阈值。如果实时的数据变化触发了预警阈值，则以一定的方式提示给监督人员，方便其开展下一步的工作。

第四节　医院采购信息化建设方案分享

本节以湖北省某三甲医院采购管理信息化建设总体规划方案为例，供读者参考。

一、总论

1. 政府采购基本情况

××医院成立于××年，目前属于××大学医学院附属医院，是一所集医疗、教学、科研为一体的现代化综合性医院。医院现有开放床位××张，现有员工人数××人，设置有××个临床和医技科室，拥有国家重点学科××个，拥有××个国家临床重点专科。2021年度收入××亿元，支出××亿元，其中政府采购支出××亿元，非政府采购支出××亿元。

该医院2021年政府采购总体规模为××亿元，其中货物类采购金额××亿元，工程类采购金额××亿元，服务类采购金额××亿元。货物类采购中医疗设备类采购金额××亿元，占比××％，医疗设备类采购中进口设备采购金额××亿元，占比××％，国产设备采购金额××亿元，占比××％。进口设备采购台件数××台件，占比××％，国产设备采购台件数××台件，占比××％。药品采购金额××亿元，占比××％，医用耗材采购金额××亿元，占比××％，试剂采购金额××亿元，占比××％。

医院采购资金来源于医院自筹、同级财政资金拨付、非同级财政资金拨付三类，其中医院自筹资金××亿元，占比××％，同级财政资金××亿元，占比××％，非同级财政资金××亿元，占比××％。

医院政府采购工作的归口管理部门是××招采中心，共有工作人员××名。具有采购权的职能部门共计××个，其中后勤处医工科2021年共采购××亿元，占比××％，后勤处基建科2021年共采购××亿元，占比××％，后勤处动力科2021年共采购××亿元，占比××％，后勤处总务科2021年共采购××亿元，占比××％，信息中心2021年共采购××亿元，占比××％，保卫处2021年共采购××亿元，占比××％，科研处2021年共采购××亿元，占比××％。

医院建立有比较完善的政府采购内部控制机制，制度层面共出台与政府采购直接相关的制度 7 份，即《××医院政府采购管理制度》《××医院招投标管理办法》《××医院规范和加强政府采购管理三年专项行动方案》《××医院紧急采购管理办法》《××医院非政府采购管理办法》《××医院政府采购需求管理办法》《××医院供应商管理制度》。与政府采购间接相关的制度 5 份，即《××医院预算管理办法》《××医院合同管理办法》《××医院支出管理办法》《××医院内部审计规定》《××医院三重一大事项决策规定》。成立有政府采购工作领导小组和政府采购工作管理小组，政府采购活动重大事项均纳入医院"三重一大"事项，须经过医院政府采购工作领导小组讨论确定，政府采购相关重点岗位和部门负责人实现定期轮岗，不相容职务实现了相分离。各个职能部门针对政府采购活动均制定有部门内部规章，政府采购人员做到了定期培训和考核。

医院现有与政府采购活动相关的信息化系统包括药品采购管理系统、医用耗材管理系统、医工科出入库管理系统、试剂采购管理系统等，尚未建立统一的政府采购管理信息系统，政府采购预算、政府采购需求管理、招投标管理、合同管理、政府采购资金支付管理等业务流程仍未实现或未完全实现信息化管理，各业务板块之间缺少互联互通，信息孤岛问题比较严重。2021 年接受外部监督检查时，检查组专家已明确提出医院采购信息化工作推动不够的问题。

2. 总体规划主要内容

（1）规划名称。

××省××医院采购信息化建设总体规划

（2）项目建设内容。

新建医院采购信息化系统，新系统包括一个中心，三个平台。即大数据中心、供应商管理平台、采购业务平台、采购管理平台。

① 利旧改造项目。

采购业务平台需要进行改造，改造范围包括原有药品采购管理系统、医用耗材管理系统、医工科出入库管理系统、试剂采购管理系统。各个业务系统需要重新规划，将供应商管理功能剥离，转由供应商管理平台统一实施供应商管理，业务数据需要与大数据中心、采购管理平台对接，实现数据同步共享、数据关联反写、数据分析预警等目标。同时业务流程需要根据国家法律、法规的要求、医院内部控制的需要进行流程再造，既要嵌入必要的内控措施，又要优化流程提高采购效率。其中医工科的出入库管理系统需要进行规范化改造，后期作为医院所有货物类、无形资产类项目等资产类项目采购的出入库管理系统使用。因此需要综合考虑药品、耗材、试剂等项目的特点分类别设置，但是数据需要汇总、共享并与政府采购资金支付管理系统对接。

采购管理平台里的政府采购资金支付管理子系统，可以利用医院现有的财务管理信息系统完成。主要工作是需要将政府采购业务平台各个系统、政府采购管理平台的合同履约验收子系统与其进行对接。后期使用电子发票时还需要跟供应商管理平台进行对接，由供应商管理平台负责电子发票上传、验真和业务匹配等功能，然后推送至资金支付管理子系统进行资金支付，已支付资金的项目相关信息还需要关联反写到业务系统。

② 新建项目。

a. 新建大数据中心。大数据中心是政府采购活动的基础数据平台，作为整个政府采购信息化系统的基础，承担各类数据库的集成、数据收集和分析、辅助决策支持、授权审批等方面的功能，为全系统提供数据支撑和管理。大数据中心还可以集成政府采购政策管理数据库、政府采购决策支持系统，为政府采购管理提供政策查询、管理人员培训、决策支持等功能。

数据展示模块可以直观地将政府采购全过程的信息同步和映射出来，让政府采购各个职能部门可以看到每个项目的进展情况，可以提示各个职能部门下一步的工作内容和时间要求等信息。数据分析模块可以使用各种图表和分析软件对政府采购相关数据进行分析，为决策者提供支持，数据分析可以包括项目时间指标、预算指标、合规性指标等多种层面。数据监控预警模块为监督部门提供数据，设立数据预警分析模块，反映存在的风险或异常情况。

大数据平台从政府采购功能模块子系统获取数据后进行展示，考虑到数据变化实时展示会耗费大量的系统资源，因而需要对数据优先级进行梳理，根据业务需求进行时间优先级设置，对于不同优先级的数据设置不同的数据同步周期。对部分优先级较高的统计指标，实时展示统计结果，考虑到招投标环节受到各类法律、法规的约束度最高，将进入招投标环节后的数据设置为最高优先级在数据展示模块中实时展示；对于各类预警指标，不进行统计结果的实时展示，仅在达到给定阈值时，及时反馈到大数据平台；对于其他无实时性要求的数据，则设置较长的数据同步周期，降低系统负荷。

b. 新建供应商管理平台。供应商管理平台是对供应商进行综合管理的平台，包括供应商的准入、考核评价、黑名单制度、业务操作、合同签订及提请资金支付等功能。供应商需要在供应商管理平台上通过准入后注册成功，方可在医院开展相关采购业务。供应商的准入应当按照医院相关制度进行，供应商的考核评价由各个业务板块的职能部门负责考核，可以针对单个供应商单个业务的履行情况进行考核，建立供应商黑名单库，与考核评价模块关联，达到制度规定应当列入黑名单的，将供应商列入黑名单库并与业务板块共享信息，在制度规定的时间范围内，禁止其参与医院的政府采购活动。

供应商管理平台需要与采购业务平台进行对接，代替原有业务子系统的供应商管理职能，所有供应商均需要先注册并登录供应商管理平台，然后经过授权后才能切换进入相应的业务模块进行操作。需要与大数据中心进行对接，将供应商的采购业务相关数据同步到大数据中心，方便进行监控和管理。需要与采购管理平台进行对接，采购管理平台需要的供应商的基本信息都从供应商管理平台获取，必要的数据还要关联反写至供应商管理平台。

供应商管理平台还可以作为信息发布平台，负责向供应商发布医院的招标公告、竞价公告、中标公示等与医院政府采购有关的信息。

c. 采购业务平台可以新增非政府采购的零星采购业务模块，可以建立电子商城系统和竞价磋商系统，专门用于小额、多次的零星采购项目。电子商城和竞价磋商系统的供应商准入按照医院相关制度规定实施，采购审批流程相对需要履行招标程序的采购项目进行简化，授权使用科室和职能部门进行采购活动审批。对于经过自行招标、公开招标的需要分批送货采购的项目，也可以授权电子商城系统进行具体采购操作。

d. 新建采购管理平台。采购管理平台包括政府采购项目决策管理子系统、政府采购预算管理子系统、政府采购需求管理子系统、政府采购招投标管理子系统、政府采购合同管理子系统、政府采购履约验收管理子系统、政府采购资金支付管理子系统等。其中政府采购资金支付管理子系统可以利用医院现有的财务管理信息系统完成。

政府采购项目决策管理子系统包括决策流程管理、决策依据资料管理，对于工程建设类项目提供前期论证资料清单支持，其他采购项目提供采购政策咨询支持，例如采购进口医疗设备时相对应的国家采购政策情况。

政府采购预算管理子系统包括预算申报、政府采购品目分类目录匹配、预算报表编制（基于财政部政府采购预算编制要求）、每季度预算执行情况报表编制（按照财政部要求，每个季度结束后 10 日内完成）、年度预算执行情况报表编制、数据分析等功能。

政府采购需求管理子系统包括政府采购需求管理全流程管理，提供需求和实施计划编制支持功能，通过可以自定义的系列表格和流程图，协助管理人员完成编制工作。具备审查工作组人员管理和审查工作流程管理功能。按照医院相关制度规定，审查工作组人员应当随机抽取，系统内嵌审查工作人员专家库及专家抽取功能。

政府采购招投标管理子系统包括自行招标管理系统和委托招标管理系统，根据医院招标管理制度的规定，由系统自动在项目启动时进行项目分类，自行招标管理系统提供公开招标、邀请招标、竞争性谈判、竞争性磋商、单一来源采购、询价等采购方式，具备评审专家库管理和专家抽取功能，电子开、评标功能等。委托招标管理系统提供招标全流程管理功能，建立招标管理标准流程图及模型，实际业务执行与标准模型进行对照，对于关键环节和时间节点进行通知和预警。同时具备招标代理机构的管理和评价功能，具备招标资料归档和数据分析功能。

政府采购合同管理子系统包括合同签订、审核全流程管理，合同台账管理。需要与招投标管理系统进行对接，将已完成中标公示、并发出中标通知书的政府采购项目信息推送合同管理子系统，自动形成合同初稿并完成申报、审核、领导审批、盖章全过程。系统记录合同签订全过程，并设置签订时间提醒和预警功能，具备合同归档和数据分析功能。

政府采购履约验收管理子系统包括合同履约验收全流程管理，根据合同重要约定信息，针对不同合同类型建立履约验收管理模型，提供对照、分析、预警等功能。需要与政府采购资金支付管理系统进行对接，将合同资金支付节点、资金支付全额等信息推送资金支付管理系统，资金支付管理子系统将资金支付情况关联反写至履约验收子系统。

3. 总体规划编制依据

本次采购信息化建设总体规划编制工作参考了以下文件、标准及规范的精神，力争做到科学、规范、全面和经济。

（1）《全国医院信息化建设标准与规范（试行）》（2018 年 4 月）

（2）《关于进一步加强政府采购管理的工作意见》（2009 年 4 月）

（3）《政府采购法实施条例》（2015 年 1 月）

（4）《关于促进政府采购公平竞争优化营商环境的通知》（2019 年 7 月）

（5）《国家卫生健康委办公厅关于印发医院智慧管理分级评估标准体系（试行）的通知》（2021 年 3 月）

（6）《关于开展营商环境创新试点工作的意见》（2021 年 11 月）

（7）《××医院关于智慧医院建设的总体规划》（2019 年 5 月）

（8）《政府采购需求管理办法》（2021 年 4 月）

（9）《公立医院内部控制管理办法》（2020 年 12 月）

（10）《××医院政府采购管理制度》（2020 年 6 月）

（11）《××医院招投标管理办法》（2020 年 11 月）

（12）《××医院供应商管理办法》（2021 年 3 月）

（13）《××医院非政府采购管理办法》（2020 年 6 月）

二、总体规划背景

2002 年 6 月，我国颁布了《政府采购法》，旨在规范政府采购行为，提高政府采购资金的使用效益，维护国家利益和社会公共利益，保护政府采购当事人的合法权益，促进廉政建设。施行十多年以来，政府采购在提高资金使用效益，维护国家和社会公益，以及防范腐败、支持节能环保和促进自主创新等方面取得了显著成效。但是政府采购制度在发挥重要作用的同时，由于还不够完善导致存在急需完善和解决的问题。

2015 年，国务院公布了《政府采购法实施条例》，条例在总结政府采购制度实施十多年来的经验基础上，针对实践中存在的问题，适应我国现阶段经济社会全面发展的新需要，将实践中比较成熟的制度进行归纳，并借鉴国际上的普遍做法，做了多方面的创新和完善。

2018年4月，国家卫生健康委发布了《全国医院信息化建设标准与规范（试行）》，该规范在运营管理方面对采购活动提出了建议，同时从软硬件建设、安全保障、新兴技术应用等方面规范了医院信息化建设的主要内容和要求。医院需要借助医疗大数据平台来管理、分析、利用医疗大数据，以实现提升医学科研及应用效能，推动智慧医疗发展的目标。该规范对医院发展政府采购信息化提供了非常重要的指引。

2020年6月，国家卫生健康委下发了《关于进一步规范和加强政府采购管理工作的通知》，要求进一步强化政府采购监管主体责任，做到严格依法采购、严格按照程序采购、严格监督管理。

三、采购管理信息化现状

1. 医院采购管理信息化现状

××医院每年的政府采购实际执行金额达××元，采购的品目种类繁多，涉及有采购权的职能部门众多，管理难度相对较大。目前仍然按照传统的线下方式对政府采购活动进行管理，政府采购管理全流程基本上都在线下进行流转，采购业务的执行、采购资料的归档工作由各个职能部门在实施。过程中的授权和审批通过线下表单层层会签的方式完成。

为规范政府采购行为，医院建立了基本的政府采购内部控制体系，从制度层面出台了7份与政府采购直接相关的办法和规定，5份与政府采购间接相关的制度。同时采取各种措施不断完善政府采购管理，2020年3月将政府采购活动纳入医院三重一大事项进行集体决策，2020年4月指定了××招采中心作为政府采购工作的归口管理部门，内部审计部门和纪委监察部门共同参与政府采购活动的监督工作。2020年8月，医院出台了《××医院政府采购管理办法》后，各个职能部门针对政府采购活动均制定有部门内部规章，不相容职务实现了相分离，重要岗位定期有进行轮岗。指定有专人负责政府采购相关工作，包括预算编制、需求管理、招标申请、文件审核、合同签订和验收、资金支付申请等工作。

目前医院建立了预算管理系统，但是该系统主要用于部门年度预算申报和编制，包括项目预算和运营预算，未特别针对政府采购预算提供政府采购预算的编制功能。医院建立了药品采购管理系统、医用耗材管理系统、试剂采购管理系统等，覆盖了政府采购预算中的主要支出项目，但是缺少其他货物、工程和服务的采购管理系统。建立了财务管理系统，但是各个业务系统和管理系统之间没有对接，特别是与财务管理系统之间缺乏信息交互和沟通，因此导致信息孤岛的问题比较严重。

2. 医院政府采购规模不断扩大

医院政府采购活动 2017 年实际执行金额为××亿元，2018 年实际执行金额为××亿元，2019 年实际执行金额为××亿元，2020 年实际执行金额为××亿元（受新冠疫情影响），2021 年实际执行金额为××亿元，为近五年来的最高，2021 年实际执行金额比 2017 年实际执行金额高××％。

其中 2021 年货物类采购金额××亿元，比 2017 年高××％；工程类采购金额××亿元，比 2017 年高××％；服务类采购金额××亿元，比 2017 年高××％；货物类采购中医疗设备类采购金额××亿元，比 2017 年高××％；医疗设备类采购中进口设备采购金额××亿元，比 2017 年低××％；国产设备采购金额××亿元，比 2017 年高××％；药品采购金额××亿元，比 2017 年高××％；医用耗材采购金额××亿元，比 2017 年高××％；试剂采购金额××亿元，比 2017 年高××％。

医院 2017 年实际收入××亿元，2021 年实际收入××亿元，2021 年实际收入比 2017 年实际收入高××％，从增长率来看，政府采购实际执行金额的增长率低于收入增长率，说明医院收入增长能够覆盖政府采购支出的增长，医院经营状况处于良性发展的通道之中。

四、目前存在的问题

医院接受政府采购相关外部检查增多，2021 年度共接受与政府采购有关的外部检查×次，包括××部委派第三方审计机构对医院财务收支和预算执行情况进行审计，卫生健康委针对进一步规范和加强政府采购管理三年专项行动的督导检查，审计厅关于××同志的经济责任审计，医院聘请第三方咨询公司对医院风险管理和内部控制评价，××部门的督导检查延伸至附属医院。这些外部检查无一例外都把政府采购管理工作作为了检查的重点领域，在检查过程中暴露了医院在政府采购管理方面存在的薄弱环节和问题。

（1）预算管理方面存在监管不到位的情况，由于预算编制单位提供的预算信息存在错误，导致同一事项重复申报预算、重复申请采购招标的问题。预算管理与采购管理之间存在信息不对称，导致存在没有预算就启动采购招标的问题。

（2）政府采购制度体系建设方面，虽然基本建成了政府采购的制度体系，但是不少制度的出台时间较早，不能反映近几年的政府采购政策变化情况，制度中部分流程和表述与国家法律、法规有冲突的地方，也有含义不明确不方便操作的地方，需要进一步修订和完善。

（3）采购招标方面仍按照传统的线下方式开展，自主招标流程中还存在开评标过程不够规范、评标报告不够严谨等方面的问题，项目执行过程中缺乏有效的监督管理，对于项目的进度监管不到位，资料归档方面存在缺失和存在错误的地方。

（4）政府采购信息化工作推进不够，大部分政府采购业务仍然是传统的线下模式操作，效率低下，部分采购业务上线的信息系统都是独立存在并使用的，采购过程中文件和数据无法做到共享、共用，管理部门难以掌握政府采购活动的全面信息，影响采购决策的科学性和及时性。

五、需求分析与功能定位

1. 需求分析

（1）医院采购内部控制信息化需求。

《公立医院内部控制管理办法》中关于内部控制的定义，是指在坚持公益性原则的前提下，为了实现合法合规、风险可控、高质高效和可持续发展的运营目标，医院内部建立的一种相互制约、相互监督的业务组织形式和职责分工制度；是通过制定制度、实施措施和执行程序，对经济活动及相关业务活动的运营风险进行有效防范和管控的一系列方法和手段的总称。因此在设计采购信息化建设时，首先要考虑在信息系统里面融入有效的内部控制机制。

考虑到内部管理和应对外部检查的需要，内部控制信息系统需要拥有政府采购活动所有的流程图和系统图，拥有所有的操作权限记录，拥有用户分级授权的权限等级，内部管理部门可以根据内部监督管理和职责分离的需要，对关键工作岗位的操作权限和操作内容进行设置，确保定期或不定期的轮岗、不相容职务相分离的原则能够得到一贯执行。特别是政府采购预算编制及审批、政府采购需求编制和审查、政府采购文件编制与审核、政府采购结果上会汇报及定标、合同编制和审核、验收管理和审核、采购资金支付申请和审核等岗位职能的分离。提供充分的权限给内部审计部门和纪检监督部门。体现内部审计部门对于政府采购管理工作的监督、纪检监察部门对于政府采购管理工作的监察。

可以在外部检查时，生成系统功能介绍、业务流程介绍、分级授权介绍、关键岗位轮岗记录、不相容职务相分离等与政府采购内部控制相关的信息。政府采购活动授权审批权限设置，确定好政府采购归口管理部门，分配好各个职能部门及相关人员在系统内的审批流、操作权限。

（2）政府采购需求管理需求。

2021年7月1日开始实施的《政府采购需求管理办法》，要求采购人应当将采购需求管理作为政府采购内控管理的重要内容，建立健全采购需求管理制度，加强对采购需求的形成和实现过程的内部控制和风险管理。

相同或类似项目的采购需求、采购实施计划以及后面的审查工作，具有规律性、规范化和同质化的特点，如果采取传统的线下管理方式，需要编制大量的格式化的表格和图表来生成所需要的需求管理文件，费时、费力且效率低下。因此需要建立政府采购需求编制、实施计划编制、需求调查、需求审查等功能于一体的系统模块，各个部门根据医院政府采购需求管理制度的规定，在本系统中完成各自在需求管理过程中应当承担的工作。同时，系统提供决策支持系统服务协助各个部门完成该项工作。通过程序化的设计及决策支持系统的辅助，能够为通用型项目和个性化或特殊的项目提供需求管理全流程服务。

（3）医院采购招投标管理需求。

医院招投标活动是政府采购活动中最重要的环节之一，项目相关的采购文件包括采购意向公开、招标文件、招标公告、中标公告等信息都会在指定媒体上进行公开，需要贯彻"公开、公平、公正"的原则。因此为规范自主招标项目的招投标管理，可以参照公开招标的流程，采用信息化的手段为招标管理部门提供招投标全流程管理平台，提供包括公开招标、邀请招标、竞争性谈判、竞争性磋商、询价、单一来源采购等多种方式供采购人选择，当然为了与法律、法规规定的采购方式相区分，建议自主招标的采购方式重新命名。

需要建立医院内部的专家库，由招标管理部门进行建设和维护，可以从专家库中随机抽取各类专家，以满足医院采购项目的招投标活动中评审工作的需要，也可以为医院其他需要评审的工作提供帮助，包括组建需求审查小组时需要抽取专家，抽取专家作为采购人代表参加委托招标项目的评审工作，或其他需要选择专家的场景。

如果医院自主招标项目参照公开招标方式为主，则需要建立适合公开招标的全流程开评标场景，包括招标文件编制、投标文件制作和加密、电子开标大厅、电子评标系统等全过程的功能模块，如果选择其他的采购方式，还需要针对不同场景进行个性化的设定，以确保各类采购方式能够得到合理的运用。最终目标是综合提高招标活动效率。

委托招标的项目一般需要委托代理机构进行，因此需要建立针对代理机构的管理模块，代理机构的遴选过程可以借助自主招标模块的采购方式完成，为规范代理机构的任务分配，可以提供包括项目特性符合性分析、随机抽取等方式完成任务分配工作，针对代理机构的工作情况还要提供不同的考核方式和合适的场景进行考核。

招投标过程资料是外部检查时的重要检查内容，因此项目资料的管理工作非常重要，需要建立历史项目资料数据库，新完成的项目资料进入归档管理模块，可以根据数据库的要求，对采购文件分门别类地进行保存和管理，为方便后期的查询和调阅，应当提供包括项目名称、中标单位、招标编号、预算金额、代理机构名称等关键字段的查询，利用大数据中心的分析工具可以对资料档案进行分析和整理。

为方便各个职能部门对各自所属项目的管理，每个项目全过程的进度需要以直观的进度图方式在系统中进行反映，每个部门登录以后可以查看自己所负责的项目进展情况，后续工作的清单以及需要自己实施的工作内容等信息，避免因为人为原因引起的项目进度滞后。

（4）政府采购合同及验收管理需求。

政府采购合同一方面需要及时签订，采购人应当自中标通知书发出之日起 30 日内，按照招标文件和中标人投标文件的规定，与中标人签订书面合同。同时采购合同是对双方责任、权利和义务的规定，需要严格按照规定签订，所签订的合同不得对招标文件确定的事项和中标人投标文件作实质性修改。因此需要建立合同签订管理模块，涵盖中标通知书发出到合同初稿编制、供应商复核、医院各级部门会签、院领导审批、合同正式盖章的全过程。包括中标通知书和其他结构化数据的生成和传输，导入合同模板形成合同初稿，反馈至供应商处进行复核，会签及授权审批流程的具体功能。

合同签订完毕后需要对合同执行情况进行监控和管理，否则的话对于单价已经确定、数量需要据实结算的合同，如果没有好的执行管理和监控，容易出现超合同金额资金支付、超合同期限资金支付等不利情况。因此需要建立合同验收管理模块，通过对业务系统和管理系统中关于合同相关业务的数据收集，对合同进展情况进行建模，可以将实时的数据更新至模型中，让各个管理部门能够看到合同的实际执行情况，并能协助管理部门对实际进度和计划进度的差异进行分析，找出原因并采取相应的解决措施，避免后期出现诉讼或其他风险。

2. 功能定位

根据××医院整体信息化建设发展纲要的规划，政府采购活动的信息化工作计划于 2022 年初开始实施，具体包括以下内容。

（1）对各个业务功能子系统，特别是用于药品、试剂、医用耗材、医用设备等医院政府采购主要业务执行的系统，进行必要的改造，聚焦主业务优化流程及审批设置，剥离不必要的其他功能，以适应政府采购活动的统一归口管理。

（2）建立覆盖各个重点环节的政府采购全流程的管理子系统。特别是政府采购预算管理子系统、政府采购需求管理子系统、招投标管理子系统及合同签订、验收管理子系统。

（3）依托医院的大数据平台建立政府采购大数据中心，专门用于政府采购活动的数据看板和指标分析等工作。

（4）将医院采购审计工作关口进一步前移，在系统设计实施过程中，由内部审计部门对系统内部控制体系建设的合规性、完整性、有效性进行评估，同时为内部审计信息系统对政府采购活动实施实时审计开放相应的功能和权限。

（5）通过供应商平台对政府采购活动中涉及的供应商进行管理，包括准入、日常管理、考核评价、黑名单制等功能，做到供应商的集中统一、归口管理，一方面方便职能部门的管理，另一方面为供应商提供必要的服务，为其签订合同、履约管理、资金支付结算等提供便利。

六、规划方案与指导思想

本次信息化的实施采用统一规划、分步推进、及时贯通、共建共享的原则，实施过程必须在总体规划的统一部署下开展，不能各自为政，为某个部门的个别需求影响整体活动的开展，特别是大数据中心、供应商平台的建设应由政府采购归口管理部门牵头推进。为保证尽快完成项目整体开发，需要其他各个子系统的改造和建设工作同步进行，各个职能部门可以负责各自业务范围内的业务或管理子系统的推进工作。待各个子系统基本建成时，应当及时推进对接贯通工作，确保数据在各个子系统之间流动。系统整体建成后，整个系统的维护工作应当由政府采购归口管理部门牵头实施，但是各个职能部门需要对自己业务范围内的子系统的运行、维护、数据流动、数据共享和升级改造工作负责，做到共建共享。

七、投资估算

1. 投资估算

本次医院采购信息化建设项目的投资估算可以参考《软件工程 软件开发成本度量规范》即国标 GB/T 36964—2018。同时参考《中华人民共和国政府采购法（修订草案征求意见稿）》第三十八条，采购人实施信息化项目，应当加强统筹规划，委托专业力量完成方案设计，编制统一的技术规范和数据标准。对信息基础设施、应用系统、安全防护等建设内容，进行专业分类或分包采购。对应用系统建设，应当优先采购市场已有的通用化产品，确需定制开发的，一般应当进行模块化开发，鼓励竞争，并在采购合同中约定源代码、技术文档以及其他知识产权的归属和使用。

表13-1～表13-4中的单价考虑以综合单价的方式反映，包括人力成本和非人力成本，人力成本包含直接人力成本和间接人力成本，非人力成本包含直接非人力成本和间接非人力成本。通过综合单价来涵盖人力成本、管理费用、税收、企业利润等全部因素，工作量仅考虑软件开发过程中所

需的工作量，其目的是方便本次投资估算计算。

表 13-1～表 13-4 中项目名称的"其他"指的是本项目中未单独列示，或需要与其他系统进行对接的工作内容。

（1）大数据中心开发成本估算可参考表 13-1 所示的内容进行。

表 13-1　大数据中心开发成本估算

项目名称		需求分析	程序开发	程序测试	配置部署	驻场服务	单价/（元/人/天）	总价/万元
大数据中心	大数据挖掘分析							
	大数据治理							
	大数据计算							
	大数据采集汇聚							
合计								

（2）供应商管理平台开发成本估算可参考表 13-2 所示的内容进行。

表 13-2　供应商管理平台开发成本估算

项目名称		需求分析	程序开发	程序测试	配置部署	驻场服务	单价/（元/人/天）	总价/万元
供应商管理平台	注册审批							
	考核评价							
	业务执行							
	合同管理							
	电子发票管理							
	其他							
合计								

（3）采购业务工作平台开发成本估算可参考表 13-3 所示的内容进行。

表 13-3 采购业务工作平台开发成本估算

项目 名称		需求 分析	程序 开发	程序 测试	配置 部署	驻场 服务	单价/ （元/人/天）	总价/ 万元
采购业务 工作平台	药品采购 管理系统							
	医用耗材采购 管理系统							
	试剂采购 管理系统							
	出入库 管理系统							
	固定资产 管理系统							
	其他							
合计								

（4）采购管理工作平台开发成本估算可参考表 13-4 所示的内容进行。

表 13-4 采购管理工作平台开发成本估算

项目 名称		需求 分析	程序 开发	程序 测试	配置 部署	驻场 服务	单价/ （元/人/天）	总价/ 万元
采购管理 工作平台	采购管理 内控模块							
	采购预算 管理模块							

续表

项目 名称		需求 分析	程序 开发	程序 测试	配置 部署	驻场 服务	单价/ （元/人/天）	总价/ 万元
采购管理 工作平台	政府采购需求 管理模块							
	采购招投标 管理模块							
	采购合同 管理模块							
	履约验收 管理模块							
	资金支付 模块							
	采购决策 支持系统							
	采购监督 管理系统							
	其他							
合计								

2. 资金筹集

本项目所需的项目资金来源可参考表 13-5 所示内容。

表 13-5 项目资金来源建议

序号	实施方式	项目名称	投资估算/万元	资金来源
1	新建	大数据中心		申请国家财政支持和医院自筹，比例以医院以往财政支持项目为例，建议为财政支持××%，医院自筹××%
2	新建	供应商管理平台		
3	改造	采购业务工作平台		
4	改造	采购管理工作平台（预算管理、资金支付、合同管理）		
5	新建	采购管理工作平台（其他）		
		总计		

八、规划结论

1. 评价

医院作为政府采购活动中的采购人，需要承担管理上的主体责任，为维护医院采购资金的安全性和效益性，加之面对外部多维度的检查活动，医院需要进一步规范和加强政府采购管理工作，而合规、科学、有效的政府采购信息化系统的建立，有助于医院规避政府采购活动中常见的问题和风险，能够为内部管理部门提供规范管理的有效抓手，能够为外部检查组展现医院政府采购活动内部控制的有效性。

全流程的电子化能够提高政府采购活动的效率，节约因实施传统的管理方式而产生的大量的人力成本和印刷成本，更重要的是，它能优化流程管理、节约时间成本并且避免因为管理不及时导致的缺陷成本。政府采购活动的管理部门和操作人员可以在系统的协助下更加有效地管理政府采购活动，降低了由于专业知识和经验的不足导致出现非必要管理风险的可能，从而全方位地提高医院政府采购管理水平和风险控制能力。

2. 结论

从以上分析可以看出，政府采购信息化系统的建设符合国家、行业主管部门对于医院进一步规范和加强政府采购管理工作的整体要求，能够解决医院政府采购活动一直存在的采购环节过多、效率低下、管理难度大、管理成本过高、缺乏有效监督管理等方面的问题，对实现智慧医院的总体规划也具有积极的现实意义。

总体规划符合科学性、可持续发展、合规性等方面的要求，具有非常明确的可操作性，××医院在国内的重大影响力确保本项目会有具有强大系统开发实力的软件开发供应商参与项目的建设，××医院的智慧医院建设得到了卫健委和地方政府的高度重视和高度肯定，后期还将加大对该院智慧医院项目的财政支持，其外部建设条件环境具备，内部技术力量雄厚，项目管理效益收益巨大。

3. 建议

为了使本规划能获得更好的社会效益，现对规划提出如下建议。

（1）做好资金筹集工作。本项目规划总投资估算××万元，由卫健委、省政府根据项目的进展情况，分年度进行一定的投入，同时由××医院以自筹的方式共同解决项目所需资金。为确保项目的顺利进行，应加快筹集项目所需资金，保证项目如期进行。

（2）本项目的实施方案考虑了政府采购活动的全流程业务，由于政府采购政策具有不断变化的趋势，为更好地适应国家政策的变化，实施过程中需要有较大的灵活性和前瞻性，方便医院在外部政策发生变化时，对采购业务流程和管理模式进行升级、改造。

（3）做好管理人员知识培训和能力提升，以适应医院采购活动信息化的发展，改变原有传统线下管理模式的固化思维，提高对信息化管理手段的理解和认知，积极参与整个系统的建设、运行维护、升级改造过程中，积极为系统本地化、合理化提出意见和建议，以保证各项目按计划顺利实施。

附录

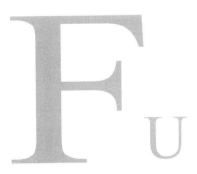

1. 公立医院的"自有资金"是什么性质的？算财政性资金吗？

答：公立医院的所有资金（包括经营性收入）都属于财政性资金。

法律依据：

《政府采购法实施条例》第二条规定，政府采购法第二条所称财政性资金是指纳入预算管理的资金。以财政性资金作为还款来源的借贷资金，视同财政性资金。2014 年，修订后的《预算法》规定，政府的全部收入和支出都应当纳入预算。预算包括一般公共预算、政府性基金预算、国有资本经营预算、社会保险基金预算。根据《行政单位财务规则》（财政部令第 71 号），行政单位的各项收入应当全部纳入单位预算，统一核算，统一管理。收入是指行政单位依法取得的非偿还性资金，包括财政拨款收入和其他收入。根据《事业单位财务规则》（财政部令第 68 号），事业单位应当将各项收入全部纳入单位预算，统一核算，统一管理。收入是指事业单位为开展业务及其他活动依法取得的非偿还性资金，包括财政补助收入、事业收入、上级补助收入、附属单位上缴收入、经营收入、其他收入。因此，考查公立医院的资金性质是否属于财政性资金，不是考查其来源，而是看其是否纳入预算管理。

财政部关于《十三届全国人大四次会议第 8584 号建议的答复》（财库函〔2021〕6 号）中明确指出，公益性医院的财政补助收入以及事业收入、经营性收入和其他收入等"自有资金"，均应纳入部门预算管理。公益性医院凡使用纳入部门预算管理的资金开展的政府采购活动，无论资金来源，都应当执行政府采购规定。

2. 公立医院采用自筹资金采购医疗设备，是参照政府采购流程还是适用《招标投标法》？如果采用《政府采购法》，监管部门是谁？

答：《政府采购法》及其实施条例对政府采购主体、资金来源、采购标的已有明确规定。公立医院属于事业单位，所有资金包括自筹资金都必须纳入预算管理，都属于财政性资金。公立医院使用自筹资金和财政拨付资金采购政府集中采购目录内或者政府集中采购目录外、限额标准以上的货物均适用于《政府采购法》。监管部门为同级财政部门。

法律依据：

《政府采购法》第一章第二条：本法所称政府采购，是指各级国家机关、事业单位和团体组织，使用财政性资金采购依法制定的集中采购目录以内的或者采购限额标准以上的货物、工程和服务的行为。

3. 分公司为独立核算，参与投标，可否享受小微企业优惠？

答：如果提供的是货物，则要看货物是否由中小企业制造；如果承建的是工程项目或服务项目，则要看总公司是否属于小微企业。分公司不具有法人资格，可以用自己的名义参加政府采购，但不能独立承担民事责任。

法律依据：

《民法典》第七十四条：法人可以依法设立分支机构。法律、行政法规规定分支机构应当登记的，依照其规定。分支机构以自己的名义从事民事活动，产生的民事责任由法人承担；也可以先以该分支机构管理的财产承担，不足以承担的，由法人承担。

4. 医院食堂经营权对外转让属于政府采购吗？

答：医院食堂经营权对外转让不属于政府采购。因为医院食堂经营权对外转让，采购人没有发生购买、租赁、委托、雇佣等行为。

法律依据：

《政府采购法》规定：本法所称采购，是指以合同方式有偿取得货物、工程和服务的行为，包括购买、租赁、委托、雇佣等。

5. 医院的某些带有经营性的服务外包项目，因为这类项目可以给供应商带来一笔可观的经营收入，所以采购文件一般要求供应商付费给医院，把价高者得作为一项重要竞争要素。高价中标是否与政府采购规定的低价优先原则相违背？

答：采购人付费是政府采购活动的显著特征，供应商向医院支付承包费的情况，不属于政府采购范畴。

法律依据：

《政府采购法》第一章第二条：本法所称政府采购，是指各级国家机关、事业单位和团体组织，使用财政性资金采购依法制定的集中采购目录以内的或者采购限额标准以上的货物、工程和服务的行为。

6. 医院新建门诊大楼的电梯采购，适用《政府采购法》吗？

答：对于新建大楼，电梯是其实现基本功能所必需的设备，因此电梯采购属于与工程建设相关的货物采购。采购预算达到公开招标数额标准以上的，必须招标，适用《招标投标法》及《招标投标法实施条例》；采购预算在公开招标数额标准以下、达到政府采购限额标准以上的，适用《政府采购法》及《政府采购法实施条例》。

7. 一个妇幼保健院住院综合楼工程项目，建设资金来自银行贷款、上级主管部门拨款及业主自筹，其中出资比例为银行贷款 67.57%、上级主管部门拨款 16.89%、业主自筹 15.54%。请问这属于政府采购工程项目吗？

答：不能单纯从资金来源来判断是否属于政府采购项目，还应从银行贷款最终使用什么资金还款去衡量。该工程项目中，银行贷款部分最终还本付息需要由财政资金来偿付；妇幼保健院目前属于事业单位，其自筹资金根据收支两条线原则，必须纳入预算管理；上级主管部门拨款自然属于财政性资金。因此，该工程项目三种资金来源的性质均属于财政性资金，该工程项目属于政府采购工程范畴，采用招标方式的适用《招标投标法》，必须招标规模标准以下、采购限额标准以上的适用《政府采购法》，采用竞争性谈判、单一来源和竞争性磋商方式采购。

8. 医院装修、拆除、修缮等工程采购，哪些适用《政府采购法》？400 万元以上老房装修、维修工程和 400 万元以上建设项目配套绿化、亮化工程都属于政府采购吗？是适用《政府采购法》还是适用《招标投标法》？

答：400 万元以上老房装修、维修工程，与建筑物的新建、改建、扩建无关，属于单独的装修维修工程，应适用《政府采购法》，采用竞争性谈判、单一来源及竞争性磋商方式采购，由财政部门监管；400 万元以上建设项目配套绿化、亮化工程，属于与建筑物新建相关的装修工程，适用《招标投标法》及其实施条例，行政主管部门为招标投标活动的监督管理部门，财政部门负责监督政府采购政策落实情况。

9. 政府采购同类产品再次采购可以不再进行采购程序吗？

答：如果标的相同，在政府采购合同履行中可以追加原合同金额的 10% 以内的标的物。否则应重新按照政府采购程序开展采购项目。

法律依据：

《政府采购法》第四十九条规定，政府采购合同履行中，采购人需追加与合同标的相同的货物、工程或者服务的，在不改变合同其他条款的前提下，可以与供应商协商签订补充合同，但所有补充合同的采购金额不得超过原合同采购金额的百分之十。

10. 进口设备占总项目比例很小，还需要审批吗？

答：需要。如果上面所说的进口设备是独立的产品，那么就应该审批。如果进口产品是以零件的方式存在，然后进行的组装，组装后的产品没有经过海关，那么就可以认定其不属于进口产品。

法律依据：

《政府采购进口产品管理办法》第七条规定，采购人需要采购的产品在中国境内无法获取或者无法以合理的商业条件获取，以及法律法规另有规定确需采购进口产品的，应当在获得财政部门核准后，依法开展政府采购活动。

11. 医院的房屋资产对外出租，适用政府采购吗？

答：出租房屋不符合《政府采购法》第二条第四款规定的"采购的定义"，所以不适用政府采购。《财政部关于进一步规范和加强行政事业单位国有资产管理的指导意见》（财资〔2015〕90 号）第（十六）点，加强对各行政事业单位资产出租出借行为的监管，严格控制出租出借国有资产行为，确需出租出借资产的，应当按照规定程序履行报批手续，原则上实行公开竞价招租，必要时可以采取评审或者资产评估等方式确定出租价格，确保出租出借过程的公正透明。

12. 因严重自然灾害所实施的紧急采购适用《政府采购法》吗？

答：不适用《政府采购法》规定的方式和程序。

在 2020 年支持打赢新冠疫情防控攻坚战紧急采购中，财政部办公厅连续发布《关于疫情防控采购便利化的通知》（财办库〔2020〕23 号）、《关于疫情防控期间开展政府采购活动有关事项的通知》（财办库〔2020〕29 号）指出：用于疫情防控所需货物、工程和服务采购以及采购进口物资的，适用紧急采购，无须审批，畅通政府采购"绿色通道"，确保采购时效。2020 年 12 月 4 日财政部公布的《政府采购法

（修订草案征求意见稿）》中已经将紧急采购纳入《政府采购法》适用范围。

13. 采购内容基本一致，却被分成多个包，可以吗？

答：可以，采购人可以根据采购项目具体情况对采购内容进行合理分包，不属于以不合理条件对供应商实行差别待遇或者歧视性待遇。

法律依据：

《政府采购法》第二十条：采购人或者采购代理机构有下列情形之一的，属于以不合理的条件对供应商实行差别待遇或者歧视待遇。

（1）就同一采购项目向供应商提供有差别的项目信息；

（2）设定的资格、技术、商务条件与采购项目的具体特点和实际需要不相适应或者与合同履行无关；

（3）采购需求中的技术、服务等要求指向特定供应商、特定产品；

（4）以特定行政区域或者特定行业的业绩、奖项作为加分条件或者中标、成交条件；

（五）对供应商采取不同的资格审查或者评审标准；

（六）限定或者指定特定的专利、商标、品牌或者供应商。

14. 单个政府采购项目，涉及内容有货物和服务，如何确定项目属性？

答：先按《政府采购品目分类目录》来确定，如果无法确定，按照有利于采购项目实施的原则确定。

法律依据：

《政府采购货物和服务招标投标管理办法》第七条规定，采购人应当按照财政部制定的《政府采购品目分类目录》确定采购项目属性。按照《政府采购品目分类目录》无法确定的，按照有利于采购项目实施的原则确定。

15. 部分采购属于集采目录，部分不属于，可委托代理机构吗？

答：应该委托集中采购机构采购。因为目录外的项目委托集中采购机构采购不违法，但集采目录内的项目委托社会代理机构违法。

法律依据：

《政府采购法实施条例》第六十九条：集中采购机构有下列情形之一的，由财政部门责令限期改正，给予警告，有违法所得的，并处没收违法所得，对直接负责的主管人员和其他直接责任人员依法给予处分，并予以通报：（二）将集中采购项目委托其他采购代理机构采购。

16. 某医院工程建设项目采购预算为 300 万元，该项目可以使用公开招标进行采购吗？

答：不可以，必须采用竞争性磋商、竞争性谈判或者单一来源采购方式采购。

法律依据：

《政府采购法实施条例》第二十五条：政府采购工程依法不进行招标的，应当依照政府采购法和本条例规定的竞争性谈判或者单一来源采购方式采购。《政府采购竞争性磋商采购方式管理暂行办法》第三条：符合下列情形的项目，可以采用竞争性磋商方式开展采购……（五）按照招标投标法及其实施条例必须进行招标的工程建设项目以外的工程建设项目。

17. 什么是全寿命周期费用？

答：全寿命周期费用，包括设备的研发、制造、采购、营销、配套、安装、调试、使用、维护、保养、修理、更新及报废处理在内的整个寿命期内需要支出的全部费用。

法律依据：

《财政部关于进一步加强政府采购需求和履约验收管理的指导意见》（财库〔2016〕205 号）规定，（六）完整细化编制验收方案。采购人或其委托的采购代理机构应当根据项目特点制定验收方案，明确履约验收的时间、方式、程序等内容。技术复杂、社会影响较大的货物类项目，可以根据需要设置出厂检验、到货检验、安装调试检验、配套服务检验等多重验收环节；服务类项目，可根据项目特点对服务期内的服务实施情况进行分期考核，结合考核情况和服务效果进行验收；工程类项目应当按照行业管理部门规定的标准、方法和内容进行验收。

18. 某医疗设备采购项目，采购预算金额高达数千万元，供应商参与积极性很高。综合考虑各种因素后，该项目仅接受制造商投标，是否属于"以不合理的条件对供应商实行差别待遇或歧视待遇"？

答：采购人可以根据采购项目的特殊要求，规定供应商的特定条件。采购文件要求投标人为产品制造商，不属于以不合理的条件对供应商实行差别待遇或歧视待遇。该项目采购品目单一、预算金额大，仅接受制造商投标，避免了代理商之间可能存在的无序恶意竞争，同时因为仅允许制造商投标，中标价格相比市场价大幅下降，产品的送货、验收等也均由制造商负责，售后服务、技术支持得到保障，取得了良好的效果。实践中，医院的小额项目或单笔采购项目，制造商并不愿意直接参与，此时只能选择代理商作为投标人。

19. 公司成立年限可以作为资格条件吗？

答：不可以，企业经营年限的长短与履行合同无关，设定经营年限要求涉嫌以不合理的条件对供应商实行差别待遇或者歧视待遇。

法律依据：

《政府采购法实施条例》第二十条第二项和第八项规定，采购人或者采购代理机构有下列情形之一的，属于以不合理的条件对供应商实行差别待遇或者歧视待遇：（二）设定的资格、技术、商务条件与采购项目的具体特点和实际需要不相适应或者与合同履行无关；（八）以其他不合理条件限制或者排斥潜在供应商。

20. 不接受进口产品投标的医疗设备项目，可以将制造商授权作为资格要求吗？

答：不可以。

法律依据：

《政府采购货物和服务招标投标管理办法》中规定，采购人、采购代理机构不得将投标人的注册资本、资产总额、营业收入、从业人员、利润、纳税额等规模条件作为资格要求或者评审因素，也不得通过将除进口货物以外的生产厂家授权、承诺、证明、背书等作为资格要求，对投标人实行差别待遇或者歧视待遇。

21. 采购非进口产品中，为保证产品的来源合法，采购文件资格要求中能否要求供应商提供生产厂家授权委托书？

答：不可以。

法律依据：

《政府采购货物和服务招标投标管理办法》第十七条规定，采购人、采购代理机构不得将投标人的注册资本、资产总额、营业收入、从业人员、利润、纳税额等规模条件作为资格要求或者评审因素，也不得通过将除进口货物以外的生产厂家授权、承诺、证明、背书等作为资格要求，对投标人实行差别待遇或者歧视待遇。

22. 采购需求标准可以高出国家标准吗？

答：可以。采购需求通过采用采购标的标准、规范，体现采购标的能够满足保障人身健康和生命财产安全、国家安全、生态环境安全等生产和使用要求，表达对采购标的质量的要求。因此，采购标的的质量是可以通过采用采购标的标准、规范得以体现。而国家标准又是国家对采购标的的最基本、最低要求，所以采购需求标准是可以高于国家标准，但应与采购项目实际需要相适应，并能满足供应商有效竞争。

23. 同一种医疗产品的技术指标大多具有共性，但也可能在某些参数上存在差异。招标文件中的技术参数既要满足采购需要，也不能以不合理条件对供应商实行差别待遇或歧视待遇。制定技术参数的要点有哪些？

答：（1）参照国家标准、行业标准等拟定，将与项目相关、实现项目功能或目标的内容作为主要参数。（2）参数设置能体现产品的档次、质量、物理特性等内容；（3）以客观且能够量化的指标、数值为主，避免缺乏判断依据的文字描述内容；（4）技术参数应通过产品测试、第三方检测等手段，得出能否满足要求的结论；避免任何手段都无法检测或判断是否合格或符合要求的描述；（5）避免出现品牌、LOGO等个性化内容；（6）避免将多个产品的高指标进行糅合、堆砌；（7）避免使用某个品牌型号的产品作为样本或蓝本进行编制；（8）表述应清晰准确，避免产生歧义。

24. 货物类采购，采购文件中可以推荐三个及以上品牌吗？

答：不可以。政府采购项目不可以指定或者限定品牌。

法律依据：

《政府采购法实施条例》第二十条，采购人或者采购代理机构有下列情形之一的，属于以不合理的条件对供应商实行差别待遇或者歧视待遇：（六）限定或者指定特定的专利、商标、品牌或者供应商……

25. 非单一产品货物采购项目中，未设置核心产品怎么办？

答：非单一产品货物采购项目必须设置核心产品，且在招标文件中载明，如果未设置不能视为所有产品均为核心产品，可发布澄清公告明确核心产品。

法律依据：

《政府采购货物和服务招标投标管理办法》第三十一条第三款规定，非单一产品采购项目，采购人应当根据采购项目技术构成、产品价格比重等合理确定核心产品，并在招标文件中载明。多家投标人提供的核心产品品牌相同的，按前两款规定处理。

26. 品牌可以作为评审因素吗？可以设置一线品牌加分吗？

答：不可以。政府采购不得指定或者限定品牌，而且，判断一线品牌也无依据，评分项无法量化。

法律依据：

《政府采购法实施条例》第二十条，采购人或者采购代理机构有下列情形之一的，属于以不合理的条件对供应商实行差别待遇或者歧视待遇：（六）限定或者指定特定的专利、商标、品牌或者供应商……

《政府采购货物和服务招标投标管理办法》第五十五条规定，综合评分法，是指投标文件满足招标文件全部实质性要求，且按照评审因素的量化指标评审得分最高的投标人为中标候选人的评标方法。

评审因素的设定应当与投标人所提供货物服务的质量相关，包括投标报价、技术或者服务水平、履约能力、售后服务等。资格条件不得作为评审因素。评审因素应当在招标文件中规定。

评审因素应当细化和量化，且与相应的商务条件和采购需求对应。商务条件和采购需求指标有区间规定的，评审因素应当量化到相应区间，并设置各区间对应的不同分值。

27. 货物和服务类政府采购公开招标项目中，价格分权重设置可以高于 60 分吗？

答：可以，但是价格分值过高，会造成供应商之间报价恶意竞争的现象，价格分值的设置应考虑合理性。

法律依据：

《政府采购货物和服务招标投标管理办法》第五十五条第五款规定，货物项目的价格分值占总分值的比重不得低于 30%；服务项目的价格分值占总分值的比重不得低于 10%。执行国家统一定价标准和采用固定价格采购的项目，其价格不列为评审因素。

28. 请问医院的保洁服务是否应当划分为医疗卫生服务而不是物业管理服务呢？如果划为物业管理，应如何制定评分办法？

答：医院的保洁服务相对于其他机关事业单位的普通保洁服务，需要涉及相关大型设备（包含放射类）消毒及环境消毒以满足院感、传染病、发热门诊等相关规定的要求，需要更为专业的人员，属于政府采购品目分类目录中物业管理服务品目。物业管理项目优先采用公开招标采购方式，评审办法主要使用最低评标价法。采购人在制定此类项目采购需求时，应明确服务环境及服务规范等专业性要求。

29. 医院采购 CT、磁共振、基本建设工程等，采购人对承接该项目的项目经理或实施团队或专业证书提出具体要求，并作为评审因素放入评分标准中是否合理？

答：对于培训证书能否作为评审因素，不能一概而论，要看是什么性质的培训证书。人员培训证书一般体现的是供应商的履约能力，采购人采购技术含量高的产品、设备，涉及安装、调试、培训、售后服务等内容，为了确保项目是由专业的团队来组织实施，对人员培训证书提出要求，在采购文件中能否设置为评审因素，需要考虑三点：一是该培训证书是否与投标人所提供货物服务的质量、合同的履行相关；二是是否具有歧视性或者限制性，如条件中有无对企业成立年限、规模等设置门槛；三是是否是行业普遍，能够满足市场充分竞争的。

30. 软件开发类项目，可以要求供应商进行现场演示，并将演示结果列为评分因素吗？

答：可以将现场演示作为评标环节的一部分并列入评分项，但评分项应做到量化。

法律依据：

《政府采购货物和服务招标投标管理办法》第五十五条规定，综合评分法，是指投标文件满足招标文件全部实质性要求，且按照评审因素的量化指标评审得分最高的投标人为中标候选人的评标方法。评审因素的设定应当与投标人所提供货物服务的质量相关，包括投标报价、技术或者服务水平、履约能力、售后服务等。资格条件不得作为评审因素。评审因素应当在招标文件中规定。

评审因素应当细化和量化，且与相应的商务条件和采购需求对应。商务条件和采购需求指标有区间规定的，评审因素应当量化到相应区间，并设置各区间对应的不同分值。

31. 可以要求供应商提供样品，并将其作为评审标准吗？

答：可以。但要注意的是，采购人、采购代理机构一般不得要求投标人提供样品，仅凭书面方式不能准确描述采购需求或者需要对样品进行主观判断以确认是否满足采购需求等特殊情况除外。

法律依据：

《政府采购货物和服务招标投标管理办法》规定，采购人、采购代理机构一般不得要求投标人提供样品，仅凭书面方式不能准确描述采购需求或者需要对样品进行主观判断以确认是否满足采购需求等特殊情况除外。

要求投标人提供样品的，应当在招标文件中明确规定样品制作的标准和要求、是否需要随样品提交相关检测报告、样品的评审方法以及评审标准。需要随样品提交检测报告的，还应当规定检测机构的要求、检测内容等。

32. 投标时暂不具备第二类医疗器械经营备案，能否参与包含第二类医疗器械产品项目的投标？

答：经营第二类医疗器械的相关供应商在投标时即使尚未完成备案也不影响其投标资格。

法律依据：

根据《医疗器械监督管理条例》第三十条和《医疗器械经营监督管理办法》第十二条规定，从事第二类医疗器械经营的，由经营企业向所在地设区的市级人民政府食品药品监督管理部门备案。根据此两条规定，国家对第二类医疗器械经营实行备案管理，该事项并非前置审批事项或禁止事项，为非许可管理。从相同情形案例《财政部政府采购信息公告》（第四百一十四号）获知，备案并非相关供应商经营第二类医疗器械的必要条件，即便未备案，相关供应商也可从事第二类医疗器械的经营活动。

33. 食堂食材采购包含米类、面类、油类、蔬菜类等上百种，是否需要确定核心产品？供应商在填写"中小企业声明函"的时候，每一种食材都要填写进去吗？

答：食材采购项目，虽然采购量大，但通常会要求供应商按日或按周等定期配送，以保证食材的新鲜度。也就是说，食材采购项目通常包含大量的配送服务。对于既有货物又有服务的项目，根据《政府采购货物和服务招标投标管理办法》第七条规定，遵照有利于采购项目实施的原则确定项目属性。所以，可以按照服务采购项目来操作，这样采购标的就只有"食材配送服务"这一项，而供应商也不必再填写上百种食材的制造商，只需要填写服务的承接商一个就可以了。

34. 采购人代表参加了开标，还可以参加评标吗？

答：不可以，采购人代表是评标委员会成员，评标委员会成员不得参加开标活动。

法律依据：

《政府采购货物和服务招标投标管理办法》第四十条规定，开标由采购人或者采购代理机构主持，邀请投标人参加。评标委员会成员不得参加开标活动。

35. 采用电子标进行货物或服务项目公开招标时，投标人的资格审查是由采购人或者采购代理机构完成，还是由评标委员会完成？

答：由采购人或者采购代理机构完成。无论采用什么模式，政府采购货物或服务类公开招标项目,资格审查的主体都应该是采购人或者采购代理机构。

法律依据:

《政府采购货物和服务招标投标管理办法》第四十四条第一款规定,公开招标采购项目开标结束后,采购人或者采购代理机构应当依法对投标人的资格进行审查。

36. 竞争性谈判项目第一轮报价能否作为第二轮的最高限价?

答:不能,这种要求不合理,报价只要不超过采购预算即可。如设置最高限价的,应不超过最高限价。

法律依据:

《政府采购非招标采购方式管理办法》第三十三条规定,谈判文件能够详细列明采购标的的技术、服务要求的,谈判结束后,谈判小组应当要求所有继续参加谈判的供应商在规定时间内提交最后报价,提交最后报价的供应商不得少于3家。谈判文件不能详细列明采购标的的技术、服务要求,需经谈判由供应商提供最终设计方案或解决方案的,谈判结束后,谈判小组应当按照少数服从多数的原则投票推荐3家以上供应商的设计方案或者解决方案,并要求其在规定时间内提交最后报价。

37. 采购人对采购结果不满意,可以直接废标吗?

答:不可以。采购人只能按中标或成交候选人的顺序确定中标或成交供应商,不能通过自己的意愿自由选择,也不能直接废标。

法律依据:

《政府采购法实施条例》第四十三条第一款规定,采购代理机构应当自评审结束之日起2个工作日内将评审报告送交采购人。采购人应当自收到评审报告之日起5个工作日内在评审报告推荐的中标或成交候选人中按顺序确定中标或成交供应商。

38. 采购人确定中标供应商的时限是多长?

答:采购人确定供应商的起始时间应以收到评审报告后开始计算,收到评审报告之日起5个工作日内按照报告推荐的中标候选人顺序确定中标供应商。

法律依据:

《政府采购法实施条例》第四十三条第一款规定,采购代理机构应当自评审结束之日起2个工作日内将评审报告送交采购人。采购人应当自收到评审报告之日起5个工作日内在评审报告推荐的中标或成交候选人中按顺序确定中标或成交供应商。

39．评审结束后，采购人可以确认排名第二的中标候选人中标吗？

答：不可以，必须按中标候选人的顺序来确定中标人。

法律依据：

《政府采购货物和服务招标投标管理办法》第六十八条规定，采购代理机构应当在评标结束后 2 个工作日内将评标报告送采购人。采购人应当自收到评标报告之日起 5 个工作日内，在评标报告确定的中标候选人名单中按顺序确定中标人。中标候选人并列的，由采购人或者采购人委托评标委员会按照招标文件规定的方式确定中标人；招标文件未规定的，采取随机抽取的方式确定。采购人自行组织招标的，应当在评标结束后 5 个工作日内确定中标人。采购人在收到评标报告 5 个工作日内未按评标报告推荐的中标候选人顺序确定中标人，又不能说明合法理由的，视同按评标报告推荐的顺序确定排名第一的中标候选人为中标人。

40．中标后，采购人对中标供应商不满意，可以组织人员考察供应商或要求进行样品检测吗？

答：不可以。

法律依据：

《政府采购法》第四十四条第二款规定，采购人或者采购代理机构不得通过对样品进行检测、对供应商进行考察等方式改变评审结果。

41．履约验收不合格，采购人能否顺延确定中标或成交供应商？

答：不能。对于供应商履约验收不合格、双方解除合同的情况，应当按照《民法典》有关规定或合同约定执行，原则上不得顺延确定中标或成交供应商。需要重新选定供应商的，应当重新开展采购活动。

法律依据：

《政府采购法实施条例》第四十九条规定，中标或者成交供应商拒绝与采购人签订合同的，采购人可以按照评审报告推荐的中标或者成交候选人名单排序，确定下一候选人为中标或者成交供应商，也可以重新开展政府采购活动。

42．如果中标供应商放弃中标，采购人该怎么处理？

答：采购人可选择确定下一候选人为中标（成交）供应商或重新采购。

法律依据：

《政府采购法实施条例》第四十九条规定，中标或者成交供应商拒绝与采购人签订合同的，采购人可以按照评审报告推荐的中标或者成交候选人名单排序，确定下一候选人为中标或者成交供应商，也可以重新开展政府采购活动。

43. 采购人、采购代理机构在收到多家供应商质疑同一事项，应该如何处理？

答：应当逐一作出答复。

法律依据：

《政府采购质疑和投诉办法》第十三条规定，采购人、采购代理机构不得拒收质疑供应商在法定质疑期内发出的质疑函，应当在收到质疑函后7个工作日内作出答复，并以书面形式通知质疑供应商和其他有关供应商。

44. 收到质疑函后，采购代理机构可以仅口头回复吗？

答：不可以，质疑应当以书面形式进行答复。

法律依据：

《政府采购质疑和投诉办法》第十三条规定，采购人、采购代理机构不得拒收质疑供应商在法定质疑期内发出的质疑函，应当在收到质疑函后7个工作日内作出答复，并以书面形式通知质疑供应商和其他有关供应商。

45. 采购人多长时间内必须签订政府采购合同，政府采购合同如何公告？

答：采购人在中标、成交通知书发出之日起30日内应该签订政府采购合同，且应当自合同签订之日起2个工作日内将政府采购合同在省级以上人民政府财政部门指定的媒体上公告。

法律依据：

《政府采购法》第四十六条规定，采购人与中标、成交供应商应当在中标、成交通知书发出之日起30日内，按照采购文件确定的事项签订政府采购合同。

《政府采购法实施条例》第五十条规定，采购人应当自政府采购合同签订之日起2个工作日内，将政府采购合同在省级以上人民政府财政部门指定的媒体上公告，但政府采购合同中涉及国家秘密、商业秘密的内容除外。

46. 在签订合同时，采购人可以和供应商协商降低合同金额吗？

答：不可以，应当按照采购文件确定的事项签订合同。

法律依据：

《政府采购法》第四十六条规定，采购人与中标、成交供应商应当在中标、成交通知书发出之日起30日内，按照采购文件确定的事项签订政府采购合同。中标、成交通知书对采购人和中标、成交供应商均具有法律效力。中标、成交通知书发出后，采购人改变中标、成交结果的，或者中标、成交供应商放弃中标、成交项目的，应当依法承担法律责任。

《政府采购货物和服务招标投标管理办法》第七十一条规定，采购人应当自中标通知书发出之日起 30 日内，按照招标文件和中标人投标文件的规定，与中标人签订书面合同。所签订的合同不得对招标文件确定的事项和中标人投标文件作实质性修改。

47. 中标供应商因故不能履行合同，供应商能否变更或转让由其第三方执行？

答：不能。此情形属于典型的合同违约。政府采购相关法律法规禁止双方当事人擅自变更、中止或转让合同，禁止政府采购合同转让，中标（成交）供应商不得将合同全部转让第三方履行。

法律依据：

《政府采购法》第五十条规定，政府采购合同的双方当事人不得擅自变更、中止或者终止合同。

政府采购合同继续履行将损害国家利益和社会公共利益的，双方当事人应当变更、中止或者终止合同。有过错的一方应当承担赔偿责任，双方都有过错的，各自承担相应的责任。

48. 供应商中标（成交）后不履行合同，如何处理？

答：如果合同尚未履行，因中标（成交）供应商违反合同，采购人可以按照《民法典》《政府采购法》等相关规定合同约定主张解除合同，并追究供应商的违约责任。

法律依据：

《政府采购法》第四十六条第二款规定，中标、成交通知书对采购人和中标、成交供应商均具有法律效力。中标、成交通知书发出后，采购人改变中标、成交结果的，或者中标、成交供应商放弃中标、成交项目的，应当依法承担法律责任。

49. 采购档案依法应由谁保管，需要保存多久，包括哪些资料？

答：由采购人和采购代理机构保管。

法律依据：

《政府采购法》第四十二条明确，采购人、采购代理机构对政府采购项目每项采购活动的采购文件应当妥善保存，不得伪造、变造、隐匿或者销毁。采购文件的保存期限为从采购结束之日起至少保存 15 年。采购文件包括采购活动记录、采购预算、招标文件、投标文件、评标标准、评估报告、定标文件、合同文本、验收证明、质疑答复、投诉处理决定及其他有关文件、资料。

《政府采购货物和服务招标投标管理办法》第七十六条规定，采购人、采购代理机构应当建立真实完整的招标采购档案，妥善保存每项采购活动的采购文件。

附录B
医院采购管理相关制度、流程

××医院采购管理办法

第一编　总　　则

第一章　采购基本规定

第一条　【制度目的】为规范医院采购工作，提高资金使用效益，加强国有资产配置管理，维护国家利益、社会公共利益和医院利益，促进廉政建设，依据《政府采购法》《招标投标法》，结合医院实际情况，制定本规定。

第二条　【调整范围】本规定所称采购，是指按照一定的采购程序，以合同等方式取得货物（不含药品）、工程和服务的行为。

第三条　【采购政策】按照国务院及有关部门制定的采购需求标准、预留采购份额、价格评审优惠、优先采购等政策，实现节约能源、保护环境、扶持不发达地区和少数民族地区、促进中小企业发展等目标。

第四条　【采购类型】医院采购分为政府采购、非政府采购两类。

政府采购是指使用财政性资金，采购国家依法制定的政府集中采购目录以内或采购限额标准以上的货物、工程和服务的行为。其中政府采购工程进行招标投标的，适用招标投标法。

非政府采购是指使用财政性资金采购国家依法制定的政府集中采购目录以外且采购限额标准以下的货物、工程和服务的行为。

不允许以任何形式规避政府采购。

第五条 【采购基本原则】医院采购活动应当遵循公开透明原则、公平竞争原则、公正原则、诚实守信原则和讲求绩效原则。

第六条 【制度适用】针对不同方式的采购流程，分则另有规定的，以分则规定内容为准。

第二章 采购管理要求

第七条 【公益性要求】以公益性为前提，以满足人民群众健康需求为出发点和落脚点，按照社会效益和服务效能最大化的宗旨开展采购活动。

第八条 【生态性要求】打造采购全链条"亲清精彩"生态，创建"廉效专融"业态。

第九条 【整体性要求】整合资源，统筹规划，加强协同，实现采供保障高质高效。

第十条 【融合性要求】将采购管理与医疗、教学、科研、预防等核心业务活动充分融合，促进衍生价值创造。

第十一条 【绩效性要求】强化预算、需求、交易、履约等重点环节管理，综合采购成本与产出，以合理的成本获取良好的采购绩效。

第十二条 【内部控制要求】按照"全面管控与突出重点并举、分工制衡与提升效能并重、权责对等与依法惩处并行"的基本原则，以"分事行权、分岗设权、分级授权"为主线，形成依法合规、运转高效、风险可控、问责严格的内部运转和管控制度。

第十三条 【适应性要求】根据相关政策法规，构建适合医院自身发展特点的采购管理模式、架构和机制。

第十四条 【数字化要求】以智慧采购为目标，建设涵盖采购业务全流程的管理系统，推进内外部系统互联互通，实现采购管理数字化。

第三章　采购管理组织体系

第一节　组织体系结构

第十五条　【体系构成】采购管理组织体系由决策机构、议事协调机构、执行机构和监督机构构成。

（1）决策机构包括院党委常委会、院长办公会。

（2）议事协调机构为采购工作领导小组。

（3）执行机构为采购需求部门、采购归口管理部门、采购实施部门、其他采购职能部门等。

（4）监督机构为审计部。

第二节　决策机构

第十六条　【院党委常委会】院党委常委会是医院采购重大事项的决策机构，主要职责如下。

（1）审议采购管理制度。

（2）审议 50 万元及以上采购项目实施方案。

（3）审议其他重大采购事项。

第十七条　【院长办公会】院长办公会是医院采购事项的决策机构，主要职责如下。

（1）讨论采购管理制度。

（2）审议 10 万元以上 50 万元以下的采购项目实施方案，讨论提出 50 万元以上的采购项目实施方案。

（3）审议其他重大采购事项。

第三节　议事协调机构

第十八条　【采购工作领导小组】采购工作领导小组是医院采购议事协调机构，负责医院采购工作组织协调、咨询服务等事项。由院长任组长，招标采购中心分管副院长任副组长，其他分管院领导为成员。主要职责如下。

（1）统筹协调医院的采购工作。

（2）研究医院采购管理制度。

（3）研究医院采购工作方案、采购计划。

（4）研究其他重大采购事项。

第十九条 【采购工作领导小组办公室】采购工作领导小组办公室设在招标采购中心，招标采购中心负责人任办公室主任，财务部、运营部、国有资产管理办公室（以下简称"国资办"）、院长办公室（法律事务部）、医学信息中心、后勤保障部（基建办公室）、医学装备部等部门负责人任办公室副主任，上述部门相关工作人员为办公室成员。主要职责如下。

（1）起草医院采购管理制度。

（2）起草医院采购工作方案。

（3）开展采购业务培训。

（4）采购数据统计和报送。

（5）采购工作综合协调。

（6）采购信息化建设。

（7）其他相关工作。

第四节 执行机构

第二十条 【招标采购中心】医院设立招标采购中心，负责采购项目（药品除外）组织实施等工作，主要职责如下。

（1）组织供应商集中推荐。

（2）协助采购归口管理部门审核采购事项编报的规范性、准确性，组织确认采购信息。

（3）采购需求预审和接收采购需求。

（4）采购计划管理。

（5）采购文件管理。

（6）采购信息管理。

（7）采购评审管理。

（8）组织采购合同签订。

（9）评审专家管理。

（10）供应商及采购代理机构管理。

（11）政府采购计划和执行系统信息录入。

（12）职责范围内采购档案管理。

（13）回复询问事项，配合监督部门处理质疑、投诉、举报事项。

（14）负责对接主管预算单位、采购监管部门，办理日常资料报送、审核、审批等业务。

第二十一条 【采购归口管理部门】医院设立采购归口管理部门，负责采购项目归口管理工作，采购归口管理部门的划分与预算归口管理部门的划分一致，主要职责如下。

（1）组织采购项目市场调查。

（2）采购预算论证、初审、平衡和统筹。

（3）采购需求论证、统筹。

（4）配合招标采购中心编制采购计划。

（5）职责范围内采购合同审查。

（6）组织合同履行和履约验收。

（7）办理采购资金收付款手续（财政资金项目按财务部相关规定办理）。

（8）职责范围内的供应商管理。

（9）组织实施自行采购。

（10）职责范围内的采购档案管理。

（11）配合监督部门处理答复质疑、投诉、举报事项，配合招标采购中心处理询问事项。

第二十二条 【采购需求部门】采购需求部门是指采购项目申购单元或财政资金项目的负责人，采购需求部门的划分原则上与预算执行单元的划分一致，主要职责如下。

（1）采购预算申报、论证。

（2）论证采购需求并提交采购归口管理部门。

（3）配合采购归口管理部门进行采购项目释疑。

（4）职责范围内的采购合同审查。

（5）配合采购归口管理部门进行履约验收。

（6）配合采购归口管理部门办理资金收付款手续。

（7）配合采购归口管理部门进行供应商评价。

第二十三条 【采购职能部门】财务部负责采购事项的有关财务管理工作如下。

（1）履行预算管理委员会办公室的职责，牵头负责采购预算管理工作。

（2）职责范围内的采购合同审查。

（3）审核报销资料，处理资金收付工作。

国资办负责职责范围内的采购项目论证和资产管理工作。

运营部负责职责范围内的采购项目论证工作。

院长办公室（法律事务部）负责采购事项的有关法律审核工作。

（1）职责范围内的采购合同审查。

（2）处理采购合同争议、仲裁和诉讼等法律事务。

（3）在重大采购事项上提出法律建议。

医学信息中心负责采购信息系统的建设、管理和维护等工作。

第二十四条 【其他机构】医院根据职能职责设立的相关机构。

（1）医院预算管理委员会负责采购预算的管理统筹工作。

（2）医院保密委员会负责涉密采购事项的审核、论证工作。

（3）医学装备管理委员会等机构按照医院规定履行采购活动相关职责。

第五节 监督机构

第二十五条 【审计部】审计部的主要职责如下。

（1）审计部负责采购活动全程监督工作。

（2）职责范围内的采购合同审查。

（3）受理质疑、投诉和举报。

第四章 采购业务管理

第一节 采购预算编制

第二十六条 【预算管理】医院采购预算实行全面预算管理，采购预算管理按医院预算管理相关规定执行。

第二十七条 【市场调查】采购归口管理部门应组织需求部门对采购项目市场技术或者服务水平、供应、价格等情况进行市场调查，将市场调查价格作为预算申报金额。可通过咨询、论证、问卷调查等方式开展需求调查，了解相关产业发展、市场供给、同类采购项目历史成交信息，可能涉及的运行维护、升级更新、备品备件、耗材等后续采购，以及其他相关情况。面向市场主体开展需求调查时，选择的调查对象一般不少于 3 个，并应当具有代表性。

编制采购需求前一年内，已就相关采购标的开展过需求调查的可以不再重复开展。

第二十八条 【采购预算论证】需求部门、采购归口管理部门应当结合医院的发展战略、部门工作计划等实际情况，逐级对采购预算的必要性、可行性、经济性进行充分论证后方可编制采购预算。

达到一定规模或特殊要求的采购项目，可选取外部专家进行论证。

采购预算论证按医院相关规定集体决策。

第二十九条 【预算编制例外】一般性维修、一般性信息软件开发、一般性宣传视频等医院能够自行完成的项目，不再编制采购预算，采取项目绩效方式调动职工积极性。

第二节　采购需求管理

第三十条 【采购需求原则】采购需求管理应当遵循科学合理、厉行节约、规范高效、权责清晰的原则，符合法律法规、采购政策和国家有关规定，符合国家强制性标准，遵循预算、资产和财务等相关管理制度规定，符合采购项目特点和实际需要。确定采购需求应当明确实现项目目标的所有技术、商务要求，功能和质量指标的设置要充分考虑可能影响供应商报价和项目实施风险的因素。采购需求应当清楚明了、表述规范、含义准确。技术要求和商务要求应当客观，量化指标应当明确相应等次，有连续区间的按照区间划分等次。需由供应商提供设计方案、解决方案或者组织方案的采购项目，应当说明采购标的的功能、应用场景、目标等基本要求，并尽可能明确其中的客观、量化指标。

第三十一条 【采购需求内容】采购需求包括以下内容。

（1）采购标的需实现的功能或者目标。

（2）采购标的需执行的国家相关标准、行业标准、地方标准或者其他标准、规范。

（3）采购标的需满足的质量、安全、卫生、技术规格、物理特性、包装等要求。

（4）采购标的需满足的服务标准、期限、效率、技术保障、服务人员组成等要求。

（5）采购标的的数量、采购项目交付或者实施的时间和地点。

（6）采购标的的专用工具、备品备件、质量保证、售后服务等要达到的要求。

（7）采购标的的其他技术、服务等要达到的要求。

（8）采购标的的验收标准和验收方案。

第三十二条 【采购需求申报】需求部门在采购预算批复后将采购需求提交给采购归口管理部门。需求部门提交的采购需求应当经部门集体决策通过。

第三十三条 【采购需求论证及审查】采购归口管理部门在收到采购需求后组织论证，并将论证通过的采购需求由采购归口管理部门分管院领导审批后提交招标采购中心。

招标采购中心组织对预算金额 50 万元（含）以上的重大项目实施采购需求审查（采购精准论证），审查工作机制成员包括医院财务部、审计部、运营部、国资办、采购归口管理部门、招标采购中心等部门。

针对重点风险事项，实行一般性审查和重点性审查。对于审查不通过的，应当修改采购需求内容并重新进行审查。

一般性审查主要审查是否按照本办法规定的程序和内容确定采购需求。审查内容包括：采购需求是否符合预算、资产、财务等管理制度的规定；对采购方式、评审规则、合同类型、定价方式的选择是否应说明适用理由；属于按规定需要报相关监管部门批准、核准的事项，是否已作出相关安排；采购实施计划是否完整。

重点审查是在一般性审查的基础上，进行以下审查。

（1）非歧视性审查。主要审查是否指向特定供应商或者特定产品，包括资格条件设置是否合理，要求供应商提供超过 2 个同类业务合同的，是否具有合理性；技术要求是否指向特定的专利、商标、品牌、技术路线等；评审因素设置是否具有倾向性，将有关履约能力作为评审因素是否适当。

（2）竞争性审查。主要审查是否确保充分竞争，包括应当以公开方式邀请供应商的，是否依法采用公开竞争方式；采用单一来源采购方式的，是否符合法定情形；采购需求的内容是否完整、明确，是否考虑后续采购竞争性；评审方法、评审因素、价格权重等评审规则是否适当。

（3）采购政策审查。主要审查进口产品的采购是否必要，是否落实支持创新、绿色发展、中小企业发展等政府采购政策要求。

（4）履约风险审查。主要审查合同文本是否按规定由法律事务部审定，合同文本运用是否适当，合同是否围绕采购需求设置和履行权利义务，是否明确知识产权等方面的要求，履约验收方案是否完整、标准是否明确，风险处置措施和替代方案是否可行。

（5）应当审查的其他内容。

重点审查的范围是：1000 万元以上的货物、服务采购项目，3000 万元以上的工程采购项目；涉及公共利益、社会关注度较高的采购项目；技术复杂、专业性较强的项目，包括需定制开发的信息化建设项目、需进口采购的项目；主管预算单位或者医院认为需要开展重点审查的其他采购项目。

第三十四条　【采购需求受理】招标采购中心受理采购需求时，如发现采购需求与审查通过的采购需求不一致，应向采购归口管理部门进行反馈。

第三十五条　【需求管理特殊情形】自行采购及应急采购项目不适用本节第三十条至三十四条之规定。

第三节　采购实施管理

第三十六条　【采购方式管理】遵循合法合规及与采购项目相适应的原则来确定采购方式。采购需求客观、明确且规格、标准统一的采购项目，如通用设备等，一般采用招标或者询价采购方式，以价格作为授予合同的主要考虑因素，采用固定总价或者固定单价的采购方式。采购需求客观、明确，且技术较复杂或者专业性较强的采购项目，如大型装备、咨询服务等，一般采用招标、谈判（磋商）方式采购，通过综合性评审选择性价比最优的产品，采用固定总价或者固定单价的采购方式。不能完全确定客观指标，需由供应商提供设计方案、解决方案或者组织方案的采购项目，如首购订购、设计服务，一般采用谈判（磋商）采购方式，综合考虑以单方案报价、多方案报价以及性价比要求等因素选择评审方法，并根据实现项目目标的要求，采取固定总价或者固定单价、成本补偿、绩效激励等单一或者组合定价方式。

第三十七条　【采购计划管理】招标采购中心以论证、审查通过的采购需求为依据，统筹全院采购项目，制订采购计划，编制年度采购计划并报医院院长办公会和党委常委会审定。采购计划根据采购项目实施的要求，充分考虑采购活动所需时间和可能影响采购活动进行的因素，合理安排采购活动实施时间。采购项目划分采购包的，要分别确定每个采购包的采购方式、竞争范围、评审规则和合同类型、合同文本、定价方式等相关合同订立、管理安排。采购计划主要包含以下内容。

（1）合同订立安排。包括采购项目预（概）算、最高限价，开展采购活动的时间安排，采购组织形式和委托代理安排，采购包划分与合同分包，供应商资格条件，采购方式、竞争范围和评审规则等。

（2）合同管理安排。包括合同类型、定价方式、合同文本的主要条款、履约验收方案、风险管控措施等。

自行采购和应急采购根据项目的具体情况实施采购。

第三十八条　【采购文件编制】采购文件至少应包含项目名称、项目预算、项目限高价、资格要求、技术要求、商务要求、评审规则、评审方式、评审时间地点等内容。采购项目涉及后续采购的，如大型装备等，要考虑兼容性要求。可以要求供应商报出后续供应的价格，以及后续采购的可替代性、相关产品和估价，作为评审时考虑的因素。需由供应商提供设计方案、解决方案或者组织方案，且供应商经验和能力对履约有直接影响的，如订购、设计等采购项目，可以在评审因素中适当考虑供应商的履约能力要求，并合理设置分值和权重。需由供应商提供设计方案、解决方案或者组织方案，采购人认为有必要考虑全生命周期成本的，可以明确使用年限，要求供应商报出安装调试费用、使用期间能源管理、废弃处置等全生命周期成本，作为评审时考虑的因素。

第三十九条　【采购样品管理】采购文件一般不得要求提供样品，仅凭书面方式不能准确描述采购需求或者需要对样品进行主观判断以确认是否满足采购需求等特殊情况除外。要求提供样品的，应当在采购文件中明确规定样品制作的标准和要求、是否需要随样品提交相关检测报告、样品的评审方法以及评审标准。需要随样品提交检测报告的，还应当规定检测机构的要求、检测内容等。采购活动结束后，对于未成交人提供的样品，应当及时退还或者经未成交人同意后自行处理；对于成交人提供的样品，应当按照采购文件的规定进行保管、封存，并作为履约验收的参考。

第四十条　【采购信息发布】采购项目需根据法律法规及医院制度，在国家及医院指定媒体公示采购信息。

第四十一条　【采购项目评审】应当按照客观、公正、审慎的原则，根据采购文件规定的评审程序、评审方法和评审标准进行独立评审。

第四十二条　【成交结果管理】采购项目评审结束后，应依据评审结果，及时在指定媒体或采取适当的方式公示采购结果。

第四节 采购合同管理

第四十三条 【采购合同】原则上采购项目均应签订采购合同。

第四十四条 【合同模板】采购合同模板由采购工作领导小组办公室组织制作，模板由院长办公室（法律事务部）组织审定，实行动态管理，根据工作需要进行修订。经审定的模板作为采购文件附件予以公示，原则上应使用医院合同模板与供应商签订采购合同。

第四十五条 【合同条款】合同条款应依据《中华人民共和国民法典》等法律法规，以采购文件和供应商响应文件确定的实质性条款拟订。采购合同的具体条款应当包括项目的验收要求、与履约验收挂钩的资金支付条件及时间、争议处理规定、医院及成交供应商各自权利义务等内容。采购需求、项目验收标准和程序应当作为采购合同的附件。采购项目涉及采购标的的知识产权归属、处理的，如订购、设计、定制开发的信息化建设项目等，应当约定知识产权的归属和处理方式。采购人可以根据项目特点划分合同履行阶段，明确分期考核要求和对应的付款进度安排。对于长期运行的项目，要充分考虑成本、收益以及可能出现的重大市场风险，在合同中约定成本补偿、风险分担等事项。

第四十六条 【审批程序】医院采购合同文本审批程序分为普通审批和简易审批两类。

医院的采购合同原则上适用普通审批程序。

自行采购、询比价采购、竞价采购、应急采购、政府采购电商直购以及医用耗材（体外诊断试剂）、医辅耗材采购等适用简易审批程序。

1. 普通审批程序

由招标采购中心提交采购文件、供应商响应文件、评审报告、采购合同等合同审查相关文本，发起采购合同审批程序，并由各部门履行如下审批事项。

（1）招标采购中心重点审查合同条款与成交内容的一致性等内容。

（2）需求部门、归口管理部门重点审查技术标准和要求的相符性等内容。

（3）院长办公室（法律事务部）重点审核合同的合法性、风险责任、违约条款等内容。

（4）财务部重点审查财务条款等内容。

（5）审计部重点审查采购程序合规性和审计风险条款等内容。

（6）招标采购中心分管院领导对采购合同进行审批后，预算金额 50 万元（含）以上的采购合同由院长进行审批。

2. 简易审批程序

（1）统一采购项目。统一采购项目由招标采购中心提交采购文件、供应商响应文件、采购合同等合同审查相关文本，发起合同审批程序，并由各部门履行如下审批事项。

① 招标采购中心审查合同条款与成交内容的一致性等内容。

② 归口管理部门重点审查技术标准和要求的相符性等内容。

③ 院长办公室（法律事务部）重点审核合同的合法性、风险责任、违约条款等内容。

④ 审计部重点审查采购程序合规性和审计风险条款等内容。

⑤ 招标采购中心分管院领导对合同进行审批。

（2）自行采购项目。自行采购项目由采购归口管理部门提交采购文件、供应商响应文件、采购合同等合同审查相关文本，发起合同审批程序，并由各部门履行如下审批事项。

① 采购归口管理部门审查合同条款与成交内容的一致性。

② 院长办公室（法律事务部）重点审核合同的合法性、风险责任、违约条款等内容。

③ 采购归口管理部门分管院领导对合同进行审批。

第四十七条 【合同签订】确定合同文本后，原则上由医院在合同上先行签订，再交由供应商签订。如根据实际情况确需由供应商先行签订，则在供应商签订完毕后，医院经办人员在盖章前应当对合同内容再次进行核对。

合同须在签章处加盖双方单位公章或合同专用章、法人或法定委托人章，并须使用单位公章或合同专用章加盖骑缝章。经办人员应当确认双方的签字盖章样式是否符合合同签订及生效条款的约定。

供应商与医院签订采购合同的同时应当签订廉洁购销协议。

第四十八条 【合同移交】统一采购项目，由招标采购中心向采购归口管理部门移交合同，由采购归口管理部门通知供应商领取合同；自行采购项目，由采购归口管理部门向供应商移交合同。

第四十九条 【合同履行】由采购归口管理部门组织合同履行。采购归口管理部门需对合同履行进度进行监管，及时处理合同履行异常情形。合同履行相关部门应积极配合。

第五十条 【合同履行异常处理】对于合同履行过程中出现的问题按照以下情况及时予以处理。

（1）发现不能全面履行合同的情形，应当及时与供应商进行协商，积极采取补救措施，并立即将相关情况报告主管领导，同时应以书面形式报告院长办公室（法律事务部），并说明事实经过和拟采取的措施；发现供应商不履行或不完全履行合同的情形，除应当催促对方当事人继续履行外，还应当立即将相关情况报告主管领导，同时应以书面形式报告院长办公室（法律事务部），说明事实经过和拟采取的措施。如情况紧急，经办人员可先行采取有效措施防止损失进一步扩大。

（2）院长办公室（法律事务部）接到关于合同履行问题的报告后，应组织相关部门共同磋商，制定解决方案：

① 拟通过协商方式解决的，由招标采购中心组织约谈供应商，院长办公室（法律事务部）应注意收集及保留纠纷证据以及拟定相关函件，以应对后期可能产生的诉讼事宜；

② 拟通过诉讼、仲裁等方式解决的，由院长办公室（法律事务部）牵头商议方案，相关部门应论证是否重新采购。

第五十一条 【供应商信息变更】若采购合同执行中，供应商发生更名情况，医院应补充收集相关变更文件及签订补充协议，补充协议的审批按照简易审批程序履行。

若供应商发生授权到期、重组等情况导致不能继续提供服务的，可以终止原合同。合同终止的，采购归口管理部门应重新收集采购需求，另行发起采购流程。

供应商出现法人变更、股权增加、改制等情况，原合同继续履行。

第五十二条 【合同台账管理】采购合同应当编号并实行台账管理。由招标采购中心和采购归口管理部门进行登记，登记内容包括预算编号、资金性质、合同编号、合同名称、供应商名称、产品信息、合同金额、采购方式、合同签订时间、合同有效期、合同支付条款、质保期等要素。

第五十三条 【采购合同抽查】对采购合同签订、执行情况严格监督检查，由院长办公室（法律事务部）牵头组织，相关部门共同参与，按照一定比例随机开展验收抽查，并实行责任倒查。

第五节 采购履约验收

第五十四条 【项目验收】采购归口管理部门应当依据合同约定的技术、服务、安全标准等，组织需求部门及相关人员对供应商履约情况进行验收，并出具验收报告。

履约验收方案要明确履约验收的主体、时间、方式、程序、内容和验收标准等事项。可以邀请参加本项目的其他供应商或者第三方专业机构及专家参与验收，相关验收意见作为验收的参考资料。

验收内容要包括每一项技术和商务要求的履约情况，验收标准要包括所有客观、量化指标。不能明确客观标准、涉及主观判断的，可以通过在使用人中开展问卷调查等方式，转化为客观、量化的验收标准。

分期实施的采购项目，应当结合分期考核的情况，明确分期验收要求。货物类项目可以根据需要设置出厂检验、到货检验、安装调试检验、配套服务检验等多重验收环节。工程类项目的验收方案应当符合行业管理部门规定的标准、方法和内容。

履约验收方案应当在合同中约定。

第五十五条 【验收责任制】采购项目原则上由采购归口管理部门负责验收。特殊事项医院有其他规定的，从其规定。验收应严格执行交叉审核、相互制衡的验收工作制度流程，明确并公示具体采购项目的验收责任人，由验收责任人对采购项目品规、价格、质量、数量等事项按采购合同和相关标准严格验收并承担验收责任。

主要责任人员对验收结果终身负责。

第五十六条 【验收轮岗制】采购归口管理部门应建立验收人员轮岗机制，轮岗情况向人力资源部报备。

第五十七条 【履约验收情况抽查】对五十万元以上采购项目的履约验收情况严格监督检查，由审计部牵头组织，相关部门共同参与，按照一定比例随机开展验收抽查，并实行责任倒查。

第五十八条 【款项支付】按合同约定，由采购归口管理部门向财务部申请办理资金收付手续。

第五十九条 【履约评价】合同履约及验收结果作为医院采购诚信评价体系的依据，相关采购归口管理部门应及时以书面形式将履约及验收过程中出现的供应商失信行为反馈给招标采购中心。

第六节　采购档案管理

第六十条　【档案内容】采购档案是指在采购活动中形成的、能够反映和记录采购过程的电子及纸质文件，包括采购预算，采购需求、采购文件、现场考察或标前答疑、采购响应文件、评审报告、结果确认文件、采购合同、履约验收报告、资金支付凭证、询问质疑投诉举报及答复文件（如有）等。

各部门对本部门经手、保管的档案需建立台账，妥善保管。招标采购中心应保存采购需求书、采购文件、采购响应文件、评审报告、采购合同等文件；采购归口管理部门应保存采购需求论证、采购合同、采购履约验收报告等文件；财务部应保存采购预算、采购资金收付等文件。涉密采购档案管理按涉密采购相关规定执行。

医院逐步建立全院统一的采购档案数据库。

第六十一条　【保管时间】采购档案应至少保存 15 年。

第六十二条　【保管方式】纸质档案或电子档案均可。

第五章　供应商管理

第一节　供应商基本要求

第六十三条　【供应商定义】供应商是指通过采购程序向医院提供货物、工程或者服务的法人、其他组织或者自然人。

第六十四条　【供应商基本要求】医院选择的供应商应当具备下列基本条件。

（1）参加采购活动的供应商应当具备承担采购项目的能力。

（2）法律、行政法规和国家对供应商资格条件有规定的，供应商应当具备相应的条件。

（3）医院可以根据采购项目的特殊性制定供应商的特定条件，但不得以地域、所有制等不合理的条件对供应商实行差别待遇或者歧视待遇。特定条件必须在采购文件中明示，并且不能通过设定特定条件来妨碍充分竞争和公平竞争，人为设定歧视条款。

第六十五条　【供应商负面清单】有下列情形的供应商，不得参加医院采购活动。

（1）被宣告破产的。

（2）尚欠缴应纳税款或社会保障资金的。

（3）因违法行为被限制或者禁止参加相关采购活动的。

（4）有关供应商在以往履行与医院及其所属单位的采购合同时，发生过重大实质性违约且未及时采取补救措施的。

（5）根据法律、行政法规和国家有关规定，不得参加相关采购活动的其他情形。

第六十六条 【供应商材料要求】供应商参与医院采购活动，应提交规范经营证件及各项批文等资质证明材料。按照规定核准的经营范围、经营方式参加采购活动。

第二节 供应商集中推荐

第六十七条 【集中推荐程序】由需求部门发起申请，经采购归口管理部门同意后报招标采购中心组织实施；由采购归口管理部门发起申请，由招标采购中心组织实施；招标采购中心可根据供应商预约情况，再结合医院实际需求组织供应商集中推荐日活动。

第六十八条 【集中推荐方式】供应商推荐由医院安排适时组织，具体时间及方式以医院具体通知为准。

第三节 供应商准入

第六十九条 【供应商准入】招标采购中心建立医院供应商库，负责供应商准入，准入通过的供应商纳入医院采购供应商库。招标采购中心负责供应商库的维护与更新。

第四节 供应商行为管理

第七十条 【供应商行为管理】参与医院采购活动的供应商应遵守以下要求。

（1）承诺以自身名义与医院开展合同约定范围的业务并依法独立承担法律责任。

（2）不得擅自采取出租（出借）经营许可证、挂靠经营等方式变相转委托其他供应商履行合同。

（3）承诺严格按照国家相关法律法规和行业规范向医院提供采购标的，不得以医院名义进行宣传，对外开展业务时不得与医院挂钩。

（4）不得在医院医疗服务区域内从事任何形式的商业促销、宣传推广活动。

（5）在购销活动中不得以宣传费、赞助费、科研费、劳务费、咨询费、佣金、学术活动、外出考察等名义，或者采用报销各种费用等变相给付财物的形式向工作人员进行贿赂。

（6）与医院签订廉洁购销协议。

第七十一条 【供应商管理台账】各采购归口管理部门应当建立本部门的供应商管理台账，同时登记好供应商业务人员信息。对有商业贿赂不良记录的供应商及业务人员，不得以任何名义、任何形式接受其提供的商品或服务。

第五节 供应商绩效管理

第七十二条 【供应商评价】医院招标采购中心负责制定供应商评价基础考核指标，各采购归口管理部门分类制定本部门实施细则、明确供应商评价等次。将不良记录、违法违纪、行政处罚、行政强制等行为作为评价考核的重要指标。医院应加强供应商评价结果的应用。

第六节 供应商违规处置

第七十三条 【禁止合作】出现以下情形的，医院禁止永久合作。

（1）私自向临床科室借用、调用、试用医学装备、医用耗材的。

（2）提供虚假材料的。

（3）严重违反医院供应商行为准则的。

（4）其他因供应商自身原因而给医院造成重大不良影响或重大经济损失的。

第七十四条 【降低信用等级】出现违约行为的供应商，医院将降低供应商的信用等级。

第七十五条 【举报、移交】对违反廉洁购销协议、出现商业贿赂行为、有利益输送的供应商，医院有权向上级部门举报。情节严重、触犯法律的可移交相关部门。

第七十六条 【黑名单制】医院对有商业贿赂等严重违法违规等行为的供应商实行黑名单制，被纳入黑名单的供应商，医院立即停止与其合作。

第六章 代理机构管理

第一节 代理机构基本要求

第七十七条 【代理机构定义】本办法所称代理机构，是指政府采购集中采购机构以外、受医院委托从事采购代理业务的社会中介机构。建设工程代理机构管理按国家相关规定执行。

第七十八条 【代理机构基本要求】医院采购代理机构应当具备下列基本条件。

（1）具有独立承担民事责任的能力。

（2）建立完善的政府采购内部监督管理制度。

（3）拥有熟悉政府采购法律法规、具备编制采购文件和组织采购活动等相应能力的专职从业人员。

（4）具备独立办公场所和代理政府采购业务所必需的办公条件。

（5）在自有场所组织评审工作的，应当具备必要的评审场地和录音录像等监控设备，并符合国家规定的标准。

第二节　代理机构遴选

第七十九条　【代理机构遴选】应当根据项目特点、代理机构的专业领域，从政府登记备案的代理机构名录中自主择优选择代理机构。医院通过公开比选的方式遴选代理机构，由招标采购中心制定遴选方案，遴选方案提请院长办公会审议通过后启动遴选程序。

第三节　代理机构库管理

第八十条　【代理机构库管理】通过遴选程序选中的代理机构进入医院代理机构库，代理机构库纳入医院供应商库管理。

第四节　代理机构管理机制

第八十一条　【代理协议管理】医院应与代理机构签订委托代理协议，明确采购代理范围、权限、期限、档案保存、代理费用收取方式及标准、协议解除及终止情形、违约责任等事项，约定双方权利义务。代理机构应当严格按照委托代理协议的约定依法依规开展采购代理业务。

第八十二条　【服务团队管理】代理机构需安排专人负责医院代理业务，人员名单向招标采购中心报备，人员变动应及时告知。

第八十三条　【项目代理管理】代理机构应对医院委托项目建立项目台账，明确项目责任人，按医院采购项目标准制定采购实施计划表，建立项目执行预警机制。

第八十四条　【日常联系机制】招标采购中心建立代理机构日常联系机制，定期召开代理机构工作会议，梳理工作任务，统筹安排工作。代理机构应及时向招标采购中心反馈评审专家的反馈意见、质疑投诉等事项。

【考核管理机制】招标采购中心制定代理机构考核指标，组织对代理机构实行定期和定项考核。定期考核为每月一次，定项考核根据工作需要适时开展。代理机构的考核内容如下。

（1）委托代理协议的执行。

（2）采购文件编制与发售、评审组织、信息公告发布、评审专家抽取及评价。

（3）保证金收取及退还情况、中标或成交供应商的通知。

（4）受托签订政府采购合同、协助医院组织验收。

（5）答复供应商质疑、配合财政部门处理投诉。

（6）档案管理。

（7）项目台账管理。

（8）服务响应及时性。

（9）服务满意度。

（10）廉洁服务。

（11）其他监督检查内容的执行情况。

第五节　代理机构违规处置

第八十五条　【停止代理业务】医院合作代理机构受到财政部门禁止代理政府采购业务处罚后，医院应当及时停止委托代理业务，已经签订委托代理协议的项目，按下列情况进行处理。

（1）尚未开始执行的项目，应当及时终止委托代理协议。

（2）已经开始执行的项目，可以终止的应当及时终止，因客观原因无法终止的应当妥善做好后续工作。

第八十六条　【其他处置措施】其他违规事项的处置，按照医院供应商管理规定执行。

第七章　专家及采购人代表管理

第一节　专家库组建

第八十七条　【专家定义】本办法所称专家，是指符合相关规定和要求，以独立身份参加采购项目评审的人员。

第八十八条　【专家类别】专家按照以下标准分类。

（1）根据专家所在的不同单位，分为院内专家和院外专家。

（2）根据专家不同的专业领域，分为技术类、法律类、经济类。

第八十九条 【专家库构成】专家应具备良好的政治思想素质、职业道德和较强的业务能力，并通过以下方式组建。

1. 院内专家库

通过组织推荐和个人自荐相结合的方式组建，原则上每个预算执行单元推荐 1 名以上人员作为专家库成员；其中医学装备部、医学信息中心、后勤保障部（基建办公室）、财务部等至少推荐 5 名。推荐人员需具备中级以上专业技术职务或九级以上管理岗位经历。院内专家需经过培训考核合格后方可入库。

2. 院外专家库

院外专家库来源为××省政府采购专家库或单位推荐的专家。专家应具备中级以上相关专业技术职务或两年以上相关专业工作经历。

专家因身体状况等原因不能履行专家职责的，不再担任评审专家。

第二节 专家管理

第九十条 【管理职责】专家库由相关职能部门共同进行管理。

（1）人力资源部负责提供院内专家人事信息。

（2）招标采购中心负责专家库的日常管理，专家抽取及抽取资料存档，专家费发放，组织院内专家培训。

（3）医学信息中心负责专家库信息系统的维护。

第九十一条 【专家权利】专家享有以下权利。

（1）依法独立参加医院组织的采购评审活动，不受任何部门或者个人的干预。

（2）获得参加评审活动的劳务报酬。

（3）依法享有的其他权利。

第九十二条 【专家义务】专家依法履行以下义务。

（1）掌握国家有关政府采购的法律法规以及医院有关采购的规章制度。

（2）客观公正地进行采购评审活动并出具签字确认的评审结果。

（3）积极处理供应商的投诉及质疑事项。

（4）协助、配合有关行政监督部门的监督、检查。

（5）法律、法规规定的其他义务。

第九十三条 【专家考核】采购项目评审后，招标采购中心组织开展专家考核。

专家考核分为日常考核和集中考核，日常考核包括评审纪律、职业道德、评审能力；集中考核是指业务培训考核。连续两次考核不合格的取消其评审专家资格。

第三节　专家抽取

第九十四条　【适用限定】本节有关专家抽取的规定仅适用于非政府采购项目，政府采购项目评审专家抽取按相关规定执行。

第九十五条　【项目评审专家组成】根据采购项目来确定评审专家的类别、人数，明确回避情形等要求。

第九十六条　【抽取原则】评审专家原则上应在院内专家库中随机抽取。对于金额大、技术复杂、专业性要求高或有其他特殊要求的院内采购项目，可在院外专家库中随机抽取。

第九十七条　【抽取程序】

1. 人工抽取

由审计部全程监督，在有监控设备的场所进行。专家抽取完毕后，由抽取人和审计部监督人员签字确认，确认后的抽取文件由招标采购中心存档。

2. 系统抽取

系统自动抽取的，由评审现场监督人员在开标时核对专家信息一致性。

第九十八条　【抽取名单更改】专家名单确定后，原则上不得更改。已抽取专家确因特殊情况不能按时参加评审或评审过程中不能继续履行职责的，应及时将相关情况告知招标采购中心，招标采购中心在审计部监督下补抽专家。

第九十九条　【保密原则】专家抽取人、监督人等必须遵守保密原则，不得向他人泄露被抽取的专家名单及相关信息。

第四节　专家费标准

第一百条　【专家费发放标准】非政府采购项目院内评审专家评审费用按 400元/人次的标准进行发放；院外专家评审费用标准参照政府采购相应规定执行。政府采购项目评审专家费的发放标准按相关规定执行。

第五节　采购人代表管理

第一百零一条　【采购人代表选任】由采购归口管理部门委派相关人员作为采购人代表参与政府采购评审活动。采购人代表应熟悉项目情况，了解政府采购评审规则。

第一百零二条　【采购人代表行为要求】采购人代表应严格按照政府采购相关规定履行职责，维护医院利益。

第一百零三条　【采购人代表培训】采购工作领导小组办公室应对采购人代表进行培训。

第八章　电子招标采购平台管理

第一百零四条　【电子招标采购平台】电子招标采购平台是指通过线上方式开展招投标活动的载体。

第一百零五条　【主体责任】采购活动参与各方，在参加电子化交易活动前，应按规定通过加密认证登录平台开展采购活动，并对各自行为的真实性、有效性、合法性负责。

第一百零六条　【技术规范】电子招标采购平台的建设、运行和管理应当遵循"标准统一、安全可靠、规范高效、开放共享"的原则，符合电子招标采购平台的技术规范要求。确保数据不被篡改、不遗漏和可追溯。

第一百零七条　【功能要求】电子招标采购平台应当具备以下功能。

（1）采购业务各环节、全流程在线管理。

（2）采购数据与医院各相关系统实现共享。

（3）规则控制、预警提示、数据分析和留痕管理。

（4）提供实施监督、管理、监察的通道。

（5）其他功能。

第一百零八条　【特殊情形】采购过程中出现以下情形，导致电子招标采购平台无法正常运行，或者无法保证电子化交易的公平、公正和安全时，可中止电子交易活动。

（1）电子招标采购平台发生故障而无法正常使用的。

（2）因组织场所停电、断网等原因，导致采购活动无法继续通过电子招标采购平台实施的。

（3）其他无法保证电子交易的公平、公正和安全的情况。

出现前款规定情形，不影响采购公平、公正的，可待上述情形消除后继续组织电子化交易活动，也可决定某些环节以纸质形式进行；影响或可能影响采购公平、公正的，应当依法废标或者终止采购活动。

第九章　纪律与监督

第一百零九条　【纪律要求】所有参与采购工作的人员均应遵守国家相关法律、法规、规章，按规定的权限、程序开展工作，坚持原则，廉洁自律，保守秘密，主动接受纪检监察室、审计部以及上级政府采购监管部门的监督。

第一百一十条　【举报、移送机制】任何单位和个人均有权对医院采购活动中的违法、违规行为进行控告和检举，有关部门应及时处理。

医院工作人员在采购活动中违反本办法的，一经发现，追究其责任，情节严重的移交相关部门处理。

第一百一十一条　【质疑、投诉、举报事项管理】需对外答复的采购项目质疑、投诉、举报事项由受理部门统一进行答复，相关部门需进行配合。

第二编 分 则

第一章 政府采购

第一节 政府采购总则

第一百一十二条 【政府采购类型】政府采购实行集中采购和分散采购相结合。集中采购的范围由国家相关部门公布的集中采购目录确定。

列入集中采购目录的项目，适合实行批量集中采购的，应当实行批量集中采购，但紧急的小额零星货物项目和有特殊要求的服务、工程项目除外。

未列入集中采购目录的政府采购项目，医院委托社会代理机构进行采购。

第一百一十三条 【政府采购方式】政府采购采用公开招标、邀请招标、竞争性谈判、竞争性磋商、单一来源采购、询价以及国务院政府采购监督管理部门认定的其他采购方式。

第一百一十四条 【政府采购计划管理和采购意向公开】招标采购中心根据已批复的政府采购预算和医院党委常委会、院长办公会批准的采购计划，按要求完成采购计划备案，并在完成备案 10 个工作日内在政府采购网进行意向公开。

第一百一十五条 【采购方式论证】采购方式严格按照政府采购相关规定执行，并按医院相关要求进行论证。

第一百一十六条 【非公开招标采购方式（单一来源采购方式除外）论证】达到公开招标采购数额及标准拟变更采用非公开招标方式（单一来源采购方式除外）进行采购的应遵循如下论证程序。

（1）如在采购活动开始前变更，由采购归口管理部门进行论证，招标采购中心按要求拟定申请变更政府采购方式的文件；如在采购活动开始后出现法定情形导致公开招标可变更为其他采购方式的，招标采购中心向采购归口管理部门书面反馈意见，采购归口管理部门书面回复。若需变更采购方式的，招标采购中心拟定变更申请文件；若需变更采购需求的，由采购归口管理部门重新论证后实施。

（2）前述文件由招标采购中心分管副主任、主任及分管院领导审核后报送主管部门。

第一百一十七条 【单一来源采购方式论证】采用单一来源采购方式进行采购

的，应遵循如下论证程序。

（1）采购归口管理部门组织医院内部论证。

（2）招标采购中心按相关规定组织外部专家进行论证。

（3）专家论证后发布单一来源采购征求意见公示。

（4）公示期满无异议后，招标采购中心拟定申请文件，由招标采购中心分管副主任、主任及分管院领导审核后报送主管部门。

第一百一十八条 【采购文件编制】招标采购中心可自行编制采购文件，也可委托代理机构编制。如委托代理机构编制采购文件，代理机构应组织专家对采购文件进行论证。

采购文件经办人员、审核人员应分离。

第一百一十九条 【履约保证金】采购文件要求中标或成交供应商提交履约保证金的，供应商应当以支票、汇票、本票或者金融机构、担保机构出具的保函等非现金形式提交。履约保证金的数额不得超过规定比例。履约保证金期限与合同履约期限应一致。

第一百二十条 【采购批复事项】涉及采购进口产品、变更政府采购方式、单一来源采购等根据法律、法规、规章或政府规范性文件需要向主管部门进行特殊申报的采购事项，招标采购中心应当按照相关规定将医院论证结果上报主管部门，招标采购中心在获得批复后实施。

第一百二十一条 【采购信息发布】招标采购中心应当自行或监督招标代理机构按时发布采购公告，并按照法律、法规及医院的要求进行信息公示。医院或采购代理机构应当在招标文件、谈判文件、询价通知书中公开采购项目预算金额。

第一百二十二条 【组织采购评审】招标采购中心应当监督招标代理机构按照法律规定的要求组织评审，并对开标及评审活动全程录音录像，录音录像应当清晰可辨，音像资料应归档保存。

第一百二十三条 【确定供应商】招标采购中心应督促招标代理机构及时送达评标报告，招标采购中心收到评标报告后应及时确定中标或成交供应商。

中标或成交供应商拒绝与医院签订合同的，可以按照评审报告推荐的中标或成交候选人名单进行排序，确定下一候选人为中标或成交供应商，也可以重新开展政府采购活动。此类情形由招标采购中心按医院"三重一大"要求报告。

第一百二十四条 【采购结果公示】招标采购中心应督促代理机构在规定时间

内、在国家指定媒体上公告中标结果，招标或采购文件同时公告，公告内容在医院官网及其他代理机构网站同步发布。

第一百二十五条 【采购合同签订】医院应根据采购文件、供应商响应文件、评审报告签订采购合同，采购合同应在规定时限内签订。自签订之日起规定时限内，招标采购中心应按要求备案并公示采购合同。采购合同签订不得超过 30 天。

第一百二十六条 【采购合同变更、终止】政府采购合同不得擅自变更、中止或终止。继续履行将损害国家利益和社会公共利益的，应当变更、中止或终止合同。

第一百二十七条 【采购结果异议处理】医院或者采购代理机构应当在规定时限内对供应商依法提出的询问或者质疑事项作出答复。询问或者质疑事项可能影响中标、成交结果的，医院应当暂停签订合同，已经签订合同的，应当中止履行合同。

第一百二十八条 【采购项目验收】大型或者复杂的政府采购项目，应当邀请国家认可的质量检测机构参加验收工作。

第一百二十九条 【采购档案管理】政府采购档案包括采购活动记录、采购预算、招标文件、投标文件、评标标准、评估报告、定标文件、合同文本、验收证明、质疑答复、投诉处理决定及其他有关文件、资料。

采购活动记录至少应当包括下列内容。

（1）采购项目类别、名称。

（2）采购项目预算、资金构成和合同价格。

（3）采购方式，采用公开招标以外的采购方式的，应当载明原因。

（4）邀请和选择供应商的条件及原因。

（5）评标标准及确定中标人的原因。

（6）废标的原因。

（7）采用招标采购方式以外的相应记载。

第二节 招标采购

第一百三十条 【招标采购】招标采购分为公开招标及邀请招标两类。国际机电招标采购项目按国家相关规定实施。

第一百三十一条 【公开招标采购范围】采购需求完整、明确，能确定详细规格或者具体要求，采购时间能够满足需要的采购项目，应当采用招标方式采购。

公开招标的应当在政府指定媒体上公示采购信息。

不得化整为零或者以其他任何方式规避公开招标。

第一百三十二条 【邀请招标采购范围】符合下列情形之一的货物或者服务，可以依照本法采用邀请招标方式采购。

（1）具有特殊性，只能从有限范围的供应商处采购的。

（2）采用公开招标方式的费用占政府采购项目总价值的比例过大的。

货物或者服务项目采取邀请招标方式采购的，应当从符合相应资格条件的供应商中通过随机方式选择法定要求数量的供应商，并向其发出投标邀请书。

第一百三十三条 【招标文件编制】招标采购中心或者采购代理机构应当按照主管部门制定的标准文本编制招标文件。招标文件应当包括采购项目的商务条件、采购需求、投标人的资格条件、投标报价要求、评标方法、评标标准以及拟签订的合同文本等。

第一百三十四条 【采购项目评审】政府采购招标评标方法分为最低评标价法和综合评分法。

技术、服务等标准统一的货物和服务项目，应当采用最低评标价法。

采用综合评分法的，评审标准中的分值设置应当与评审因素的量化指标相对应。

招标文件中没有规定的评标标准不得作为评审的依据。

第一百三十五条 【废标情形】在招标采购中，出现下列情形之一的，应予废标。

（1）符合专业条件的供应商或者对招标文件作实质响应的供应商不足 3 家的。

（2）出现影响采购公正的违法、违规行为的。

（3）投标人的报价均超过了采购预算，采购人不能支付的。

（4）因重大变故，采购任务取消的。

废标后，医院或代理机构应当将废标理由通知所有投标人。

废标后，除采购任务取消外，应当重新组织招标；需要采取其他方式采购的，应当在采购活动开始前获得财政厅批准。

第三节 招标采购——依法必招工程建设项目

第一百三十六条 【依法必招工程建设项目】除需遵守招投标的基本规定外，还应遵循本节的规定。

第一百三十七条 【前置决策程序】医院依法必招工程建设项目需求论证应严格按照医院"三重一大"要求执行。

第一百三十八条　【采购需求申报】医院依法必招工程建设项目需求论证完毕后，由招标采购中心向上级主管部门登记招采项目，有关部门批准后，招标采购中心负责编制基建类项目招标文件。

第一百三十九条　【编制、备案采购文件】医院依法必招工程建设项目由后勤保障部（基建办公室）提出准确的采购需求，包括经审核的图纸、清单、控制价等，招标采购中心根据采购需求编制招标文件，并将加盖公章的招标公告或投标邀请函、招标文件报主管部门备案。

第一百四十条　【招标采购执行】医院依法必招工程建设项目实施招标应当具备下列条件。

（1）工程建设项目的可行性研究报告或初步设计已获批准，建设用地手续已经办妥。

（2）列入医院年度投资计划。

（3）技术和商务资料满足招标的基本需要。

（4）资金来源已经落实。

第四节　非招标采购

第一百四十一条　【竞争性谈判适用范围】符合下列情形之一的货物或服务，可以依法采用竞争性谈判方式采购。

（1）招标后没有供应商投标或没有合格标的或重新招标未能成立的。

（2）技术复杂或者性质特殊，不能确定详细规格或具体要求的。

（3）采用招标所需时间不能满足用户紧急需要的。

（4）不能事先计算出价格总额的。

第一百四十二条　【竞争性谈判流程】采用竞争性谈判方式采购的，应当依法遵循下列程序。

（1）成立谈判小组。谈判小组由医院代表和有关专家共 3 人以上的单数组成，其中专家的人数不得少于成员总数的 2/3。

（2）编制谈判文件。谈判文件应当明确谈判程序、谈判内容、合同草案的条款以及评定成交的标准等事项。

（3）确定邀请参加谈判的供应商名单。谈判小组从符合相应资格条件的供应商名单中确定不少于 3 家的供应商参加谈判，并向其提供谈判文件。

（4）谈判。谈判小组所有成员集中与单一供应商分别进行谈判。在谈判中，谈判的任何一方不得透露与谈判有关的其他供应商的技术资料、价格和其他信息。谈判文件有实质性变动的，谈判小组应当以书面形式通知所有参加谈判的供应商。

（5）确定成交供应商。谈判结束后，谈判小组应当要求所有参加谈判的供应商在规定时间内进行最后报价，采购人从谈判小组提出的成交候选人中遵循符合采购需求、质量和服务相等且报价最低的原则确定成交供应商，并将结果通知所有参加谈判的未成交的供应商。

第一百四十三条 【竞争性磋商适用范围】符合下列情形的项目，可以采用竞争性磋商方式开展采购。

（1）技术复杂或性质特殊，不能确定详细规格或具体要求的。

（2）由于艺术品采购、专利、专有技术或者服务的时间、数量无法事先确定等不能计算价格总额的。

（3）市场竞争不充分的科研项目，以及需要扶持的科技成果转化项目。

（4）按照招标投标法及其实施条例必须进行招标的工程建设项目以外的工程建设项目。

第一百四十四条 【竞争性磋商流程】达到公开招标数额标准的货物、服务采购项目，拟采用竞争性磋商采购方式的，应遵循以下程序。

（1）医院应当在采购活动开始前，上报主管部门批准。

（2）成立磋商小组。磋商小组由医院代表和评审专家共 3 人以上单数组成，其中评审专家人数不得少于磋商小组成员总数的 2/3。采购人代表不得以评审专家身份参加本部门或本单位采购项目的评审。采购代理机构人员不得参加本机构代理的采购项目的评审。

（3）编制磋商文件。磋商文件应当包括供应商资格条件、采购邀请、采购方式、采购预算、采购需求、政府采购政策要求、评审程序、评审方法、评审标准、价格构成或报价要求、响应文件编制要求、保证金交纳数额和形式及不予退还保证金的情形、磋商过程中可能有实质性变动的内容、响应文件提交的截止/开启时间及地点以及合同草案条款等。

（4）确定邀请参加磋商的供应商名单。通过发布公告、从省级以上财政部门建立的供应商库中随机抽取或者采购人和评审专家分别以书面推荐的方式邀请不少于3 家符合相应资格条件的供应商参与竞争性磋商采购活动。

（5）磋商。磋商小组所有成员应当集中与单一供应商进行磋商，并给予所有供应商平等的磋商机会。磋商过程中，磋商小组可以根据磋商文件和磋商情况，实质性变动采购需求中的技术、服务要求以及合同草案条款，但不得变动磋商文件中的其他内容。实质性变动的内容，必须经医院代表确认。

（6）确定成交供应商。磋商小组应当根据综合评分情况，按照评审得分由高到低的顺序推荐 3 名以上成交候选供应商，并撰写评审报告。符合规定情形的，可以推荐 2 家成交候选供应商。医院应当在收到评审报告后 5 个工作日内，从评审报告提出的成交候选供应商中按照由高到低的排序确定成交供应商，也可以书面授权磋商小组直接确定成交供应商。

第一百四十五条　【询价适用范围】采购的货物规格、标准统一，现货货源充足且价格变化幅度小的政府采购项目，可以依法采用询价方式采购。

第一百四十六条　【询价流程】采取询价方式采购的，应当遵循下列程序。

（1）成立询价小组。询价小组由医院代表和有关专家 3 人以上的单数组成，其中专家人数不得少于成员总数的 2/3。询价小组应当规定采购项目的价格构成和评定成交的标准等事项。

（2）确定被询价的供应商名单。询价小组根据采购需求，从符合相应资格条件的供应商名单中确定不少于 3 家的供应商，并发出询价通知书让其报价。

（3）询价。询价小组要求被询价的供应商一次报出不得更改的价格。

（4）确定成交供应商。医院遵循符合采购需求、质量和服务相等且报价最低的原则确定成交供应商，并将结果通知所有被询价的未成交的供应商。

第一百四十七条　【单一来源采购适用范围】符合下列情形之一的货物或者服务，可依法采用单一来源方式采购。

（1）只能从唯一供应商处采购的。

（2）发生了不可预见的紧急情况不能从其他供应商处采购的。

（3）必须保证原有采购项目一致性或者服务配套的要求，需要继续从原供应商处添购，且添购资金总额不超过原合同采购金额 10% 的。

第一百四十八条　【单一来源采购执行】医院应当依法在保证采购项目质量和双方商定合理价格的基础上进行采购。

第一百四十九条　【竞价采购、商场直购】政府采购竞价采购和电商直购按相关制度执行。其中通过商场直购采购的，经办人员应做好市场调查后再采购。

第二章　非政府采购

第一节　非政府采购总则

第一百五十条　【非政府采购范围】非政府采购的范围为政府集中采购目录以外且采购限额标准以下的货物、工程和服务项目。非政府采购分为院内统一采购和院内自行采购。

第一百五十一条　【价格控制机制】非政府采购严格执行供应商市场最低价承诺机制，供应商须承诺向医院供货的同规格型号同质量等级医用物资为全省最低价，办公用品、装修材料、营养科食材、工会福利等为同时期采购最低价。如医院发现有供应商未兑现最低价承诺或以弄虚作假手段供货，供应商须以 5 倍差价退赔，医院有权从应付款中优先扣除并延期 2 年支付货款，发生 2 次以上医院终止采购合作。对终止合作项目需按采购程序重新进行采购。

对监督发现问题的部门（科室）和职工个人，按为医院挽回损失或年度减少费用支出金额的××‰予以特别奖励。

应急采购项目价格适用于应急采购期间。

第二节　院内统一采购流程

第一百五十二条　【院内统一采购方式】院内统一采购方式分为公开比选、邀请比选、单一来源、询比价及竞价、电商直购、采购备案。

第一百五十三条　【公开比选】指事先提出采购的条件和要求，邀请不特定潜在供应商参加比选，按照规定的程序和标准从中择优选择交易对象，并与提出最有利条件的供应商成交的采购方式。有效响应供应商不足 3 家的，若在采购文件中载明的，可继续评审，并进行磋商或谈判。

第一百五十四条　【邀请比选】指以发送比选邀请书的方式邀请特定的潜在供应商参与比选的采购方式，邀请供应商家数原则上不低于 3 家。满足以下情形之一的可采取邀请比选方式。

（1）采购标的因其高度复杂性或专门性只能从数目有限的供应商或承包商处获得。

（2）审查和评审比选文件所需的时间和费用与采购标的价值不成比例。

（3）不宜采用公开比选方式进行采购的其他情形。

第一百五十五条　【单一来源采购】指向单一供应商征求报价的采购方式。满足以下情形之一的可采用单一来源采购。

（1）因货物或者服务使用不可替代的专利、专有技术等原因只能从唯一供应商处采购的。

（2）发生了不可预见的紧急情况不能从其他供应商处采购的。

（3）必须保证原有采购项目一致性或者服务配置的要求，需要继续从原供应商处添购，且添购资金总额不超过合同采购金额10％的。

第一百五十六条　【采购备案】以上采购方式不能满足工作需要而采用的采购方式，包含以下情形。

1. 零星维修

（1）适用范围。适用于需委托院外实施但现有维修维保服务合同无法涵盖的零星维修事项。

（2）采购方式。此类事项由院内统一采购会议评审形成维修事项价格库。供应商报价经院内统一采购评审专家组议价、评审，议定价格进行采购备案，形成价格备案库。价格自评审议定之日起生效，有效期为生效之日起3年。有效期内价格按医院采购价格管理机制进行动态调整。

零星维修事项由归口管理部门向招标采购中心提交维修事项供应商名称、联系方式、维修清单、限高价等内容。

2. 其他情形

签订补充协议、采购合同续签、供应商更名、合同履约异常等情形由招标采购中心经办人提交备案。

第一百五十七条　【采购信息发布】招标采购中心负责采购信息发布。

（1）公开比选项目应在医院网站和其他指定网站进行公示，公示期不少于5个工作日，如挂网公示后无供应商响应，招标采购中心应向采购归口管理部门反馈相关情况，并根据采购归口管理部门意见作出相应处理。

（2）邀请比选项目原则上由采购归口管理部门提供拟邀请供应商名单和联系方式，招标采购中心向拟邀请供应商发送邀请比选文件并按比选文件组织评审。

（3）单一来源采购项目由招标采购中心在医院指定网站上公示，公示期为5个工作日，如公示期满且无异议，由招标采购中心向供应商发送单一来源采购文件。发生了不可预见的紧急情况不能从其他供应商处采购的可不进行单一来源信息公示。

（4）通过备案采购的采购项目，由招标采购中心在医院指定网站上发布采购信息，邀请供应商报价。

（5）其他采购方式信息发布按相应规定执行。

第一百五十八条 【采购文件答疑】潜在供应商在接收响应文件截止日期前对采购文件及公示信息有疑问的，招标采购中心应当及时作出答复。

第一百五十九条 【采购项目评审】招标采购中心负责组建采购评审小组（简称评审小组），组织采购评审会议。采购评审会议议定事项由评审小组全体成员签字确认并据此形成评审报告，招标采购中心存档原件，同时交审计部等现场监督部门存档复印件。

一、评审现场人员

评审现场人员由评审小组和其他人员组成。评审小组是根据采购项目临时组建的评审组织，由评审现场工作人员、评审专家组、评审现场监督人员组成。其他人员指除评审小组以外的采购归口管理部门和需求部门代表、采购义务监督员、党员代表、职工代表、供应商代表、现场观摩人员等。

1. 评审小组

（1）评审现场工作人员由招标采购中心委派，负责准备评审场地、组建评审小组、主持评审会议、组织项目评审、保管通信工具等工作。评审现场工作人员须宣读评审须知和评审规则、介绍项目情况、组织解密（拆封）响应文件、主持推选专家组组长。

（2）评审专家组由随机抽取产生的评审专家构成，负责对采购项目进行评审，与供应商进行磋商、谈判，确定采购评审结果，出具评审报告等工作。

（3）专家组组长由评审专家推选产生，主要负责协调评审专家组成员之间的事务性工作、牵头与专家组外人员交涉相关事宜、组织采购项目谈判、磋商讨论表决、复核评审报告等工作。专家组组长应选择评审经验丰富、组织协调能力强、计算机操作熟练的专家担任。

（4）现场监督人员主要由审计部委派，对评审活动进行监督。主要负责核对专家信息、监督评审专家是否依规独立评审、及时制止评审现场其他人员发表影响评审专家独立评审的意见和干预独立评审的行为。

2. 其他人员

（1）需求部门或归口管理部门代表，确因评审工作需要，应评审专家要求并经现场监督人员同意，采购需求部门或归口管理部门须委派熟悉采购项目的人员到场进行说明、澄清、答疑。相关人员应在完成上述工作后及时离场。

（2）采购义务监督员、党员代表、职工代表，可列席采购评审会议，对评审活动进行民主监督，会后需填写采购会现场监督表。

（3）供应商代表，确因评审工作需要，应评审专家要求并经现场监督人员同意，供应商可委派代表进入评审现场进行说明、澄清、答疑、谈判、磋商，原则上进入评审现场人员不得超过 2 人。

二、评审工作规范

评审工作规范主要包括以下内容。

（1）评审现场人员应准时到达评审现场，完成相应工作后方可离场，非特殊原因不得提前退场。

（2）评审现场人员均应签署评审工作须知，并自觉遵守。

（3）评审现场人员应统一保存通信工具，特殊情况需使用通信工具需经现场监督人员同意，完成相应工作后方可领取。

（4）评审专家根据采购文件规定的评审程序、评审方法和评审标准进行独立评审。评审现场其他人员不得发表影响评审专家独立评审的意见和干预独立评审的行为。

评审过程中评审专家组可根据需要要求供应商以书面方式进行澄清、补充，澄清内容作为供应商响应文件组成部分。需启动谈判磋商的，应给予响应供应商均等机会。价格谈判中，应由供应商进行首轮报价，评审小组代表不得先于供应商报价，且供应商次轮报价不得高于上轮报价。

采购评审否决事项应载明理由，并以采购文件、供应商响应文件、国家法律法规、医院采购制度等为依据。采购项目评审在资格、符合性审查和客观评分项应遵循一致性原则，存在不同意见时以少数服从多数为原则，存在异议的专家应及时向招标采购中心或审计部反馈，招标采购中心应依规及时处理。如采购文件存在重大瑕疵，经专家组表决可终止采购评审活动，并载明理由。

（5）评审活动全程录音录像。录音录像应当清晰可辨，音像资料作为采购档案一并保存。

（6）评审采购小组成员应执行回避制度，对符合回避要求的项目进行回避。

（7）采购评审活动相关信息不得对外泄露。

第一百六十条 【评审结果公示】确定评审结果后，招标采购中心将成交结果在医院指定网站公告，公告内容包括项目名称及成交供应商名称。

未成交项目，招标采购中心经办人应向采购归口管理部门反馈相关情况。

第三节　医院自行采购流程

第一百六十一条 【采购执行】自行采购项目由采购归口管理部门自行组织实施。招标采购中心负责业务指导。

第一百六十二条 【采购方式】自行采购项目原则上采取公开、邀请等方式通过询比价及竞价和电商直购平台进行采购，采购流程按照询比价及竞价和电商直购相关规定执行。

第一百六十三条 【采购文件编制】采购归口管理部门根据采购活动的需要自行确定是否需要编制采购文件。

第一百六十四条 【采购合同签订】采购归口管理部门自行准备合同会签资料并发起合同签订流程。

第一百六十五条 【验收、资金支付】合同签订完毕后，采购归口管理部门完成采购项目验收及付款等流程。

第一百六十六条 【采购档案管理】采购归口管理部门负责采购档案归档工作，并在项目完成后 5 个工作日内将档案复印件移交招标采购中心备案。

第一百六十七条 【采购监督】审计部应抽查自行采购项目，每年的抽查比例不得低于自行采购项目总量的 10％。

第四节　电商直购

第一百六十八条 【适用范围】适用标准统一且在医院规定范围内的货物和服务，品目清单实时更新。

第一百六十九条 【执行方式】

1. 统一采购

招标采购中心经办人根据采购计划在电商平台实施采购，选定符合采购需求的产品，将采购订单提交电商平台。电商平台接收订单后，按订单信息配送到医院指定地点，由采购归口管理部门组织验收并办理出入库和资金支付手续。

2. 自行采购

自行采购审批通过后，采购归口管理部门经办人在电商平台实施采购，选定符合采购需求的产品，经部门负责人审核后向电商平台提交采购订单。电商平台接收订单后，按订单信息配送到医院指定地点，由采购归口管理部门组织验收并办理出入库和资金支付手续。

第五节　询比价及竞价采购

第一百七十条　【适用范围】标准统一的货物和服务。

第一百七十一条　【执行程序】

1. 招标采购

招标采购中心经办人根据采购计划进行询比价及竞价采购，在电子招标采购平台录入采购需求，发布采购信息，遵照符合采购需求的最低价原则确定供应商，并签订采购合同。

2. 自行采购

自行采购审批通过后，由采购归口管理部门经办人在电子招标采购平台录入采购需求，发布采购信息，遵照符合采购需求的最低价原则确定供应商，并签订采购合同。

第一百七十二条　【注意事项】若价格最低的供应商不符合采购需求，招标采购中心经办人应填报未成交原因的说明。

第三章　特殊采购事项

第一节　联动采购项目

第一百七十三条　【适用范围】采购项目涉及多个部门、需联动配合实施的项目。

第一百七十四条　【组织领导】

1. 联动项目推进工作组

为有序高效推进联动项目实施，可成立联动项目推进工作组，该工作组由院领导担任组长，成员为相关部门负责人。

2. 牵头部门

牵头部门是指项目采购预算归口管理部门，是联动项目推进的责任主体，负责项目的实施、进度跟踪、督导、组织协调等工作。

3. 配合部门

配合部门是指联动项目推进工作组的其他成员，在项目推进的各个环节配合牵头部门做好工作。

第一百七十五条　【工作机制】

1. 工作会商及报告机制

工作会商由项目牵头部门召集，根据工作需要定期或不定期召开，可采用现场会议、视频会议、网络会议等形式，工作会商必须撰写会议纪要。项目牵头部门还应定期向院领导报告联动项目的实施进度、存在的问题、问题解决情况等，如遇重大问题，应立即汇报。

2. 协同联动

项目牵头部门应建立联动项目任务台账，将任务分解到部门和人员，并明确时限到天。配合部门应各司其职，配合项目牵头部门工作的推进。

第二节　涉密采购

第一百七十六条　【适用原则】涉密采购项目管理坚持依法确定、公平竞争、全程监管、确保安全的原则。涉密采购项目原则上应当采购本国货物、工程和服务。确需采购国外供应商提供的货物、工程和服务的，需经主管预算单位同意后组织实施。

第一百七十七条　【适用范围】涉密采购适用于采购对象、渠道、用途等涉及国家秘密，需要在采购过程中知悉国家秘密的范围，并采取保密措施的采购事项。下列采购项目，可以确定为涉密采购项目。

（1）属于国家秘密的产品或者设备。

（2）涉密专用信息设备。

（3）用于要害部门、部位防护的安全保密产品或者设备。

（4）用于网络保密防护和监管的安全保密产品或者设备。

（5）国家秘密载体的制作、复制、维修、维护、销毁。

（6）涉密货物的维修、维护、销毁。

（7）与涉密信息系统集成有关的服务项目。

（8）涉及国家秘密的法律咨询、技术咨询、财务审计等。

（9）保密会议室、屏蔽室等需要按照国家保密标准建设的工程。

（10）接上级通知作为涉密采购执行的项目，以及法律法规和保密事项范围规定的其他涉及国家秘密的货物、服务和建设工程。

第一百七十八条　【保密级别】涉密采购分为绝密级采购项目、秘密级采购项目以及机密级采购项目三类。

（1）绝密级采购项目，由医院自行确定采购方案并组织实施。

（2）秘密级或者机密级采购项目，以医院自行组织采购为主，医院不具备自行组织条件的，应当委托集中采购机构代理采购。

（3）秘密级或者机密级采购项目的采购活动参照国家法律法规和有关规定执行，国家另有规定的除外。

第一百七十九条　【项目申报】可能涉密的采购项目，由需求部门报采购归口管理部门，采购归口管理部门报医院保密委员会拟定以下意见并采取保密措施，由医院保密委员会及时报请上级主管部门确定。

（1）根据法律法规、保密事项范围规定，提出采购项目的保密要点、保密密级、保密期限和保密范围的意见。

（2）对保密要点与采购流程的关联性进行论证，提出采购项目整体涉密或者部分涉密的意见。

（3）按照保密要点的最高密级确定采购项目为秘密级、机密级或者绝密级。

第一百八十条　【项目论证】采购归口管理部门视项目情形组织项目论证。

第一百八十一条　【涉密最小化】涉密采购项目的确定应当坚持最小化原则。采购项目的涉密部分与非涉密部分能够拆分的，只能将涉密部分定为涉密采购项目。采购过程中对国家秘密信息作出隐蔽处理后，可以通过公开方式进行的采购项目，不得确定为涉密采购项目；涉及工作秘密或者其他敏感信息的，应当在采购过程中对相关信息进行隐蔽处理。

第一百八十二条　【采购方式】除单一来源采购方式外，采购方式由招标采购中心报请分管采购的院领导同意后确定。医院可以通过书面推荐或者在具备相应保密条件的供应商范围内征集等方式，邀请不少于3家供应商参与采购活动。

第一百八十三条　【评审小组】医院自行组织涉密采购的应根据保密管理要求和项目实际情况，自行选定相应领域的专业人员、本单位相关人员组成评审小组。

第一百八十四条　【涉密采购供应商】参与涉密采购项目的国内供应商应当具备相应的保密资质或者符合保密法律法规规定的保密条件，且3年内不得有涉密政府采购不良行为。涉密项目采购时，可以根据保密工作需要和采购需求编制资格预审文件，对供应商进行资格预审。

第一百八十五条 【涉密采购信息】与涉密采购项目有关的采购预算、采购文件、中标（成交）结果、采购合同、投诉处理结果等信息不对外公开；有关中标（成交）结果应当以适当方式告知参与采购活动的供应商。

第一百八十六条 【医院保密管理措施】医院应在涉密采购项目时采取以下保密管理措施。

（1）医院保密委员会为专门工作机构，负责指导涉密采购项目保密管理工作。

（2）医院设定符合保密要求的涉密采购场所。

（3）委托集中采购机构采购的，与集中采购机构签订保密协议，明确保密管理要求。

（4）与参与涉密采购项目的供应商、有关评审人员签订保密协议，明确保密管理要求。

（5）与中标（成交）供应商签订涉密采购合同，明确具体保密事项和保密管理要求。

（6）指导、监督、协调供应商做好采购项目中的保密管理工作。

（7）法律法规和国家保密行政管理部门规定的其他保密措施。

第一百八十七条 【供应商涉密管理】医院应当监督参与涉密采购项目的供应商是否满足以下保密管理要求：

（1）成立或指定专门工作机构或专门工作人员负责采购项目保密管理工作。

（2）制定保密管理工作方案，明确保密责任和人员分工。

（3）与从事涉密采购业务的人员签订保密协议，明确保密管理要求。

（4）用于涉密采购业务的场所、设施、设备符合国家保密规定和标准。

（5）法律法规和国家保密行政管理部门规定的其他保密措施，以及与采购人约定的其他保密管理措施。

第一百八十八条 【涉密资料移交】涉密采购项目完成后，集中采购机构、供应商应当将所有项目资料及时移交医院，并办理正式移交手续。

第一百八十九条 【涉密采购项目分包】涉密采购项目原则上不允许采取分包方式履行合同。供应商根据采购文件的规定和涉密采购项目的实际情况，拟在中标（成交）后将涉密采购项目的非主体、非关键性工作分包的，应当在投标、响应文件中载明分包承担主体，且分包承担主体应当具备相应的涉密资质或者保密条件。

第三节　应急采购

第一百九十条　【资金保障】应急采购实施前应落实应急采购资金来源。

第一百九十一条　【适用范围】适用于完成急迫任务而进行的采购活动，包括但不限于以下情形。

（1）医院应对严重自然灾害、突发性公共卫生事件及其他不可抗力事件等应急情形所实施的采购。

（2）突发性紧急维修事件所实施的采购。

（3）临床诊疗、抢救急需的医用耗材（体外诊断试剂）。

（4）执行上级主管部门要求的应急采购项目。

第一百九十二条　【授权采购】医院进行应急采购应取得授权。

（1）明确由上级主管部门统一实施应急采购的，医院应积极申报参数需求，不得私自采购。

（2）不属于前款规定的政府采购项目，经上级主管部门授权可以自行采购的，可实施应急采购；不属于前款规定的非政府采购项目，如符合第一百九十一条规定的适用范围，可实施应急采购。

第一百九十三条　【预案管理】应以处置紧急事件为首要目标，各部门应制定紧急采购应急预案。

第一百九十四条　【采购方式】针对不同的应急情形，可由归口管理部门自行采购；或者由招标采购中心统一采购；或者根据实际情况制定适用于应对当前紧急事态的采购方式。

第一百九十五条　【供应商寻源】应急采购项目可推荐产品及供应商信息。优先选择医院应急物资保障供应商库、合作自营电商平台、历史合作供应商、厂商。上述供应商均不能响应的，医院通过电子招标采购平台或其他方式进行寻源。

第一百九十六条　【价格管理】应急采购应以处置紧急事件为首要目标来确定采购价格，有条件的应由供应商进行价格保护承诺，应急采购价格仅适用于应急采购期间。

第一百九十七条　【合同签订】应急采购项目需按医院相关规定签订采购合同。如情况紧急，可在应急事件处置完成后，通过院内系统及时完善合同签订流程。不涉及履约风险项目的可不签订采购合同。

第一百九十八条 【验收与付款】由归口管理部门按医院相关规定组织验收，并办理出入库和资金支付手续。

第一百九十九条 【信息公开】根据应急采购情形，应急采购项目可采用公开采购方式；应急采购结果需在医院指定平台公告，接受职工监督。

第二百条 【应急供应商库】建立健全医院应急供应商库，优先选择承载能力较强的行业龙头企业、医疗物资生产企业、自营电商平台或医院长期合作的供应商。

第二百零一条 【特殊要求】根据国家法律法规、相关政策以及医院相关规定，对应急采购有特殊要求的，按其规定执行。

第四节 专项采购

第二百零二条 【医用耗材采购】医用耗材采购分为集中采购目录内采购和集中采购目录外采购。

一、集中采购目录内采购

对属于集中采购目录内的医用耗材，原则上均应通过省药械采购平台进行网上采购。

1. 带量采购

国家、省级和其他带量采购，执行相关规定。

2. 价格联动采购

（1）产品范围。将属于我省集中采购目录内且有外省最低参考价的医用耗材纳入价格联动采购。

（2）采购方式。医院按本办法统一采购流程执行，在联动参考价格内与供应商进行议价。

（3）价格管理。同一产品价格不应高于联动参考价格、医院发生实际采购交易以来的最低采购价、该产品上月末全省医药机构采购平均价中的任一价格。可参考省药械采购平台预警信息调整采购价格。

3. 备案采购

（1）产品范围。

现有挂网产品无法替代的临床必需或应急需要（包括突发公共卫生事件、抢救危重患者、特殊人群、特殊病种等），且属于我省医用耗材集中采购目录，但尚未纳入带量采购和价格联动采购范围的产品。

（2）采购方式。

①招标采购向省药招中心提出备案采购申请，生产企业提供现行外省省级平台挂网价或中标价（若无外省省级平台挂网价或中标价的可不提供），经省药招中心审核，将符合备案采购条件的产品纳入备案采购范围。医院按本办法统一采购流程相关规定执行采购，与供应商进行议价。

②如遇突发公共卫生事件、自然灾害等特殊应急情况，医疗卫生机构可先采购后备案，在 15 个工作日内补报备案，备案程序和要求不变。医院按本办法应急采购相关规定执行采购。

（3）总额控制。

医院严格控制备案采购的品种和数量，备案采购医用耗材总金额不得超过年度医用耗材采购总金额的 5%。

二、集中采购目录外采购

对属于集中采购目录外的医用耗材，按院内统一采购执行。

三、其他

医用耗材临时购置按医院相关规定执行。

第五节　附则

第二百零三条　【生效与施行】本办法自印发之日起施行。原有相关规定与本办法冲突的，以本办法为准。

国家法律法规、相关政策对医院采购活动的要求与本办法不一致或另有规定的，按其规定要求执行。

第二百零四条　【科研项目采购】科研项目的采购活动按《科研经费使用流程规定》执行。

第二百零五条　【岗位管理】采购岗位轮岗交流按《关于加强招标采购岗位轮岗管理的规定》执行。

第二百零六条　【制度解释】本办法由采购工作领导小组办公室负责解释。

××大学附属医院采购管理办法

第一章　总则

第一条　为进一步加强医院物资的科学管理，规范医院采购行为，建立公开、公平、公正的采购工作机制，为医院医疗、教学、科研、基本建设和服务提供优质、安全、高效、便捷的物资供应保障，依据《政府采购法》《招标投标法》《政府采购法实施条例》《招标投标法实施条例》《××省医用耗材网上阳光采购实施方案》及《中央预算单位政府采购目录及标准》、《××大学采购管理办法》等法规和文件等规定，结合医院实际情况，制定本办法。

第二条　凡使用纳入医院预算管理的资金进行的采购，均适用本办法。

第三条　医院根据业务职能划分，对实施项目实行统一归口、分类采购。项目在实施过程中，对于项目属性界定不清的，按照有利于实施的原则执行。

第四条　医院采购分为政府采购和非政府采购。

（1）政府采购是指使用财政性资金采购《中央预算单位政府采购目录及标准》所规定的集中采购目录内或分散采购限额标准以上的采购项目。实施办法参见《××医院政府采购实施管理办法》。

（2）本办法所称非政府采购是指政府采购以外的采购。

第五条　医院采购工作应遵守医院采购工作纪律，遵循公开透明原则、公平竞争原则、公正原则和诚实信用原则。任何科室和个人不得阻挠和限制供应商进入医院参与采购活动，不得以任何形式规避公开招标、政府采购以及医院集体采购。

第六条　采购工作严格实行回避制度。在采购与招标活动中，所有相关人员与供应商有利害关系的，必须主动申请回避；供应商认为相关人员与其他供应商有利害关系的，可以申请其回避。

第二章　采购方式及适用范围

第七条　政府采购项目可采用公开招标、邀请招标、竞争性磋商、竞争性谈判、单一来源采购、询价、框架协议采购以及国务院财政部门认可的其他采购方式；非政府采购项目可采用院级磋商、××校内网上竞价、校内电商直购平台、议价以及医院院级会议认可的其他采购方式。

（1）公开招标、邀请招标、竞争性磋商、竞争性谈判、单一来源采购、询价、框架协议采购等政府采购方式，按照政府采购法和招标投标法等相关政策法规执行。

（2）院级磋商操作规范参见"医院采购工作细则及流程"。

（3）××校内网上竞价、校内电商直购平台、议价适用于单价或批量为5万元及以下零星采购的货物类项目，按照有利于项目实施的原则选用。××校内网上竞价、校内电商直购平台操作规范参照"××大学校内竞价采购管理实施细则"；议价操作规范参见"医院采购工作细则及流程"。

（4）20万元及以下的工程类、服务类项目，由项目主管的职能部门负责组织相关科室进行谈判并实施，操作规范可参考"院级磋商工作细则及作业流程"之规定。

（5）医用耗材属××省医用耗材网上阳光采购范围内的仅遴选医院适用产品及供应商；凡国家或省（市）带量采购品种依相应文件规定执行。

第八条　政府采购项目委托招标代理机构实施。非政府采购项目由招采办负责组织实施，项目复杂或性质特殊的也可根据需要委托招标代理机构实施。

第九条　上级文件有明确指定承担单位的采购项目，可由项目主管的职能部门按照文件要求签订采购合同。

第十条　对于工程类项目，符合下列情形之一的，可以采用单一来源采购方式。

（1）涉及国家安全、国家秘密、抢险救灾或者利用扶贫资金实行以工代赈、需要使用新产业工作等特殊情况，不适宜进行招标的项目。

（2）需要采用不可替代的专利或者专有技术。

（3）需要向原中标或者成交供应商采购工程、货物或者服务，否则将影响施工或者功能配套要求。

（4）只能从唯一供应商处采购的特殊工程项目。

（5）抢修工程项目。

（6）国家规定的其他特殊情形。

第三章　采购程序

第十一条　申报采购预算和采购计划。

根据资金性质，政府采购预算由归口各职能部门按政府采购规定格式、规定时限报招采办汇总后提交财务部纳入医院下年度部门预算。

第十二条　使用科室向相关职能部门提交项目申请，由职能部门组织论证并立项。项目包括各种技术参数（含专业资质）及评审办法、资金来源落实、项目类别等基础性资料。职能部门通过院内 OA 系统向招采办提交审批手续齐全的采购项目申请表。

采购项目应当具备下列条件。

（1）属于采购范围以内。

（2）上级部门及院内相关审批手续齐全。

（3）有相应资金或者资金来源已经落实。

（4）具备相应的设计文件、技术资料或者相关的基础资料。

（5）评审办法（含量化因素赋分）。

（6）商务要求。

（7）其他特殊要求。

第十三条　确定采购方式。

（1）政府采购项目应按照《政府采购法》和《招标投标法》等相关政策法规的规定，依法确定采购方式，并按照法定程序和要求开展采购活动。

（2）非政府采购项目应依据不同的限额范围和项目特点选择院级磋商、校内网上竞价和校内电商直购平台等方式，并按照规定的采购程序和要求开展采购活动。

第十四条　采购信息及采购文件发布时限。

（1）政府采购项目，采购信息及采购文件发布的内容、时限、媒体等应严格执行《政府采购法》和《招标投标法》等相关规定。

（2）非政府采购项目，采用院级磋商采购方式的，从采购文件发出之日起至供应商提交响应文件截止之日一般不得少于 5 个工作日；校内网上竞价接受供应商竞价的时间一般不少于 3 日。

第十五条　确定评审方法。

（1）政府采购项目评审方法分为综合评分法、最低评审价法及政策法规允许的其他评审方法。

（2）非政府采购项目评审方法使用综合评分法或采购文件中规定的其他评审方法。

采购文件中没有规定的评审标准和方法不得作为评审的依据。

第十六条　评审专家。

（1）招采办负责建立与管理非政府采购项目评审专家库，对库内的专家实行动态管理，外请专家按项目类别特性邀请。

（2）专家库中的院内专家为副高及以上人员、特殊专业中级及以上人员，后勤办公室的专家及小型基建工程库的专家要求有实际工作经验 8 年及以上人员，外请专家为副高职称及以上人员。

（3）抽取评审专家人数及范围。

院内非政府采购项目，实行随机抽取或集体商定确定专家方式。专家人数及范围主要依据项目预算金额及使用情况拟定评标专家人数范围。

① 货物类预算 50 万元及以内项目抽取 3 名专家，50 万元以上项目抽取 5 名专家。分别由使用科室主任/副主任或推荐副高及以上代表、国资办工程师、相关或同类设备科室代表组成。

② 工程类、服务类项目抽取 3 名或以上专家。由项目申报职能部门主任/副主任、项目使用科室或项目关联部门专家组成。

③ 医用耗材类。专科类耗材：由使用科室主任/副主任、主要管理平台（手术室、介入手术室）或具体操作人员（副高或中级 8 年）、经济类专家各 1 名组成 3 人专家评标组；心脏介入类及骨科耗材不少于 5 位专家人数。通用类耗材：预估年采购量在 100 万元以内，抽取专家人数为 3 人；年采购量在 100～500 万元之间，抽取专家人数为 5 人及以上；年采购量在 500 万元及以上时抽取专家人数为 7 人及以上。抽取专家为副高及副高以上、总护士长，兼顾内科、外科、妇科、儿科以及手术平台、急诊、ICU 等代表面，其中不少于 1 名经济学方面的专家。

评审专家名单一旦确定，必须严格保密。在集体采购会议前 15 个小时以内通知评审专家，专家有临时情况，由招采办负责调整。

第十七条　确定评审结果。

评审小组的评审结果应作为确定成交供应商的主要依据。

第十八条　采购结果公示。

招采办对采购结果和拟成交供应商、品牌（工程类包含价格）在医院网站进行公示，公示期为 3 日。

第十九条　归档采购资料。

政府采购和医院采购项目的采购资料应当妥善保存并及时归档，不得伪造、变造、隐匿或者销毁。采购档案的保存期限为从采购结束之日起至少 15 年。

第四章　采购合同管理

第二十条　合同签署部门依据招采办出具的成交通知书及项目相关资料，起草采购合同。

第二十一条　采购合同内容必须符合法律法规和医院规定，应使用招采办制定或经医院相关部门审核的合同。采购合同不得对采购结果进行实质性修改。

第二十二条　成交供应商未在规定时间内按要求签订合同或自动放弃成交资格的，招采办可按照评审结果推荐的成交候选人名单排序顺延候选人确定为成交供应商，也可以重新开展采购活动。医院取消原成交供应商成交资格，并对该供应商按照相关规定进行处罚。

第五章　履约与验收

第二十三条　采购项目负责验收的职能部门及使用部门，按照采购合同的约定对供应商履约情况、项目质量等进行全面验收。验收时，应按照采购合同的约定对每一项技术、服务、安全标准等履约情况进行确认。验收结束后，应出具验收报告，列明各项标准的验收情况及项目总体评价，由验收各方共同签署。

第二十四条　验收合格的项目，应当根据采购合同的约定及时向供应商支付采购资金。验收不合格的项目，应当依法依规及时处理。

采购合同的履行、违约责任和解决争议的方式等适用《民法典》。

第六章　内控与监督

第二十五条　医院应当按照行政事业单位内部控制规范要求，建立健全采购内部控制制度，在编制采购预算和实施计划、确定采购需求、组织采购活动、履约验收、答复询问质疑、配合投诉处理及监督检查等重点环节加强内部控制管理。

第二十六条　医院监察、审计等部门应依法依规对采购与招标活动实施监督检查。

第二十七条　招采办应当建立健全内部监督制约的管理制度，明确采购活动执行程序，实行内部工作人员定期轮岗交流，形成相互监督、相互制约的工作机制。

第二十八条　招采办组织评审现场活动应全程录音录像。录音录像应当清晰可辨，录音资料作为采购文件一并存档备查。

第二十九条　评审过程和评审情况应严格保密。在评审期间应采取必要的通信管理措施，保证评审活动不受外界干扰。

除项目相关部门代表、评审专家外，其他与评审工作无关的人员不得进入评审现场。有关人员对评审情况以及在评审过程中获悉的国家秘密、商业秘密负有保密责任。

第三十条　任何部门和个人均有权对采购与招标活动中的违纪违规行为进行投诉和检举，相关部门应依照各自职责及时处理。

第三十一条　招采办应当在 5 个工作日内对供应商依法提出的书面询问作出答复。

第三十二条　供应商质疑、投诉应当有明确的请求和必要的证明材料。供应商投诉的事项不得超出已质疑事项的范围。

第三十三条　供应商在采购或履约、验收过程中违反法律规定，有下列情形之一的，应严格依据相关政策法规、采购文件、合同约定及参照"××大学政府采购供应商后评估及不良行为记录管理实施细则"进行处理并追究其违约违规责任；涉及触犯法律法规的，应报国家主管部门追究其法律责任。

（1）向采购人员、评审专家等相关人员行贿或者提供其他不正当利益。

（2）提供虚假材料谋取中标、成交。

（3）采取不正当手段诋毁、排挤其他供应商。

（4）与采购人、其他供应商或者采购代理机构恶意串通。

（5）捏造事实、提供虚假材料或者以非法手段取得证明材料进行投诉。

（6）将政府采购合同转包。

（7）提供假冒伪劣产品。

（8）擅自变更、中止或者终止政府采购合同。

（9）拒绝有关部门监督检查或者提供虚假情况。

第三十四条 所有参与采购与招标活动的工作人员均应严格遵守国家相关法律法规,严格按照规定的权限、程序开展工作,做到坚持原则、廉洁自律、保守秘密,主动接受监督,不得向供应商索要或者接受其给予的赠品、回扣或者与采购无关的其他商品、服务。

第三十五条 各部门及其工作人员在采购活动中违反本办法的,由采购监督部门责令其改正;构成违纪的,由纪委监察室根据《中国共产党纪律处分条例》、人力资源部根据《事业单位工作人员处分暂行规定》等党纪法规进行严肃处理;需要问责的,对有关部门及其负责人实施问责;涉及触犯法律的,移交司法机关按有关法律法规追究法律责任。

第七章 附则

第三十六条 本办法由招采办负责解释。

第三十七条 本办法经医院 2022 年×月×日第×次党委会议审议通过,自公布之日起执行。原"××医院招标采购管理办法(修订版)"同时废止。医院原有相关规定与本办法不一致的,以本办法为准。

××医院政府采购管理办法

第一章 总则

第一条 为规范医院政府采购行为，加强对医院政府采购活动的监督管理，维护医院利益、提高医院采购资金使用效益、确保采购行为合法、合规，依据《政府采购法》《政府采购法实施条例》和其他有关法律法规规定，制定本办法。

第二条 本办法所称政府采购，是指医院使用财政性资金采购依法制定的集中采购目录以内的或者采购限额标准以上的货物、工程和服务的行为。

本办法所称采购，是指以合同方式有偿取得货物、工程和服务的行为，包括购买、租赁、委托、雇用等。

本办法所称货物，是指各种形态和种类的物品，包括原材料、燃料、设备、产品等。

本办法所称工程，是指建设工程，包括建筑物和构筑物的新建、改建、扩建、装修、拆除、修缮等。

本办法所称服务，是指除货物和工程以外的其他政府采购对象。

第三条 医院政府采购活动应当遵循公开透明原则、公平竞争原则、公正原则、诚实信用原则和讲求绩效原则。

第四条 医院政府采购的信息应当在政府采购监督管理部门指定的媒体上及时向社会公开发布，但涉及商业秘密的除外。

第五条 在医院政府采购活动中，采购人员及相关人员与供应商有利害关系的，必须回避。供应商认为采购人员及相关人员与其他供应商有利害关系的，可以申请其回避。相关人员包括采购代理机构相关工作人员和评审专家等。

第二章 政府采购管理机构与职责

第六条 医院政府采购工作领导小组（以下简称领导小组）是政府采购活动的决策机构，与政府采购活动有关的所有重要事项，应当提交至领导小组会议上集体讨论决定。

第七条　医院政府采购管理方式实行统一管理、分散执行、严格监督的原则。医院成立政府采购工作领导小组，负责与政府采购活动有关所有重大事项的前期论证、后期决策执行工作。招采中心作为医院政府采购活动的归口管理部门，负责医院政府采购活动的具体管理和协调工作。具有采购职能的各职能部门按照本办法相关规定具体执行政府采购活动，政府采购全过程应当接受纪委监察和审计部门的监督。

第八条　参与政府采购活动的各个职能部门应当依据本办法和"××医院内部控制制度"有关规定完善本部门的内部控制管理，建立健全部门议事规则、岗位责任制、轮岗机制等制度。

第九条　各职能部门应当负责各自采购范围内的政府采购预算编制、采购数据上报、采购项目论证与实施、合同签订与执行、履约验收、项目绩效评价等工作。

第三章　政府采购需求和计划

第十条　采购需求是指为实现采购项目的功能或者目标，来达到采购标的数量、质量、技术、服务、安全、期限、特征描述等要求。

第十一条　使用科室应当在采购活动开展前，根据法律、行政法规和国家有关规定、采购预算、采购政策以及市场调查情况等，厉行节约，科学合理地确定采购需求，全面落实绩效管理要求。

第十二条　各职能部门应当根据采购需求特点编制采购计划，政府采购计划应当按照年度采购需求提前编制。各职能部门应在每年规定时间前将明年的采购计划上报至招采中心，并协助招采中心在财政部门指定的系统内汇报经批准后的政府采购预算、数据以及执行情况。政府采购计划包括项目名称、采购内容、采购数量、项目预算金额、拟采用的采购方式等信息。

第十三条　招采中心将采购计划汇总后，报政府采购工作小组讨论、论证。讨论通过后上报政府采购工作领导小组集体决策，经批准的政府采购计划下发后，各职能部门应按照批准后的计划及时组织实施。同时应当按照相关规定在指定媒体上发布采购意向公告。

第四章　政府采购预算

第十四条　政府采购预算是指医院根据事业发展计划和行政任务编制的并经过

规定程序批准的年度政府采购计划。政府采购预算是医院部门预算的一个组成部分。

第十五条　政府采购预算编制。

（1）对所有使用财政性资金采购政府集中目录以内或者限额标准以上的货物、工程和服务，都必须纳入政府采购预算编制范围。各职能部门负责以医院需求为向导，科学、合理、完整编制政府采购预算，反映医院年度政府采购项目、品目、数量、金额及资金来源。招采中心负责汇总、组织事前论证。财务处负责将政府采购预算录入中央预算管理系统。

（2）拟采购进口产品的，要符合《政府采购进口产品管理办法》等有关规定。由临床医技科室上报进口设备需求，应填写产品技术指标和参数、产品功能和用途，详细论述申请采购进口医疗产品的理由，业务部门负责审核汇总，招采中心负责组织论证。进口设备涉及中国国际进口博览会上签约产品的，必须编制相应政府采购预算。

（3）业务部门需按照上级主管部门要求，预留采购份额采购贫困地区农副产品。

（4）职能部门需科学制定采购方案，组织评估政府采购项目，提高中小企业在单位政府采购中的份额。按照主管部门要求针对 200 万元以上的货物和服务采购项目、400 万元以上的工程采购项目，制定面向中小企业预留采购份额的具体方案，在政府采购预算中单独列示预留采购份额情况。

第十六条　政府采购信息统计及决算。

（1）职能部门全面统计所有政府采购项目的执行情况，根据政府采购相关信息，真实、完整地编报执行情况。

（2）招采中心根据职能部门汇报的政府采购执行情况，编制信息统计季报和年报，数据应当客观真实地反映医院政府采购执行情况。再根据政府采购信息统计年报，结合工作实际，撰写医院年度政府采购统计分析报告。

（3）财务处根据从政府采购信息统计报表中提取的数据编制报送政府采购决算报表。

第五章　政府采购方式和程序

第十七条　政府采购实行集中采购和分散采购相结合。集中采购的范围按照国务院公布的集中采购目录确定。纳入集中采购目录的政府采购项目，应当委托集中采购机构采购。分散采购限额以上的项目委托代理机构采购，分散采购限额以下的项目由医院自行组织采购。

第十八条　政府采购方式包括：招标；竞争性谈判；询价；单一来源采购；框架协议采购；国务院政府采购监督管理部门认定的其他采购方式。分散采购限额以上的项目，应当采用上述政府采购方式进行采购，有特殊规定的除外。涉及招标的具体方式和程序按照"××医院招标管理办法"执行。

第十九条　医院自行组织采购方式包括：自主招标采购、电子采购平台采购等。自主招标采购的具体方式和程序按照"××医院招标管理办法"执行。电子采购平台采购的具体方式和程序按照"医院电子采购平台管理办法"执行。

第二十条　因自然灾害、事故灾难、公共卫生事件和社会安全事件等突发事件所实施的紧急采购，其采购方式和程序按照"××医院紧急采购管理办法"执行。

第二十一条　政府采购活动产生的采购文件资料应当妥善保存，不得伪造、变造、隐匿或者销毁。采购文件资料按照国家相关规定进行保存，保存期限不得少于 15 年。

第六章　政府采购合同

第二十二条　政府采购合同适用民法典。采购人和供应商之间的权利和义务，应当按照平等、自愿的原则以合同方式约定。法律、行政法规另有规定的，从其规定。

第二十三条　政府采购合同应当采用书面形式。政府采购限额标准以下的采购活动，可以通过发票或者电子支付凭证形成交易记录。

第二十四条　政府采购合同应当具备以下条款：（1）当事人的名称或者姓名和住所；（2）标的；（3）数量；（4）质量；（5）价款或者报酬；（6）履行期限、地点和方式；（7）验收标准；（8）违约责任与解决争议的方法。采购项目涉及知识产权的，合同中应当约定知识产权归属。

第二十五条　医院与中标、成交供应商应当在中标、成交通知书发出之日起 30 日内签订政府采购合同。其中，中标通知书应当在发出后 2 个工作日内提交给职能部门，职能部门收到中标通知书后 5 个工作日内提交给合同审核部门，合同审核部门应当在 5 个工作日内完成合同审核，合同会签工作应当在 5 个工作日内完成。

第二十六条　各职能部门应当在政府采购合同签订之日起 7 个工作日内，将达到分散采购限额标准的项目合同在财政部指定网站上公示。在电子交易系统签订的电子合同，可以通过电子交易系统备案，电子合同与书面合同具有同等法律效力。

第二十七条　政府采购合同履行中，如需追加与合同标的相同的货物、工程或者服务的，在不改变合同其他条款的前提下，可以与原供应商协商签订补充合同，但所有补充合同的采购金额不得超过原合同采购金额的10％。

第二十八条　各职能部门应当组织对供应商履约的验收，根据国家、行业验收标准，以及合同约定制定的验收方案，明确履约验收的时间、方式、程序和内容等事项。通用的货物和服务由各职能部门自行验收，工程项目、大型或者复杂的货物、服务项目，以及特种设备，应当委托国家认可的质量检测机构检验。

第七章　供应商管理

第二十九条　政府采购工作小组负责制定"××医院供应商管理办法"，建立供应商资质认证制度、供应商动态评价和退出机制，制定供应商资格准入标准和程序，通过综合评价建立合格供应商库。

第三十条　医院推进建立供应商信息化管理平台，以加强对供应商的日常管理、动态管理，定期对供应商提供的工程、货物和服务质量等进行跟踪评价，对评价不合格的供应商，将其列入黑名单库，并取消其参与医院政府采购活动的资格。

第三十一条　根据采购项目的特殊要求，可以规定供应商的特定条件，但不得以不合理的条件对供应商实行差别待遇或者歧视待遇，不得有其他违反国家相关法律、法规的行为。

第八章　监督管理

第三十二条　医院审计部门按照内部控制的需要，对政府采购活动全过程进行审计监督。

第三十三条　医院纪委监察部门对政府采购活动全过程进行监督，对参与政府采购活动的人员进行监察。

第九章　附则

第三十四条　本办法自公布之日起实施。

第三十五条　本办法实行期间，如发生与国家法律、法规不一致的情况，以相关法律、法规为准。

第三十六条　本办法由招采中心负责解释。

××医院政府采购管理实施细则

第一章 总则

第一条 为保证医院采购项目质量，提高采购效率和资金使用效益，进一步明确医院政府采购各环节执行主体责任，规范政府采购行为，加强采购内部控制管理，不断完善采购管理制度体系建设，建立采购长效管理机制，现根据《预算法》《政府采购法》《政府采购法实施条例》《政府采购需求管理办法》（以下简称 22 号文）及××省财政厅（以下简称省财政厅）、××省卫生健康委员会（以下简称省卫健委）等相关文件精神，结合工作实际，制定本实施细则。

第二条 本细则适用范围：医院使用财政性资金采购××省政府集中采购目录内和采购限额标准上的货物类、服务类、工程类项目。

第二章 采购活动实施前准备

第三条 政府采购预算编制、申报与批复。

（1）政府采购预算是承办部门预算的组成部分，应纳入部门预算管理，随部门预算一同布置、一同编制、一同审核、一同批复。

（2）承办部门根据财政部《政府采购品目分类目录》以及××省政府采购集中目录和采购限额标准，编制部门年度政府采购预算。编制预算时，不能将一个财政年度内、一个预算项目下的同一品目或类别的货物类、服务类项目进行拆分，以规避政府采购和公开招标。

（3）承办部门按《关于印发〈政府采购促进中小企业发展管理办法〉的通知》的文件要求及预算规定，编制部门年度政府采购预算。对适宜由中小企业提供的采购项目和采购包，预留采购份额专门面向中小企业采购，并在政府采购预算中单独列示。既属于新增资产又属于政府采购范畴的项目需同时提交资产配置计划。

计财处汇总并审核承办部门提交的政府采购预算及资产配置计划后，在规定的时间内向省卫健委申报。

（4）计财处根据省卫健委下发给医院的部门预算通知，按医院要求将预算文本下发给承办部门。

第四条 "医院年度政府采购计划"编制与反馈。

（1）承办部门根据计财处下发的预算文本，编制"部门年度政府采购计划"，随"部门年度采购计划"一并提交采购与招投标管理中心（以下简称"采招中心"）。同时，明确部门政采专管员1名，将姓名和联系方式报采招中心。

（2）如有上级财政部门专项拨款经费，应一并编入部门政府采购计划，在"资金来源"栏注明"财政拨付资金"。

（3）采招中心汇总承办部门提交的"部门年度采购计划"（含"部门政府采购计划"），根据项目特点，依法确定政府采购组织形式、采购项目属性等内容后，结合医院年度工作计划，统筹编制"医院年度采购计划"（含"部门年度政府采购计划"），并反馈给承办部门。

① 集中采购目录内的项目，采招中心受理后，由集中采购机构采购或承办部门网上商城采购。

② 集中采购目录外、分散采购限额标准以上的项目，采招中心集体讨论，报分管院领导审批后，按"采招中心委托采购代理机构工作流程"确定并委托采购代理机构执行。

第五条 政府采购进口产品论证与审批。

（1）承办部门拟采购进口产品的，按照财政部《政府采购进口产品管理办法》、财政部办公厅《关于政府采购进口产品管理有关问题的通知》及《省财政厅关于加强政府采购进口产品管理的通知》等有关规定执行。在申请"政府采购预算执行计划"前，由承办部门完成采购进口产品论证工作。

（2）承办部门按要求提供相关材料报省卫健委财务处集中受理。由省卫健委财务处报省财政厅审批。

（3）承办部门收到省财政厅同意采购进口产品的批复函后，在项目申报时，将批复函提交采招中心备案。若因保密需要，无法提交批复函的，应提交由承办部门负责人签字并加盖公章的"关于采购进口产品批复情况说明"。

第六条 政府采购意向公开。

（1）承办部门按"政府采购意向公开参考文本"格式，填报拟公开的政府采购意向，于每月5号、20号报计财处。

（2）"政府采购预算执行计划"申请前，计财处登录中国××政府采购网（www.ccgp_hubei.gov.cn），在采购意向公告——采购意向发布专栏填报拟公开内容。

（3）政府采购意向应定期公开，公开时间不能晚于政府采购活动开始前 30 日。因不可预见的原因急需开展的采购项目，可不公开采购意向。

第七条　政府采购需求调查。

（1）承办部门可以在确定政府采购需求（以下简称采购需求）前，通过咨询、论证、问卷调查等方式开展需求调查，了解相关产业发展、市场供给、本院及同级别医院同类采购项目历史成交信息，可能涉及的运行维护、升级更新、备品备件、耗材等后续采购，以及其他相关情况。面向市场主体开展需求调查时，选择的调查对象一般不少于 3 个，并应当具有代表性。

（2）按财政部关于印发《政府采购需求管理办法》的通知（财库〔2021〕22号）（以下称为"22 号文件"）要求，下列采购项目必须开展需求调查。

① 预算金额 1000 万元以上的货物类、服务类项目，3000 万元以上的工程类项目。

② 涉及公共利益、社会关注度较高的采购项目，包括政府向社会公众提供的公共服务项目等。

③ 技术复杂、专业性较强的项目，包括需定制开发的信息化建设项目、采购进口产品项目等。

④ 省卫健委或医院认为需要开展需求调查的其他采购项目。

（3）对于下列情形可不再重复开展需求调查。

① 编制采购需求前一年内，承办部门已就相关采购标的开展过需求调查的，可以不再重复开展。

② 按照法律法规的规定，对在采购项目开展可行性研究等前期工作中，已包含22 号文件规定的采购需求调查内容的，可以不再重复调查；对在可行性研究等前期工作中未涉及的部分，应当按照 22 号文件的规定开展需求调查。

第八条　采购需求编制与确定。

（1）承办部门对采购需求管理负有主体责任。按照 22 号文件的规定开展采购需求编制工作，对采购需求和采购实施计划的合法性、合规性、合理性负责。

（2）承办部门在编制采购需求时，应遵循"科学合理、厉行节约、规范高效、权责清晰"的原则。采购需求应当符合法律法规、政府采购政策和国家有关规定，符合国家强制性标准，遵循预算、资产和财务等相关管理制度规定，符合采购项目特点和实际需要。采购需求应当含义准确、表述规范、清楚明了。技术要求和商务要求应当客观。

（3）采购需求应当明确满足项目目标的所有技术、商务要求，功能和质量指标的设置要充分考虑可能影响供应商报价和项目实施风险的因素。

第九条　采购需求论证。

单项预算金额 100 万元以上的采购项目，承办部门需邀请 3 人及以上专业人员对采购需求进行论证，按要求认真完成"采购需求论证报告"。

第十条　采购实施计划编制。

（1）采购需求确定后，承办部门按照 22 号文件的具体要求，根据法律法规、政府采购政策和国家有关规定，结合采购需求的特点编制政府采购实施计划（以下简称采购实施计划）。

（2）采购实施计划应围绕采购需求、合同订立及合同管理安排进行编制。主要包括以下内容。

① 合同订立安排：包括采购项目预（概）算、最高限价，采购包划分与合同分包，开展采购活动的时间安排，采购组织形式、采购方式和委托代理安排，供应商资格条件、竞争范围和评审规则等。

② 合同管理安排：包括合同类型、定价方式、合同文本的主要条款、履约验收方案、风险管控措施等。

第十一条　采购需求和采购实施计划审查。

承办部门在完成采购需求和采购实施计划编制后，向采招中心提交审查申请，采招中心审核通过后，召开审查工作会。

审查小组成员由采招中心、承办部门、计财处、审计处、监察处、纪委办公室等部门工作人员组成。也可以根据采购项目的实际情况，邀请院外相关专家和第三方机构参与审查。

审查分为一般性审查和重点审查。

1. 审查范围

（1）一般性审查：预算金额 500 万元至 1000 万元（含）的货物类、服务类项目，预算金额 1000 万元（含）至 3000 万元（含）的工程类项目。

（2）重点审查以下内容。

① 属于本规定第七条第（2）项范围的以及医院认为有必要开展的采购项目，必须开展重点审查。

② 若省卫健委确定了重点审查的项目类别或金额范围的，还应按省卫健委的要求执行。

2. 审查内容

（1）一般性审查：采购需求是否符合预算、资产、财务等管理制度规定；对采购方式、评审规则、合同类型、定价方式的选择是否说明适用理由；属于按规定需要报省财政厅批准、核准的事项，是否作出相关安排；采购实施计划是否完整。

（2）重点审查：在一般性审查的基础上，从非歧视性、竞争性、采购政策、履约风险 4 个方面进行审查。

对于审查不通过的，承办部门按审查意见修改后，在规定时间内提交审查小组重新审查。

采购需求和采购实施计划的调查、确定、编制、审查等工作应当形成书面记录并存档。

第十二条 政府采购实施计划备案。

承办部门将审查通过的采购实施计划提交计财处。计财处登录××省省级政府采购管理系统完成备案。政府采购实施计划备案的具体内容包括采购项目的类别、名称、采购标的、采购预算、采购数量（规模）、组织形式、采购方式、落实政府采购政策等。

第十三条 政府采购预算执行计划申请与审核。

（1）采购实施计划备案完成后，计财处在网上申请"政府采购预算执行计划"，同时将已公示结束的"政府采购意向公告截图"提交省卫健委财务处审阅。

（2）"政府采购预算执行计划"通过省卫健委审核后，××省省级政府采购管理系统自动生成"政府采购预算执行计划"函件。

（3）计财处收到"政府采购预算执行计划"后，应及时通过 OA 发送给采招中心和承办部门负责人。

第三章 采购活动组织与实施

第十四条 政府采购活动组织与实施。

承办部门申报采购项目时，应提交如下资料，并对资料的真实性负责。

（1）货物类/服务类/工程类采购项目申请表。

（2）省财政厅采购进口产品批复函或承办部门关于采购进口产品批复情况说明。

（3）"政府采购预算执行计划"函件。

（4）"采购需求调查"书面记录。

（5）"采购需求论证报告"（单项预算金额100万元以上的采购项目）。

（6）采购需求（3人及以上签字、加盖部门公章）。

（7）采购实施计划。

采招中心项目负责人形式审查通过后，受理采购项目。

采招中心根据项目的采购类别，会同承办部门政采专管员具体实施政府采购活动。

1. 协议采购

（1）采招中心会同承办部门政采专管员，使用电子密钥登录××省政府网上商城，根据具体项目内容，在对应品目定点服务供应商范围内，按照"××省政府采购网上商城定点服务采购操作手册"要求，选择议价采购或竞价采购。信息技术服务和工程定点服务项目必须采用竞价采购方式。

① 预算金额在医院集中采购限额标准以下的项目，承办部门自行选择议价采购或竞价采购。选择议价采购的，承办部门可以选择向1家或多家供应商发出议价邀请。承办部门仅选择向一家供应商发出议价邀请的，应书面说明原因。

② 预算金额在医院集中采购限额标准以上的项目，按照"××省直机关政府集中采购目录实施方案"中规定的采购限额标准，承办部门根据项目具体情况选择议价采购或竞价采购。选择议价采购的，承办部门至少选择向3家及以上供应商发出议价邀请。

（2）承办部门按议价或竞价结果排序，呈报招投标管理委员会。

（3）招投标管理委员会确定成交供应商，党政办公室下发确定成交供应商的院函给承办部门。

（4）承办部门登录××省政府网上商城，确认成交结果后，向采招中心报备。

（5）成交结果确认后，××省政府网上商城系统自动推送成交结果公告。

2. 项目采购

（1）《政府集中采购目录》内、"××省直机关政府集中采购目录实施方案"中规定的采购限额标准上的采购项目，由采招中心作为单独项目委托××省公共资源交易中心（××省政府采购中心，以下简称省交易（采购）中心），执行集中采购。

① 采招中心项目负责人使用电子密钥登录××省政府采购电子平台，签署委托合同。

② 承办部门政采专管员按照××省政府采购电子平台用户操作手册要求上传采购需求和相关材料，并根据省交易（采购）中心要求修改"采购需求"。

③ 省交易（采购）中心将承办部门已确认的"采购需求"在××省政府采购网公示 3 个工作日。

公示期内有质疑的，承办部门根据质疑内容进行书面回复并上传至××省政府采购电子平台系统。省交易（采购）中心组织专家对"采购需求"进行论证，专家论证无异议后，项目可继续进行。若专家提出"采购需求"修改意见的，承办部门按要求修改后再次提交省交易（采购）中心。

省交易（采购）中心将修改后的"采购需求"在××省政府采购网公示 3 个工作日，公示期满无异议后，承办部门通过 OA 以"工作联系函"的形式告知采招中心项目负责人。

公示期内无质疑的，按④执行。

④ 采招中心项目负责人登录××省政府采购电子平台确定"采购需求"，办理手续并加盖院章。

⑤ 省交易（采购）中心根据已确定的"采购需求"编制"采购文件"。"采购文件"编制完成后，由承办部门对"采购文件"进行确认。承办部门确认无异议后，通过 OA 以"工作联系函"的形式告知采招中心项目负责人。

⑥ 采招中心项目负责人登录××省政府采购电子平台，对"采购文件"进行确认，办理手续并加盖院章。

⑦ 评审前 2 天，采招中心和监察处负责人根据项目具体情况，在院内评审专家库中随机抽取 1～2 名专家，以采购人代表身份参加项目评审。采用公开招标方式的采购项目，监察处还需确认参加该项目资格审查的工作人员名单。

⑧ 采招中心登录××省政府采购电子平台上传采购人授权代表和资格审查人员身份证号、联系方式等内容，办理手续并加盖院章。

⑨ 省交易（采购）中心完成评审工作。

⑩ 在收到评审报告 5 个工作日内应完成如下工作：承办部门将评审结果呈报招

投标管理委员会确定中标或成交人；党政办公室下发确定中标或成交人的院函给采招中心。

⑪ 采招中心项目负责人登录××省政府电子采购平台，确认中标或成交结果，办理手续并加盖院章。

⑫ 省交易（采购）中心审核通过后，系统自动在××政府采购网上发布中标或成交公告。

（2）"政府集中采购目录"外、分散采购限额标准上的项目，由采招中心委托社会代理机构（以下简称代理机构）执行分散采购。

① 采招中心根据"政府采购预算执行计划"中确定的代理机构，签署委托协议、建项目组（采招中心项目负责人、承办部门项目负责人、代理机构项目负责人）。

② 代理机构项目负责人根据承办部门提交的审查通过的"采购需求"和"采购实施计划"编制"采购文件"。

③ 项目组成员面对面讨论"采购文件"后，代理机构项目负责人根据讨论意见修改、完善"采购文件"。

④ 承办部门和采招中心项目负责人第一次确定电子版"采购文件"。

⑤ 采用公开招标方式采购的项目，采招中心按要求委托代理机构组织5名以上院外专家（包括1名法律专家）对"采购文件"进行复核论证。

⑥ 承办部门根据专家复核论证意见，修改完善"采购文件"，并再次确认电子版"采购文件"。

⑦ 代理机构胶装纸质版"采购文件"，承办部门、代理机构、采招中心签字确认并加盖公章。

⑧ 代理机构发布采购公告、组织报名。

⑨ 评审前2天，采招中心和监察处负责人根据项目具体情况，在院内评审专家库中随机抽取1～2名专家，以采购人代表身份参加项目评审。

⑩ 代理机构组织评审。采用公开招标采购的货物类、服务类项目，由承办部门派1名工作人员与代理机构共同完成资格审查工作。

⑪ 在收到评审报告5个工作日内，应完成如下工作：承办部门将评审结果呈报给招投标管理委员会确定中标或成交人；党政办公室将确定中标或成交人的院函发给采招中心。

⑫ 采招中心收到院函 2 个工作日内，签署"中标确认函"，并通知代理机构发布"中标或成交公告""中标或成交通知书"。

第十五条　政府采购方式变更。

采购方式变更分为两种情形，一是采购活动开始前，二是公开招标失败后。

1. 采购活动开始前

采购活动开始前，达到公开招标数额标准的货物类、服务类项目，因特殊情况需要采用公开招标以外的采购方式（邀请招标、竞争性谈判、竞争性磋商、单一来源采购、询价等），按如下流程执行。

（1）承办部门向采招中心提交如下材料，并对其真实性负责。

① 政府采购方式变更申请表。

② 根据采购项目具体情形提交附件资料：

a. 采购项目涉及国家秘密的，应当提供国家保密部门出具的本项目为涉密采购事项的证明文件。

b. 采购项目为紧急需要，非医院能预见的原因造成采用招标所需时间不能满足需要的，应当提供项目紧急原因的证明材料。

c. 属于《政府采购法》第三十一条第一项情形，且达到公开招标数额的货物类、服务类项目，拟采用单一来源采购的，承办部门应严格按照《省财政厅关于进一步加强和规范政府采购单一来源采购方式管理的通知》《××医院单一来源采购方式管理办法（暂行）》要求提交相关材料。

（2）采招中心审核并编写上会议题，呈报招投标管理委员会审核批准。

（3）招投标管理委员会批准通过，承办部门报经省卫健委同意后，依照《政府采购法》的规定向省财政厅提出变更申请。

2. 公开招标失败后

公开招标失败后申请采购方式变更的，按如下流程执行。

（1）承办部门向采招中心提交如下材料，并对其真实性负责。

① 政府采购方式变更申请表。

② 根据采购项目具体情形提交附件资料。

a. 代理机构对代理项目的执行情况说明。

b. 代理机构在××省政府采购网发布的招标公告的证明材料。

c. 评标委员会或 3 名以上评审专家出具的该项目招标文件没有以不合理的条件

对供应商实行差别待遇或歧视待遇的论证意见，其中应针对项目竞争性不足和唯一性出具具体的论证意见。

经公开招标后投标人只有1家，或者通过资格审查或符合性审查的投标人只有1家，申请变更为单一来源采购方式的，应严格按照《省财政厅关于进一步加强和规范政府采购单一来源采购方式管理的通知》《××医院单一来源采购方式管理办法（暂行）》要求执行。

（2）采招中心审核并编写上会议题，呈报招投标管理委员会审核批准。

（3）招投标管理委员会审核通过、承办部门上报经省卫健委同意后，依照《政府采购法》的规定向省财政厅提出变更申请。

采招中心接到变更采购方式审批通过的函件后，按变更后的方式执行采购程序。

第十六条　政府采购质疑与投诉。

（1）代理机构或采招中心收到供应商对采购文件、采购过程、中标（成交）结果提出有效书面质疑的，承办部门应配合采招中心、代理机构在收到质疑函7个工作日内作出答复，并以书面形式通知质疑供应商和其他有关供应商。

（2）质疑内容涉及采购需求、工程量清单和控制价的，由承办部门负责答复；质疑内容涉及采购程序的，由采招中心负责答复。代理机构根据各部门答复的内容编写质疑回复函，由承办部门、采招中心、审计处（若有）共同确认后，以书面形式发送给质疑供应商。

（3）如质疑供应商对质疑答复不满意的，在答复期满后15个工作日内向省财政厅提起投诉。省财政厅收到质疑供应商提交的投诉书并予以受理的，代理机构在收到投诉答复通知书及投诉书副本之日起5个工作日内，承办部门、采招中心、审计处（若有）应配合代理机构，以书面形式向省财政厅作出说明，并提交相关证据、依据和其他有关材料。

（4）省财政厅自收到投诉之日起30个工作日内，对投诉事项作出处理决定。在处理投诉事项期间，省财政厅可以视具体情况书面通知医院和代理机构暂停采购活动。医院和代理机构收到暂停采购活动通知后应当立即中止采购活动，在法定的暂停期限结束前或省财政厅发出恢复采购活动通知前，不得进行该项采购活动。

第十七条　政府采购合同签订与备案。

（1）中标（成交）通知书发出之日起30日内，承办部门按照《采购文件》《投标文件（响应文件）》确定的事项，按《××医院合同管理办法（修订）》以及医院经济合同审计管理的有关规定，与中标（成交）人签订政府采购合同。

（2）合同类型按照《民法典》规定的典型合同类别，结合采购标的的实际情况确定。合同文本应当包含法定必备条款和采购需求的所有内容，包括但不限于标的名称，采购标的质量、数量（规模）、履行时间（期限）、地点和方式，包装方式，价款或报酬、付款进度安排、资金支付方式，验收、交付标准和方法，质量保修范围和保修期，违约责任与解决争议的方法等。

（3）国务院有关部门依法制定了政府采购合同标准文本的，应当使用标准文本。属于本规定第七条第（2）项规定范围的采购项目，合同文本应当经过医院聘请的法律顾问审定。

（4）采购合同签订之日起 2 个工作日内，承办部门会同计财处将合同在"中国××政府采购网"上公告，涉及国家秘密、商业秘密的内容除外；合同自签订之日起 7 个工作日内，由计财处将采购合同副本报省财政厅备案。

第十八条　履约验收。

（1）承办部门按照合同约定的技术、服务、安全标准，依法组成验收小组，对中标（成交）人履约情况进行验收。履约验收方案要明确履约验收的主体、时间、方式、程序、内容和验收标准等事项。履约验收方案应当在合同中约定。

（2）验收内容要包括每一项技术和商务要求的履约情况，验收标准要包括所有客观、量化指标。不能明确客观标准、涉及主观判断的，可以通过开展问卷调查等方式，转化为客观、量化的验收标准。

（3）验收结束后，应当出具验收书，列明各项标准的验收情况及项目总体评价，由验收双方共同签署。

第十九条　政府采购资金支付。

承办部门按照流程办理完相关手续，同时提供相应资料电子扫描件及纸质版给计财处。

部分资金来源为财政资金的采购项目，由计财处审核报送省卫健委审批后，按照财政资金支付管理的规定执行；资金来源为自有资金的采购项目，按照医院资金支付的流程执行。

第二十条　政府采购台账登记。

按省财政厅关于建立政府采购台账的有关规定，真实、完整、准确、记载政府采购台账。

第二十一条　政府采购资料归档与保存

（1）政府采购活动结束后，采招中心、承办部门按照各部门及医院档案管理相关要求，及时对政府采购活动中的所有资料进行整理、归档，并妥善保存。

（2）归档资料不得伪造、变造、隐匿或销毁，保存期限为从采购活动结束之日起至少十五年。

第四章　监督管理

第二十二条　省财政厅对政府采购活动进行监督检查，医院参与政府采购活动相关部门及人员应予以配合。

第二十三条　审计处对政府采购活动进行审计监督。

第二十四条　监察处、纪委办公室对政府采购活动全程进行监督。

第五章　附则

第二十五条　采购项目涉及国家秘密的，按照涉密政府采购有关规定执行。对因严重自然灾害和其他不可抗力事件所实施的紧急采购，按照国家相关文件精神，提交招投标管理委员会讨论决策。

第二十六条　承办部门应加强采购需求管理，科学制定采购实施计划，充分考虑采购意向公开、采购需求及采购实施计划审查、政府采购预算执行计划申请与审核等所需时间，以及可能影响采购活动进行的因素，根据项目实施要求把握序时进度。

第二十七条　本细则由采招中心负责解释。

第二十八条　本细则自发布之日起施行。

××医院招标采购方式划分细则

为加强招标采购中心的采购管理，规范招标采购行为，保障采购质量和采购效率，根据《政府采购法》《招标投标法》《医疗卫生机构医学装备管理办法》《大型医用设备配置与使用管理办法》《甲类大型医用设备集中采购工作规范（试行）》《××省建筑工程招标投标管理办法》等法律法规，以及省卫计委发布的关于医疗器械的批文及相关规定，结合我院实际情况，研究制定招标采购方式划分细则。

一、招标采购类别划分

××省××医院采购物资分为医学装备类、医用耗材类、基建工程类、后勤物资类、信息类、服务类。

（1）医学装备类包括医疗设备、医疗器械、医疗维修等。

（2）医用耗材类包括医用耗材及试剂等。

（3）基建工程类包括基建工程（含工程、设备材料、服务）、基建改造（维修）等。

（4）后勤物资类包括办公物资（含家具）、后勤维修耗材（配件）、工会福利、消防（防汛）物资等。

（5）信息类包括计算机软件及硬件、信息工程、软件维保等。

（6）服务类包括物业、保安、保洁、绿化等后勤服务外包，后勤设备保养（维修）与基础设施维修改造队伍选择，租赁、出让经营权等。

二、招标采购方式划分

招标采购按照金额标准分为三类：报上级主管部门集中采购、委托具有相应招投标资质的代理机构进行公开招标或比选采购、院区自行采购。

1. 医学装备类

（1）甲类大型医用设备，如正电子发射型断层扫描仪（PET/CT）、医用电子回旋加速治疗系统等，由国家卫计委组织统一购买。

【依据《卫生部甲类大型医用设备集中采购工作规范（试行）》（卫办规财发〔2012〕96 号）文】

（2）单台设备合同金额在 200 万元人民币及以上的医用设备项目（含乙类大型

医用设备）由省卫计委组织统一集中采购。

【依据《××省深化医药卫生体制改革领导小组文件》和《××省卫计委关于开展 2016 年度乙类大型医用设备和单价 200 万元人民币及以上医用设备集中采购工作通知》】

（3）单项或批量合同金额在 50 万元人民币及以上、200 万元人民币以下的医学装备项目，采用国内公开招标。

【依据《××省建筑工程招标投标管理办法》第三条】

（4）单项或批量合同金额在 10 万元人民币及以上、50 万元人民币以下的医学装备项目，采用比选采购。

【依据《××省建筑工程招标投标管理办法》第三条】

（5）单项或批量合同金额在 10 万元人民币以下的医学装备项目，由集团各分院区医工部门自行组织比选采购，但招标信息公告、招标结果公示统一由招标采购中心发布，招标结果以书面形式报招标采购中心备案。

【医院内部自行规定】

（6）若申请的采购计划中分管院长审批需谈价的项目，金额在 1 万元人民币以上的，由招标采购中心按规定组织谈价采购；金额在 1 万元人民币以下的，由集团各分院区医工部自行组织谈价采购。

【医院内部自行规定】

（7）在临床突发事件（如紧急救治、指令性任务）和医学装备发生故障（无法紧急调配）影响医院正常医疗工作等情况下，所需的设备及医疗维修项目应开通绿色应急通道，并经汇报后应急使用，审批手续后补；金额在 1 万元人民币以下的，由集团各分院区医工部自行组织谈价采购。

【医院内部自行规定】

（8）因特殊需要只能从唯一供应商采购的，为保证原有采购项目的一致性或者满足服务配套的要求，需要继续从原供应商处采购的情况，金额在 10 万元人民币以下，由集团各分院区医工部自行组织单一来源、询价方式采购。

【医院内部自行规定】

2. 医用耗材类

（1）临时采购类。

① 单项或批量采购金额在 20 万元人民币及以上的临时采购医用耗材项目，采

用国内公开招标。

【依据《××省财政厅关于印发省级 20××年政府集中采购目录及政府采购限额标准的通知》】

② 单项或批量采购金额在 10 万元人民币及以上、20 万元人民币以下的临时采购医用耗材项目，采用比选采购。

【依据《××市人民政府办公厅关于印发××市 20××年市级政府集中采购目录及限额标准的通知》】

③ 单项或批量合同金额在 10 万元人民币以下的临时采购医用耗材项目，由集团各分院区医工部自行组织比选采购，但招标信息公告、招标结果公示统一由招标采购中心发布，招标结果以书面形式报招标采购中心备案。

【医院内部自行规定】

④ 首次使用的集采平台高值耗材（限价/备案）或单一来源的新材料，且金额在 5 万元人民币以下的医用耗材，经分管院领导审批同意，由集团各分院区医工部自行组织谈价采购。

【医院内部自行规定】

⑤ 临床突发事件（如紧急救治、指令性任务）所需的耗材应开通绿色应急通道，并经汇报后应急使用，审批手续后补，金额在 1 万元人民币以下的，由集团各分院区医工部自行组织谈价采购。

【医院内部自行规定】

⑥ 因特殊需要只能从唯一供应商采购的，为保证原有采购项目的一致性或者满足服务配套的要求，需要继续从原供应商处采购的情况，金额在 10 万元人民币以下，由集团各分院区医工部自行组织单一来源、询价方式采购。

【医院内部自行规定】

⑦ 临时审批使用的耗材，一年累计用量超过 30 万元人民币的，纳入招标采购中心采用比选采购。

【医院内部自行规定】

（2）长期使用类。

进入长期使用耗材目录的必须经过招标进入我院，每两年按照招标流程重新招标一次。

3. 基建工程类

（1）基建工程类达到以下规模标准的，采用国内公开招标（原则上必须通过××市公共资源交易中心平台招标）。

① 工程施工单项合同估算价在 100 万人民币及以上的。

② 重要设备、材料等货物的采购，单项合同估算价在 50 万元人民币及以上的。

③ 勘察、设计、监理等服务的采购，单项合同估算价在 30 万元人民币及以上的。

④ 单项合同估算价低于第①、②、③项规定的标准，但项目总投资额在 500 万元人民币以上的。

【依据《××省建筑工程招标投标管理办法》第三条、《公共资源交易平台管理暂行办法》（发改委第 39 号令）、《××省住房城乡建设厅省发展改革委省审计厅关于加强国有资金监管》】

（2）基建工程类低于上述标准的，可采用比选采购方式。

【依据《××省建筑工程招标投标管理办法》第三条】

（3）基建工程类基建维修合同估算价在 5 万元人民币以下的，由集团各分院区总务部自行组织比选采购。

【医院内部自行规定】

（4）对于紧急基建改造等项目，应开通绿色应急通道，并经汇报后应急使用，审批手续后补，金额在 1 万元人民币以下的，由集团各分院区总务部自行组织谈价采购。

【医院内部自行规定】

（5）因特殊需要只能从唯一供应商采购的，为保证原有采购项目的一致性或者满足服务配套的要求，需要继续从原供应商处采购的情况，金额在 5 万元人民币以下的，由各分院区总务部自行组织单一来源、询价方式采购。

【医院内部自行规定】

4. 后勤物资类

（1）单项或批量采购金额在 50 万元人民币及以上的后勤物资项目，采用国内公开招标采购方式。

【依据《××省建筑工程招标投标管理办法》第三条】

（2）单项或批量采购金额在 1 万元人民币及以上、50 万元人民币以下的后勤物资项目采用比选采购方式。

【依据《××省建筑工程招标投标管理办法》第三条】

（3）单项或批量采购金额在1万元人民币以下的后勤物资项目，由集团各分院区医工部、总务部自行组织谈价采购。

【医院内部自行规定】

（4）对因急救需要或特别紧急需求的物资设备，如果供货期长，采用公开招标方式不能满足要求的，经过分管院长批准，可采用比选采购方式进行。事后必须将采购原因及采购经过报院长办公会议审查。

【医院内部自行规定】

（5）对于紧急、特别紧急需求的后勤物资，应开通绿色应急通道，口头汇报院领导审批同意后应急使用，审批手续后补，金额在1万元人民币以下的，由集团各分院区医工部、总务部自行组织谈价采购。

【医院内部自行规定】

（6）因特殊需要只能从唯一供应商采购的，为保证原有采购项目的一致性或者满足服务配套的要求，需要继续从原供应商处采购的情况，金额在1万元人民币以下的，由集团各分院区医工部、总务部自行组织单一来源、询价方式采购。

【医院内部自行规定】

5. 信息类

（1）单项或批量采购金额在50万元人民币及以上的计算机硬件、计算机软件（含硬件）、信息工程的项目，单项或批量采购金额在30万元人民币及以上的计算机软件（无硬件）及维保的项目，采用国内公开招标。

【依据《××省建筑工程招标投标管理办法》第三条】

（2）不满足上述标准的信息类项目，均采用比选招标。

【依据《××省建筑工程招标投标管理办法》第三条】

（3）单项或批量采购金额在1万元人民币以下的信息类项目，由信息中心自行组织谈价采购。

【医院内部自行规定】

（4）因特殊需要只能从唯一供应商采购的，为保证原有采购项目的一致性或者满足服务配套的要求，需要继续从原供应商处采购的情况，金额在1万元人民币以下的，由信息中心组织单一来源、询价方式采购。

【医院内部自行规定】

6. 服务类

（1）合同估算价在 30 万元人民币及以上的服务类项目采用国内公开招标方式采购。

【依据《××省建筑工程招标投标管理办法》第三条】

（2）合同估算价在 5 万元人民币及以上、30 万元人民币以下的服务类项目采用比选方式采购。

【依据《××省建筑工程招标投标管理办法》第三条】

（3）合同估算价在 5 万元人民币以下的服务类项目，由总院总务处、××区综合保障部、××区总务科、感染病院综合保障部自行组织比选方式采购。

【医院内部自行规定】

（4）因特殊需要只能从唯一供应商采购的，为保证原有采购项目的一致性或者满足服务配套的要求，需要继续从原供应商处采购的情况，金额在 5 万元人民币以下的，由集团各分院区医工部、总务部自行组织单一来源、询价方式采购。

【医院内部自行规定】

三、招标采购中心组织的招标采购项目参加人员

根据招标项目金额的不同划分招标会议及商务谈判参加人员。

（1）国内公开招标项目：纪委、计财、审计、招标采购中心主任、分管副主任等。

（2）比选采购项目：纪委、计财、审计、招标采购中心主任、分管副主任、相关部门负责人等，如软件项目实施过程可能涉及第三方接口等问题，需信息中心主任或者技术代表参加。

（3）谈价采购项目：纪委、计财、审计、招标采购中心主任、分管副主任、项目负责人等。

四、结果公示

招标结果经院主要负责领导审定后方可发布，属于"三重一大"的经院长办公会议研究后发布。

××医院单一来源采购方式管理办法

第一章　总则

第一条　为进一步规范医院单一来源采购方式的管理，加强内部控制和廉政建设，提高资金使用效益，根据《政府采购法》、《政府采购非招标采购方式管理办法》（财政部第 74 号令）、《省财政厅关于进一步加强和规范政府采购单一来源采购方式管理的通知》以及政府采购相关规定，结合医院工作实际，制定本办法。

第二条　预算金额达到医院集中采购限额标准以上的采购项目适用本办法。

第二章　单一来源采购方式的适用情形

第三条　单一来源采购方式的适用情形。

（1）只能从唯一供应商处采购。

只能从唯一供应商处采购，是指因货物或服务使用不可替代的专利、专有技术，导致只能从某一特定供应商处采购。

使用专利或专有技术的项目采用单一来源采购方式，需要同时满足三个方面的条件。

① 项目功能的客观定位决定必须使用指定的专利、专有技术或服务，而非承办部门的主观要求。

② 项目使用的专利、专有技术或服务具有不可替代性。项目功能定位必须使用特定的专利、专有技术或服务，且没有可以达到项目功能定位同样要求的其他替代技术方案。

③ 因为产品或生产工艺的专利、专有技术或服务具有独占性，导致无法由其他供应商分别实施或提供，只能由某一特定的供应商提供。

仅因为项目技术复杂或技术难度大，不能作为单一来源采购的理由。如果可以由不同的专利、专有技术或服务替代，能够达到相同的或相似的项目功能定位的技术需求目标，且不影响项目的质量和使用效率，也不能采用单一来源采购方式来确定供应商。

（2）发生了不可预见的紧急情况不能从其他供应商处采购。

市场供应能力、供应时间能满足应急需要的，承办部门不得因紧急采购排除竞争。

由于承办部门缺乏合理规划导致项目具有紧急性的，不具备不可预见性，不属于该条款规定的情形。

（3）必须保证原有采购项目的一致性或满足服务配套的要求，需要继续从原供应商处添购，且添购资金总额不超过原合同采购金额的百分之十。

（4）采用公开招标的货物类、服务类项目，投标截止后投标人只有1家，或者通过资格审查或符合性审查的投标人只有1家，需要采用单一来源采购方式的。公开招标失败后拟采用单一来源采购方式，应当依法报湖北省财政厅（以下简称省财政厅）批准，且不得对原招标文件的要求进行实质性修改。

第三章　单一来源采购方式的确定

第四条　单一来源采购方式的确定分为两种情形，一是未达到公开招标数额标准；二是达到公开招标数额标准。

一、未达到公开招标数额标准[①]

未达到公开招标数额标准且符合本办法第三条第（1）项"只能从唯一供应商处采购"的政府采购项目，在采购活动开始前，承办部门应完成如下工作。

1. 市场调查

承办部门应对采购标的的市场竞争、供需环境、服务水平等情况进行详细的调查，对调查信息进行收集、整理和分析，形成具有唯一性的市场调查结论并完成市场调查报告。

2. 单一来源论证

承办部门邀请3名及以上与采购项目相适应的院外专业人员分别对"只能从唯一供应商处采购"出具论证意见。

---

① 根据《××省政府集中采购目录及标准（2021版）》规定：政府采购货物类、服务类项目公开招标数额标准为400万元。

3. 论证材料公示

（1）公示内容。

① 采购项目名称和内容。

② 拟采购的货物或服务的说明。

③ 采用单一来源采购方式的原因及相关说明。

④ 拟定的唯一供应商名称、地址。

⑤ 专业人员的具体论证意见，以及专业人员的姓名、工作单位和职称。

⑥ 公示的期限。

⑦ 采购代理机构联系人、电话、地址。

（2）公示媒体。

① 预算金额在政府采购分散采购限额标准①以上、公开招标数额标准以下的采购项目，由承办部门会同计财处或采购代理机构在湖北政府采购网上发布拟采用单一来源采购方式公示的证明材料。

② 预算金额在医院集中采购限额标准以上、政府采购分散采购限额标准以下的采购项目，由承办部门在医院门户网站上发布拟采用单一来源采购方式公示的证明材料。

（3）公示期限：不得少于 5 个工作日。

二、达到公开招标数额标准

达到公开招标数额标准且符合本办法第三条第（1）项"只能从唯一供应商处采购"的政府采购项目，在采购活动开始前，承办部门按第四条第一项第 1、2、3 点要求执行，其中拟采用单一来源采购方式公示的证明材料由采购代理机构在湖北政府采购网发布。

第五条　公示期内，承办部门或采购代理机构收到对采用单一来源采购方式公示的异议后，承办部门应在公示期满后 5 个工作日内组织补充论证，并将补充论证意见提交采购与招投标管理中心（以下简称采招中心）。采招中心将异议、论证意见、补充论证意见、公示情况一并报招投标管理委员会。

---

① 根据《××省政府集中采购目录及标准（2021 版）》规定：政府采购货物类、服务类项目分散采购限额标准为 100 万元。

第六条 招投标管理委员会认为异议成立的，应依法采用其他采购方式；认为异议不成立的，承办部门应将补充论证的结论告知提出异议的供应商、单位或个人。

第四章 单一来源采购方式的申请

第七条 单一来源采购方式申请分为两种情形，一是采购活动开始前；二是公开招标失败后。

一、采购活动开始前

1. 未达到公开招标数额标准的货物类、服务类项目

（1）承办部门向采招中心提交如下材料，并对材料的真实性负责。

① 单一来源采购方式申请表。

② 市场调查报告。

③ 论证材料。3名及以上与采购项目相适应的院外专业人员分别对"只能从唯一供应商处采购"出具论证意见。论证意见应完整、清晰、明确，依据充分合理，意见不明确或含混不清或依据不充分的，属于无效意见，不得作为申请依据。

④ 公示材料。拟采用单一来源采购方式公示的证明材料。

（2）采招中心审核申请材料并编写上会议题，向招投标管理委员会提出拟采用单一来源采购方式的申请。

2. 达到公开招标数额标准的货物类、服务类项目

（1）承办部门除向采招中心提交上述第①②③④项申请材料外，还应提供如下材料，并对材料的真实性负责。

① 价格测算。在市场调查的基础上，承办部门可邀请具有丰富经验的专业人员，科学测算项目所需投入的人工、材料等支出，要求供应商提供成本说明或同类合同市场报价记录，确保达成合理的成交价格并保证采购项目质量。

② 省财政厅认为需要提供的其他材料。

（2）采招中心审核申请材料并编写上会议题，向招投标管理委员会提出拟采用单一来源采购方式的申请。招投标管理委员会将其列入"三重一大"事项决策范围，形成会议纪要或会议记录。

（3）招投标管理委员会审核通过后，承办部门会同计财处向省卫健委提交上述材料（包括"三重一大"会议纪要或会议记录），由省卫健委向省财政厅提出申请。

二、公开招标失败后

经公开招标后投标人只有 1 家，或者通过资格审查或符合性审查的投标人只有 1 家，申请变更为单一来源采购方式的。

（1）承办部门向采招中心提交如下材料，并对材料的真实性负责。

① 单一来源采购方式申请表。

② 市场调查报告。

③ 在××政府采购网发布招标公告的证明材料。

④ 采购代理机构对项目的执行情况说明，其中应包括对招标文件和招标过程没有供应商质疑的说明材料。

⑤ 评标委员会或 3 名及以上评审专家出具的项目招标文件没有不合理条款、招标程序符合规定的论证意见。

⑥ 公示材料。采购代理机构在××政府采购网上发布的拟采用单一来源采购方式公示的证明材料。

⑦ 价格测算。在市场调查的基础上，承办部门邀请具有丰富经验的专业人员，科学测算项目所需投入的人工、材料等支出，要求供应商提供成本说明或同类合同市场报价记录，确保达成合理的成交价格并保证采购项目质量。

⑧ 省财政厅认为需要提供的其他材料。

（2）采招中心审核申请材料并编写上会议题，向招投标管理委员会提出拟采用单一来源采购方式的申请。招投标管理委员会将其列入"三重一大"事项决策范围，形成会议纪要或会议记录。

（3）招投标管理委员会审核通过后，承办部门会同计财处向省卫健委提交上述材料（包括"三重一大"会议纪要或会议记录），由省卫健委向省财政厅提出申请。

第八条　承办部门因相同原因拟采用单一来源采购方式采购同一品目的货物或服务的，原则上应归集后一并提出申请。

第九条　因市场信息不对称等原因，承办部门提供的论证材料不能充分说明只能从唯一供应商处采购的，原则上应当通过公开招标采购方式接受市场检验。确因项目的特殊性没有其他供应商符合条件或愿意投标的，可按照上述要求申请变更政府采购方式。

第五章　单一来源采购方式的审批

第十条　单一来源采购方式的审批分为两种情形，一是未达到公开招标数额标准；二是达到公开招标数额标准。

1. 未达到公开招标数额标准

（1）采招中心对申请材料的完整性、程序的完备性进行符合性审查。

（2）采招中心编写上会议题，向招投标管理委员会提出拟采用单一来源采购方式的申请，由招投标管理委员会审批。

2. 达到公开招标数额标准

（1）采招中心对申请材料的完整性、程序的完备性进行符合性审查。

（2）采招中心编写上会议题，向招投标管理委员会提出拟采用单一来源采购方式的申请，由招投标管理委员会审核。

（3）审核通过后，承办部门会同计财处向省卫健委提交申请材料，由省卫健委向省财政厅提出拟采用单一来源采购方式的申请。申请理由和申请材料符合政府采购法和《省财政厅关于进一步加强和规范政府采购单一来源采购方式管理的通知》规定的，省财政厅依法予以批复；申请材料不符合的，按省财政厅通知要求修改补充，予以完善；申请理由不符合政府采购法规定的，省财政厅将不予批复，并告知不予批复的理由。

第十一条　在单一来源采购方式公示期，供应商、单位或个人对采用单一来源采购方式有异议，各方又不能达成一致意见的，省财政厅或招投标管理委员会将不予批准采用单一来源采购方式。

第六章　单一来源采购方式的执行

第十二条　委托采购项目。属于××省政府集中采购目录内的采购项目，委托××省公共资源交易中心（××省政府采购中心）（以下简称"省中心"）执行。属于××省政府集中采购目录外的项目，委托采购代理机构执行。

第十三条　编制单一来源采购文件。省中心或采购代理机构根据政府采购政策、采购预算、采购需求等编制单一来源采购文件。

第十四条　组织单一来源采购协商。省中心或采购代理机构组织相关专业具有丰富经验的人员与供应商商定合理的成交价格保证采购项目质量。

第十五条 确定成交供应商。在收到协商报告 5 个工作日内应完成如下工作：承办部门将协商结果呈报招投标管理委员会确定成交供应商；党政办公室下发确定成交供应商的院函给采招中心。

第十六条 发布成交结果公告。采购代理机构自成交供应商确定之日起 2 个工作日内，在湖北政府采购网或医院门户网站公告成交结果，同时发出成交通知书。

第十七条 签订采购合同。承办部门与成交供应商应当在成交通知书发出之日起 30 日内，按照单一来源采购文件确定的事项签订政府采购合同。

第十八条 合同公告及备案。承办部门应当自合同签订之日起 2 个工作日内，会同计财处将合同在××政府采购网上公告，涉及国家秘密、商业秘密的内容除外；合同自签订之日起 7 个工作日内，计财处将采购合同副本报省财政厅备案。

第十九条 组织履约验收。承办部门应按照采购合同内容组织履约验收，并出具验收书。

第二十条 终止情形。出现下列情形之一的，应终止本次采购活动，发布项目终止公告并说明原因：

（1）因情况变化，不再符合规定的单一来源采购方式适用情形的。

（2）出现影响采购公正的违法、违规行为的。

（3）报价超过采购预算的。

第七章 单一来源采购方式的监督

第二十一条 省财政厅对单一来源采购方式执行情况进行监督检查，采招中心和承办部门应予以配合。

第二十二条 审计处对单一来源采购活动进行重点审计监督。

第二十三条 监察处、纪委办公室对单一来源采购活动全程进行监督。

第八章 附则

第二十四条 涉密政府采购项目拟采用单一来源采购方式的，按照《财政部国家保密局关于印发〈涉密政府采购管理暂行办法〉的通知》有关规定执行。

第二十五条 本办法由采招中心负责解释。

第二十六条 本办法自发布之日起施行。

××医院紧急采购管理暂行办法

第一章 总则

第一条 根据《政府采购法》，对因自然灾害、事故灾难、公共卫生事件和社会安全事件等突发事件所实施的紧急采购，可不执行《政府采购法》关于采购方式、程序和信息公开的相关规定。因目前缺乏紧急采购法规和制度，为规范我院紧急采购程序，确保紧急采购工作高效、高质量进行，根据《政府采购法》《中华人民共和国突发事件应对法》等法律法规，以及《××医院采购管理办法》的相关要求，结合医院实际，制定本办法。

第二条 适用条件。

（1）为了应对严重自然灾害和其他不可抗力事件所实施的紧急采购，包括为了抗击地震、洪水、台风、地质灾害等自然灾害，以及大规模的健康紧急情况如抗击非典、新型冠状病毒等；重大安全突发事件：如恐怖袭击、严重犯罪或重大网络安全突发事件；关键基础设施或设备故障：如关键的医院基础设施失灵；政治紧急情况：如战争、政变等等不可抗力事件需要进行的基础设施、医疗设备采购等采购活动。这类采购不适用《政府采购法》。可以采用直接发包的形式与施工单位或供应商签订合同。

（2）不属于严重自然灾害和其他不可抗力事件，但属于医疗机构不可预见的或非因医疗机构拖延导致的紧急采购。这种采购采用招标所需时间不能满足用户紧急需要。这种情况下，可以采用竞争性谈判的方式进行采购。

（3）与第二种情形相同，但是可供选择的供应商没有3家。此时可以采用单一来源采购的方式进行采购。

符合上述第二种情形和第三种情形的，如果采购金额达到公开招标的限额标准，应该报财政部门批准后实施采购。

第三条 适用范围。

我院单项或批量采购预算金额在××万元（不含）以下的采购项目。

第四条 紧急采购应遵循以下原则。

（1）廉洁、阳光、绿色。

（2）先审批、后采购。

（3）严控价格、保证质量。

（4）规范运作、加强监督。

（5）简化流程、提高效率。

第五条 医院成立紧急采购领导小组

组长：××

副组长：××、××

成员：××、××、××、××、××、××、××、××。

下设紧急采购工作办公室，负责紧急采购日常工作，办公室设在××中心，办公室主任由××中心主任兼任。

第二章 紧急采购程序

第六条 采购审批流程。

除药品外的紧急采购，由使用科室（部门）申报→项目主管职能科室审批→项目分管院长审批→采购分管院长审批→财务处（调整预算或追加预算）明确采购资金来源→医院紧急采购领导小组审批（≥50万元项目须经院党委会集体研究决策）→物资供应中心采购。

对于紧急药品采购，应通过药学部、医院药事管理与药物治疗学委员会评审通过。

第七条 紧急采购程序。

（1）由使用科室提出采购需求，包括所需标的详细规格、技术标准、服务要求等，项目主管职能科室对采购需求进行审核。

（2）项目主管职能科室将采购申请书递交至物资供应中心进一步审核。

（3）物资供应中心安排2人负责组织采购工作。

（4）采购结果经医院紧急采购领导小组确认，将采购结果在医院官网院务公开栏进行公示，并下发中标/成交通知书。

（5）由相应职能部门负责签订合同。

（6）对到货物资按照合同进行验收、入库和发放。

（7）物资供应中心对紧急采购项目材料进行归档，档案须保存十五年以上。

第八条 紧急采购应按以下原则确定供应商。

（1）从曾在我院采购项目中标的供应商中，确定一批诚信等级高、履约良好、专业实力雄厚并具备相应资质的供应商，入围优质供应商库，定期更新，优胜劣汰，形成可靠的应急供应商体系，满足紧急状态下供应商的选择。如供应商库有多家供应商满足投标条件，原则上应选择3家以上供应商进行议价（磋商）或询价。

（2）由于时间和技术原因，在只有一家供应商可提供急需物资和服务的情况下，可不经招标从供应商体系中选定供应商进行单一来源采购。

第九条　评审方式。

对于必须组织现场评审的项目，按照规定流程执行。对于非必须现场评审的项目，可选择应用电子化平台，实行全流程"不见面"线上开标、评标，简化采购流程，提高紧急采购速度。

第十条　结果公示。

紧急采购完成后1个工作日内进行结果公示，公示期不少于1个日历日。

第十一条　合同签订。

供应商在收到中标/成交通知书3个工作日内，与项目主管职能科室完成合同签订。采购合同内容必须与采购文件确定的事项一致，拟定的合同（协议）须按医院合同审批程序进行审批，签订合同需报物资供应中心采购备案。

第十二条　组织验收。

由项目主管职能科室牵头，组织成立3人以上单数的验收小组实施验收工作，验收小组由主管职能科室、使用科室、纪检监察室、审计处、物资供应中心采购等组成。

第十三条　对于紧急采购项目，由我院纪检监察室、审计处、财务处、工会对采购活动进行全流程监督，对发现的违法、违规行为，一经查处，追究相关人员责任。

第三章　附则

第十四条　本办法未尽事宜，按《医院采购管理办法》执行。

第十五条　本办法自发文之日起执行。

××医院应对突发公共卫生事件采购管理办法

为进一步规范医院物资应急采购管理工作，提高应急采购能力，按照国家有关管理办法，结合医院实际，制定本办法。

第一条　本规定所称物资应急采购，是指医院各部门处置应急突发公共事件处置时紧急需要使用的货物、工程、服务等，采取不同于常规采购方式和程序组织的采购活动。

第二条　物资应急采购实施采购绿色通道，按照密切协同、快速高效的原则组织实施，确保采购物资程序规范、质量合格、价格合理、供应及时。

第三条　应急采购需求计划的申请：由需求部门提出申请，详述有关理由，由科室签字后按照需求报相关职能管理部门审查，临时建组的按其组内职责逐级报批，计划中应注明产品名称、规格、数量、预算等。

第四条　应急采购需求计划的逐级审批权限，采购金额在 3000 元（不含）以下的，由部门分管领导审批；3000 元（含）至 10000 元（不含），由部门分管领导、行政负责人审批；10000 元（含）及以上，由部门分管领导、行政负责人、党委负责人审批。其中 10000 元（含）以上的，提交院长办公会审议，30 万元（含）以上的，提交党委会审议。特别紧急的情况可先行电话报批，随后书面完善相关审批流程。

第五条　物资应急采购实施：采购部接到物资应急采购任务后，依据物资应急任务性质、数量、特点和时限等要求，拟定采购方式并经分管领导审定后立即实施采购。特别紧急情况可先行电话报批，随后书面呈报补签。

第六条　应急采购属于医院原有合同（协议）采购范围的，直接按照合同（协议）进行采购。对原有合同（协议）无法涵盖的应急采购物资，采取单一来源采购、谈判、询价或商场直购方式。结算方式按医院现行的有关规定或合同（协议）约定执行。

第七条　政府部门统筹调拨的应急物资采购，按政府部门统筹调拨的价格结算。

第八条　应急采购时，资质审查应与采购活动同步进行，提高效率。

第九条　物资应急采购合同（协议）应当采取书面方式订立，特殊情况下，可先组织供货，后补书面合同或协议。

第十条　确定采购结果后，确定采购结果后，采购部可先通知供货商送货，接收科室验收签字后入库。根据采购物资的使用属性，由相关职能管理部门组织完善验收及入出库相关手续。

第十一条　医院纪检办、审计部、财务部等应按照职责分工加强对物资应急采购工作的监督和指导，共同推进应急采购工作的规范实施，促进医院良性发展。

第十二条　本规定自下发之日起实施，未尽事宜采购部解释。

××医院经济合同事项管理规定

为加强医院经营管理，规范经济合同事项签订、履行、效果评价等工作，切实保护医院的合法权益，根据《民法典》《政府采购法》《政府采购法实施条例》《招标投标法》《××医院招标采购管理规定》等有关法律规定，结合医院实际情况，经研究，对《××医院经济合同事项管理规定》修订如下。

一、经济合同的签订

由招标及合同管理中心牵头，相关归口管理部门配合，法务部指导完善货物采购、基建工程、服务、维保等不同类别的合同文本。

1. 经济合同内容

（1）经济合同内容构成要素。

医院对外签订经济合同应具备以下主要条款。

① 合同对象的名称或者姓名和住所。

② 标的（指货物、劳务、工程项目等）。

③ 数量和质量标准。

④ 价款或者酬金，以及支付方式。

⑤ 验收标准及验收方式。

⑥ 合同履行的期限、地点和方式。

⑦ 违约责任、争议解决方式。

⑧ 合同终止情形。

⑨ 其他根据法律规定或当事人一方要求必须具备的条款。

（2）招标文件所附合同模板中关键内容的确定。

① 使用科室需通过前期咨询、考察、论证确定项目图纸、技术参数、功能定位、采购清单、维保、考核等内容。

② 由归口管理部门负责牵头审核，必要时可邀请业界专家提供论证帮助。

③ 招标及合同管理中心要保证合同模板形式的完整性、构成内容要件的完备性。

④ 招标文件中合同文本的专项内容应由归口管理部门牵头、使用科室配合一起

讨论完善，尤其要充分考虑合同的管理边界、专项验收标准、质量问题、技术失误、事故纠纷等的解决办法。合同文本起草过程中，归口管理部门应主动向分管院领导汇报，对专项条款的严谨性、严密性负责。

（3）经济合同草拟、会审。

招标及合同管理中心使用招标文件或医院的合同模板，根据招标或商谈结果草拟合同文本，并发起合同会审。招标评审或商务谈判中发现招标文件的合同文本描述有局限或者疏漏的，或者出现的新情况、新问题，应完善相应的条款并体现在正式签订的合同文本中。

招标文件的合同文本需通过医院会审、法务部审核后才能对外发布。

参与会审的人员应在 3 个工作日内对合同文本进行审核，提出修改意见，各部门对照各岗位职责对合同内容负责。招标及合同管理中心汇总意见，形成合同定稿版本。

2. 经济合同签订流程

（1）统一归口管理部门应严格规范经济合同签订流程。

医院对外签订经济合同时，按照归口管理的原则，统一由招标及合同管理中心牵头，依据招标商谈文件规定及招标商谈结果与中标人签订书面合同。

招标文件要求中标人提交履约保证金的，中标人应当在合同订立前提交（货物、服务采购不得收取质量保证金），由招标及合同管理中心在合同会审时告知归口管理部门，归口管理部门负责履约保证金的管理工作。

一般情况下，医院不得续签经济合同，合同到期前应由归口管理部门立项，招标及合同管理中心组织商谈、开展新一轮招标，根据新标准、新要求重新签订经济合同。各归口管理部门不得化整为零、以约定单价等形式规避招标。

（2）10 万元以下的项目，如具有一次性完成、不涉及维保、质量可靠、供应渠道相对固定等其中的特点，归口管理部门认为没有必要签订合同的，应在项目实施前填报"10 万元以下项目备案表"向招标及合同管理中心进行备案，原则上，1 万元以下的零星项目不签订经济合同。

（3）招标及合同管理中心填写"经济合同会签流程单"，招标及合同管理中心、法务部、申请科室、合同执行科室、合同执行科室分管院领导、审计处、审计处分管院领导、合同管理分管院领导审签，原则上，各部门会签停留时间不超过 3 个工作日。医院经济合同期限一般不得超过 3 年（符合法律规定的重大投资合作项目除外），30 万元及以上的经济合同需请律师会签，100 万元及以上项目的经济合同需医院院长、总会计师在合同会签单上进行联签。

3. 经济合同签订授权

经济合同签订人应是按照规定取得授权的医院代表，可以是分管院领导或招标及合同管理中心负责人。分级授权按以下规定执行。

（1）30 万元以下项目由招标及合同管理中心负责人代表医院签订合同。

（2）30 万元及以上项目由合同管理分管院领导代表医院签订合同，同时需经医院律师会签，100 万元及以上项目的经济合同需医院院长、总会计师在合同会签单上进行联签。

（3）政府采购项目的合同签订执行××市政府采购中心相关规定，由招标及合同管理中心组织合同会审、会签，院办负责审核、使用医院公章。

（4）有关科研合作项目、GCP 合作项目等不涉及经济事项的合作项目或其他战略合作项目等经院长授权，由归口管理部门分管院领导负责签订，签订完成后给招标及合同管理中心备案。

（5）涉及突发事件绿色通道项目，归口管理部门负责人应报分管院领导提请医院主要领导（党委书记、院长）签批，必要时召开临时院长办公会或党委会进行采购立项，招标及管理中心根据审核意见进行合同的签订。

除上述依规授权签订经济合同、协议外，其他任何科室、任何个人不得代表医院对外签订经济合同、协议，否则将视情况追究违规者责任，并进行诫勉谈话及其他组织处理。

4. 经济合同盖章管理

（1）根据《××医院委员会会议议事规则》和《××医院院长办公会议议事规则》，10 万元及以上项目须报院长办公会审议、30 万元及以上项目须报党委会审议，招标及合同管理中心应及时梳理、汇总项目明细形成议题报分管院领导。

（2）审计处负责经济合同盖章统一管理，未履行"经济合同会签流程单"审批手续的不得加盖经济合同章，盖章时应按照审计处要求进行登记、扫描留存。

（3）政府采购项目按照政府采购规定，招标及合同管理中心在合同签订完成后 3 个工作日内报审计处备案留存、统一管理。

（4）特殊紧急情况没有事先报请院长办公会、党委会审核的，10 万元及以上项目，由归口管理部门填写"紧急加盖合同印章申请表"，经合同执行科室负责人、合同执行科室分管院领导、招标及合同管理中心、审计处负责人、合同管理分管院领导、院长、党委书记审签后可先盖章，事后在院长办公会、党委会上提请审核、补办手续。

注：需由院领导讨论决定紧急用章流程。

二、合同变更与补充

合同中有关中标标的、数量、质量、规格、型号、价款或者报酬、履行期限、履行地点和方式、违约责任和解决争议方法等内容不得进行实质性变更（发生不可抗力、情势变更或意外事件并经当事人协商一致情况除外）。

合同中有关质量、价款或者报酬、履行地点等内容没有约定或约定不明确的事项，可签署补充协议。

1. 变更事项

在合同履约过程中，根据医院实际情况需要增加或减少与合同标的相同的货物、工程或者服务的，在与供应商协商一致的情况下，由归口管理部门论证后报分管院领导审核，按院长办公会、党委会议事规则进行，经过讨论后，可以与供应商协商签订补充合同，但所有补充合同的采购金额不得超过原合同采购金额的10%。

2. 变更流程

（1）变更论证。

归口管理部门应组建论证小组（专业人员不少于三分之二，根据项目性质邀请规财（预算）、审计、法务等部门参加）对重大合同变更事项进行论证，将论证结果向分管院领导汇报，分管院领导审核后按院长办公会、党委会议事规则进行。

（2）变更额度。

① 变更增加的采购金额不超过原合同采购金额的10%，且金额＜10万元，归口管理部门负责人和分管院领导审核同意后，转交审核材料至招标及合同管理中心签订补充协议。

② 变更增加的采购金额不超过原合同采购金额的10%，但金额≥10万元且＜30万元，提交院长办公会审议，院长办公会审议通过后，归口管理部门转交审核材料至招标及合同管理中心签订补充协议。

③ 变更增加的采购金额不超过原合同采购金额的10%，但金额≥30万元，提交院长办公会、党委会审议，院长办公会、党委会依次审议通过后，归口管理部门转交审核材料至招标及合同管理中心签订补充协议。

④ 变更增加的采购金额超过原合同采购金额的 10%，按照新的项目，重新立项，开始招标采购流程。

⑤ 变更减少合同金额的项目，原合同中如有约定条款，按合同中约定条款执行；原合同中如无约定条款，需要签订补充协议的，招标及合同管理中心根据归口管理部门提供的审核材料签订补充协议。

⑥ 不可抗力事件所实施的紧急采购，按医院招标采购管理规定实施完成后，招标及合同管理中心汇总采购相关资料（包含但不限于立项、挂网、商谈、合同，涉及"三重一大"事项提供院长办公会、党委会纪要）报××市卫健委备案。

3. 变更执行

签订补充协议的变更事项，归口管理部门按照变更协议进行付款结算，报审计处通过后执行。

三、合同终止

合同双方当事人不得擅自中止或者终止合同。合同继续履行将损害国家利益和社会公共利益的，双方当事人应当变更、中止或者终止合同。有过错的一方应当承担赔偿责任，双方都有过错的，各自承担相应的责任。

1. 终止情形

双方协商一致，可以按合同约定的终止条款解除合同。通常合同终止情形包含以下几个方面。

（1）合同履行完毕、权利义务关系消灭的。

（2）国家的法律、法规、条例进行调整，禁止本合同延续的，或合同一方被国家执法机关处罚、查封的。

（3）一方严重违约（如乙方逾期供货、质量低下导致甲方使用中存在安全风险并可能造成甲方其他严重后果）的。

（4）发生严重纠纷、事故，影响医疗秩序的，或者存在严重纠纷、医疗事故隐患的，以及其他严重影响医院声誉情况的。

（5）国家法律、法规规定的或经双方共同认可的其他可终止合同的情况。

2. 终止流程

一方依法主张解除合同的，应当书面通知对方。合同自通知到达对方时解除，对方对解除合同有异议的，任何一方当事人均可以请求人民法院确认解除行为的效力；一方未通知对方，直接以诉讼的方式依法主张解除合同，人民法院确认该主张的，合同自起诉状副本送达对方时解除。

3. 终止执行

合同解除后，尚未履行的，终止履行；已经履行的，根据履行情况和合同性质，守约方可以请求恢复原状或者采取其他补救措施，并有权请求赔偿损失。

合同因违约解除的，守约方可以请求违约方承担违约责任，但是双方另有约定的除外。

合同的权利义务关系终止，不影响合同中结算和清理条款的效力。

四、经济合同归档管理

经济合同一般要求院方不少于一式三份，其中招标及合同管理中心、归口管理部门（合同执行科室）、审计处各一份。

五、经济合同执行与跟踪管理

经济合同跟踪管理是指合同自签订之日起，使用科室与合同执行科室立即着手行使合同权利、履行合同义务，如验证货物、服务的合规性、有效性、符合性，付款申请（或催收应收款），定期开展设备效益、科研、技术分析，追究不达标事项责任等。

合同执行科室负责人为合同执行第一责任人，他应指定本科室合同专管员，建立本部门经济合同管理台账，详细记录本部门合同的执行要点，如到货时间、已付款金额、验收合格时间等，如实填写合同管理系统中经济合同执行情况调查表，实时掌握本部门合同的执行情况，及时整改未能按约定执行的内容，并做好到期合同管理，保障医院权利得以全部实施。

经济合同跟踪管理必须制度化、常态化，做到动态提示、实时反映现状。各部门跟踪管理内容和要求有所区别，由招标及合同管理中心牵头，涉及部门应全力配合、监督，具体要求如下。

1. 招标及合同管理中心跟踪管理

（1）负责合同签订、合同信息登记管理。

（2）负责合同款支付审核管理。

（3）常态化梳理经济合同执行情况，每季度针对未到期合同的执行情况进行调研，督促归口管理部门终止合同，或者做好下一轮招标、商谈准备工作，不断提升经济合同管理的信息化水平和共享水平。

（4）对合同执行科室的合同执行情况进行汇总、评价、考核，提出奖惩建议。

（5）督查不使用经济合同章、未授权主体签订经济合同等情况，协同纪检监察室、审计处进行问责。

2. 法务部跟踪管理

法务部对合同的合法性承担审查责任，对合同执行过程中出现的问题、纠纷、诉讼等事宜提供法律支持，代理相关诉讼，维护医院合同权益。

3. 合同执行科室跟踪管理

（1）合同执行科室牵头组织验收项目，并在验收报告上签署验收意见。

（2）负责项目日常工况、执行情况和效果的督查、评价工作，开展经济（科研、技术）效益评价工作，不得擅自变更合同条款，对合同执行难题需主动上报招标及合同管理中心协调解决。

（3）对供应商、服务商等进行考核。

（4）不断提升信息化支撑能力。

4. 审计处跟踪管理

审计处对合同执行科室开展合同执行成效评价审计，对采购单价在 50 万元及以上的设备正常年度使用中的效益审计数量每季度不少于 1 台；对 100 万元及以上的设备报废时必须提供经审计处确认的使用效益分析报告（该报告由使用部门、相关合同执行科室协同完成）。

六、经济合同付款管理

各归口管理部门根据合同履行情况与付款约定按时填写经济合同付款会签流程单，同时需提交对应的支付凭证（如考核表、验收单或人员组成明细表等）。

归口管理部门需充分了解合同约定付款节点与逾时付款违约责任，及时支付款项，同时对本部门提交的付款佐证资料负责。

七、经济合同到期管理

招标及合同管理中心每月梳理合同到期情况，于经济合同到期 6 个月前将提醒信息发送至合同执行科室负责人与合同专管员，合同执行科室应于收到到期提醒信息之日起 5 个工作日内予以反馈，立即准备下一阶段的工作。

合同执行科室应关注本部门合同的执行情况，通过合同管理系统实时查看即将到期的经济合同，配合招标及合同管理中心做好合同衔接工作。合同执行科室针对合同金额大于 100 万元以上的执行情况进行成效评价总结（有特殊要求的除外），与本部门合同共同留档管理。

八、督查考核

招标及合同管理中心负责对全院合同执行情况进行考核，报规划财务部兑现；各相关职能部门在经济合同事项管理中发现的违规违法问题，应及时移交纪检监察室。

（1）出现下列情形的，责任科室当月绩效发放额不得高于应发额的95%，且责任人赔偿额不得低于科室核减绩效的30%。

① 归口管理部门未在规定时间内进行合同会审并提出修改意见的，或者不主动向分管院领导汇报而耽误合同签订工作的。

② 归口管理部门对合同后续管理不当、未足额开展经济合同事项执行情况绩效评价的。

③ 合同管理部门应履职而未履职、造成负面影响及损失的其他情况。

（2）归口管理部门及申请使用部门不严格约定关键条款，正式合同中的功能参数出现错漏的，应主动纠正，否则医院将按照造成的损失对责任科室进行问责，并且当月科室绩效发放额不得高于应发额的95%，责任人赔偿额不得低于科室经济追责的30%。

（3）合同执行科室相关人员应随时了解、掌握经济合同的履行情况，发现问题及时处理或汇报，如因渎职造成经济合同不能履行（含全部或部分）的，当月责任科室绩效发放额不得超过90%，且责任人承担额不得低于核减绩效的30%。

九、经济合同签订

经济合同签订一般以法人为对象，各归口管理部门负责人工作调换时，须将经济合同进行移交，接任科室负责人不得拒绝履行原先签订的经济合同。

本规定由招标及合同管理中心负责解释，自修订之日起生效，《医院经济合同事项管理规定（修订）》停止执行。

××医院采购质疑和投诉办法

为规范医院采购质疑和投诉行为，保护参加采购活动当事人的合法权益，根据《政府采购法》《政府采购法实施条例》《政府采购质疑和投诉办法》和其他有关法律法规规定，制定本办法。

第一条 采购文件中应载明接收质疑和投诉的方式、联系部门、联系电话、通信地址以及质疑的其他要求等信息。

第二条 提出质疑的供应商应当是参与所质疑项目采购活动的潜在供应商。

第三条 供应商可以委托代理人进行质疑和投诉。其授权委托书应当载明代理人的姓名或者名称、代理事项、具体权限、期限和相关事项。供应商为自然人的，应当由本人签字；供应商为法人或者其他组织的，应当由法定代表人、主要负责人签字或者盖章，并加盖公章。

第四条 供应商提出质疑应当提交质疑函和必要的证明材料。质疑函应当包括下列内容。

（1）供应商的姓名或者名称、地址、邮编、联系人及联系电话。

（2）质疑项目的名称、编号。

（3）具体、明确的质疑事项和与质疑事项相关的请求。

（4）事实依据。

（5）必要的法律依据。

（6）提出质疑的日期。

（7）供应商为自然人的，应当由本人签字；供应商为法人或者其他组织的，应当由法定代表人、主要负责人，或者其授权代表签字或者盖章，并加盖公章。

第五条 医院质疑答复应当包括下列内容。

（1）质疑供应商的姓名或者名称。

（2）收到质疑函的日期、质疑项目名称及编号。

（3）质疑事项、质疑答复的具体内容、事实依据和法律依据。

（4）告知质疑供应商依法投诉的权利。

（5）质疑答复人名称。

（6）答复质疑的日期。

（7）质疑答复的内容不得涉及商业秘密。

第六条　院内自主采购公告或采购文件的质疑处理。

（1）院内自主采购公告或采购文件的质疑。

供应商对采购公告或文件有异议的，应在采购公告的有效期内书面向医院采购部门提出合理的质疑。公告期限内未收到书面质疑的，视为潜在供应商认同采购文件的全部内容；公告期过后，采购部将不再受理供应商对采购公告或文件的质疑。

（2）院内自主采购公告或采购文件质疑的处理。

采购部应当在接收到质疑函后起 7 个工作日内进行答复，并以书面形式通知质疑供应商和其他有关供应商。项目需求管理部门应积极配合答复质疑等相关工作。

（3）对采购文件提出的质疑成立后，由采购部依法通过澄清或者修改可以继续开展采购活动的，以书面形式告知潜在供应商后可以继续开展采购活动；否则应当修改采购文件后重新开展采购活动。

第七条　院内自主采购评审过程、中标或成交结果的质疑和处理。

（1）供应商认为评审过程、中标或者成交结果使自己的权益受到损害的，可以在知道或者应知其权益受到损害之日起 7 个工作日内，以书面形式向采购部提出质疑。

（2）采购部应于收到质疑函后起 7 个工作日内组织原评审小组协助答复质疑，项目需求管理部门应积极配合答复质疑等工作。

（3）医院认为供应商质疑不成立，或者成立但未对中标、成交结果构成影响的，继续开展采购活动。认为供应商质疑成立且影响或者可能影响中标、成交结果的，按照下列情况处理：对采购过程、中标或者成交结果提出的质疑，合格供应商符合法定数量时，可以从合格的中标或者成交候选人中另行确定中标、成交供应商的，应当依法另行确定中标、成交供应商；否则应当重新开展采购活动。

第八条　质疑供应商对医院的答复不满意，或者医院未在规定时间内作出答复的，可以在答复期满后 15 个工作日内向医院纪委办提起投诉。

第九条　院内自主采购投诉事宜由医院纪委办接收与处理。

第十条　政府采购质疑和投诉事宜按照《政府采购质疑和投诉办法》等相关法律法规进行处理。

第十一条　本办法自印发之日起执行，本办法由医院采购部解释。

××医院政府采购需求管理办法

第一章 总则

第一条 为规范医院政府采购需求管理，实现政府采购项目绩效目标，依据财政部《政府采购需求管理办法》，再结合医院实际情况制定本办法。

第二条 本办法所称的政府采购，是指医院使用财政性资金采购依法制定的集中采购目录以内的或者采购限额标准以上的货物、工程和服务的行为。

本办法所称的采购，是指以合同方式有偿取得货物、工程和服务的行为，包括购买、租赁、委托、雇用等。

本办法所称的货物，是指各种形态和种类的物品，包括药品、试剂、设备、耗材、办公用品等。

本办法所称的工程，是指建设工程，包括建筑物和构筑物的新建、改建、扩建、装修、拆除、修缮等。

本办法所称的服务，是指除货物和工程以外的其他政府采购对象，包括设备维保、物业服务、软件开发服务等。

第三条 医院使用财政性资金采购货物、工程和服务项目的需求管理适用本办法。

第四条 本办法所称的政府采购需求管理，是指医院确定采购需求和编制采购实施计划，并实施相关风险控制管理的活动。

第五条 采购需求管理应当遵循科学合理、厉行节约、规范高效、权责清晰的原则。

第六条 采购需求原则上由使用科室编制，采购实施计划原则上由职能部门编制，采购需求调查原则上由使用科室实施，也可以委托第三方机构实施。

第二章 政府采购需求

第七条 采购需求是指为实现采购项目的功能或者目标，确定达到的采购标的数量、质量、技术、服务、安全、期限、特征描述等要求。

第八条 采购需求应当符合法律法规、政府采购政策和国家有关规定，符合国家强制性标准，遵循预算、资产和财务等相关管理制度，符合采购项目特点和实际需要。

第九条　采购需求应当清楚明了、表述规范、含义准确。采购需求可以直接引用相关国家标准、行业标准、地方标准等规范，也可以根据项目目标提出更高的技术要求。

第十条　使用科室可以在确定采购需求前，通过咨询、论证、问卷调查等方式开展需求调查，了解产业发展、市场供给、同类采购项目历史成交信息，可能涉及的运行维护、升级更新、备品备件、耗材等后续采购，以及其他相关情况。

第十一条　对于下列采购项目，应当开展需求调查。

（1）1000万元以上的货物、服务采购项目，3000万元以上的工程采购项目。

（2）涉及公共利益、社会关注度较高的采购项目，包括政府向社会公众提供的公共服务项目等。

（3）技术复杂、专业性较强的项目，包括需定制开发的信息化建设项目、采购进口产品项目等。

（4）主管预算单位或者采购人认为需要开展需求调查的其他采购项目。

编制采购需求前一年内，使用科室已就相关采购标的开展过需求调查的可以不再开展。

第三章　政府采购实施计划

第十二条　采购实施计划，是指职能部门围绕采购需求，对合同的订立和管理所做的安排。采购实施计划根据法律法规、政府采购政策和国家有关规定，结合采购需求的特点确定。

第十三条　采购实施计划主要包括以下内容。

（1）合同订立安排，包括采购项目预（概）算、最高限价，开展采购活动的时间安排，采购组织形式和委托代理安排，采购包划分与合同分包，供应商资格条件，采购方式、竞争范围和评审规则等。

（2）合同管理安排，包括合同类型、定价方式、合同文本的主要条款、履约验收方案、风险管控措施等。

第十四条　职能部门应当通过确定供应商资格条件、设定评审规则等，落实支持创新、绿色发展、中小企业发展等政府采购政策。

第十五条　职能部门应当根据采购项目实施的要求，充分考虑采购活动所需时间和可能影响采购活动进行的因素，合理安排采购活动实施时间。

第十六条　原则上，使用科室、职能部门可以自行组织确定采购需求和编制采购实施计划，特殊项目也可以委托采购代理机构或者第三方机构开展。

第四章　风险控制

第十七条　医院成立政府采购需求审查工作小组，工作小组成员一般为 5 人。负责在采购活动开始前，针对采购需求管理中的重点风险事项，对采购需求和采购实施计划进行审查，审查分为一般性审查和重点审查。对于审查不通过的，应当要求相关科室修改采购需求和采购实施计划的内容并重新进行审查。

第十八条　审查工作小组成员包括使用科室、职能部门、招采中心、财务处、审计处等部门，也可以根据项目实际情况，邀请相关专家和第三方机构参与审查。参与确定采购需求和编制采购实施计划的专家和第三方机构不得参与审查。

第十九条　一般性审查主要审查是否按照本办法规定的程序和内容确定采购需求、编制采购实施计划。审查内容包括，采购需求是否符合预算、资产、财务等管理制度规定；对采购方式、评审规则、合同类型、定价方式的选择是否说明适用理由；属于按规定需要报相关监管部门批准、核准的事项，是否作出相关安排；采购实施计划是否完整。

第二十条　重点审查是在一般性审查的基础上进行进一步审查，包括非歧视性审查、竞争性审查、采购政策审查、履约风险审查等内容。

第二十一条　使用科室和职能部门编制完采购需求和实施计划后，由招采中心负责召集审查工作小组或者委托第三方专家小组实施相应审查工作。

第二十二条　按照规定，属于依法必须公开招标的项目应当开展一般性审查，属于本办法第十一条规定范围的采购项目，应当开展重点审查。

第二十三条　采购需求和采购实施计划的调查、确定、编制、审查等工作应当形成书面记录并存档。采购文件应当按照审核通过的采购需求和采购实施计划编制。

第六章　附则

第二十四条　医院因不可预见的紧急情况需要实施紧急采购的，经审查工作小组同意，可以按照紧急采购流程处理，不需要开展需求管理。

第二十五条　本办法自公布之日起施行。

第二十六条　本制度实行期间，如发生与国家法律、法规不一致的情况，以相关法律、法规为准。

第二十七条　本制度实行期间，如医院其他与政府采购有关的制度与本制度不一致的情况，以本制度规定为准。

第二十八条　本制度由招采中心负责解释。

××医院医学装备临床试用规定

随着医学的飞速发展，新型医学装备不断地投入临床使用。为满足科室新技术、新项目开展的需求，以及卫生材料等升级换代的需要，新型医学装备在正式招标进入医院使用之前，各科室应进行临床试用，临床试用的目的在于评价该医学装备在正常使用条件下是否达到预期医疗效果（价值）。医院相关部门将临床试用评价作为决定该医学装备能否进入医院临床使用的重要依据之一。

一、医学装备进入临床试用的前提条件

（1）该种医学装备的治疗机理是新发现的。

（2）该种医学装备提高了医疗效果。

（3）该种医学装备提高了护理效果或降低了操作强度。

（4）该种医学装备在达到同类产品性能的同时降低了经济成本。

（5）该种医学装备具有同类产品不可替代的疗效。

二、医学装备临床试用概述

医疗设备和低值耗材的免费临床试用是由有资质的医学装备供应商免费提供试用产品，由申请科室制定临床试用方案，按一定的时间、病例种类、难度和数量要求，对该产品进行临床试用并进行性能评价。

三、医学装备进入临床试用的程序

（1）试用申请。临床共用性医学装备由医务部和/或护理部提出，负责制定合理的试用方案；非临床共用性医学装备由试用科室提出，并按试用产品制定合理的试用方案。

（2）试用审核。医务部和/或护理部负责审核试用方案表。

（3）试用备案。审批通过后的方案需在医学装备管理委员会及医用耗材管理委员会备案。

（4）征集意向厂商。按照申请试用方案，采购供应部征集意向厂商并进行相关资质审查，合格后与供应商签订试用协议并正式通知科室试用。

（5）试用医学装备验收。试用医学装备到达医院后由临床试用科室和医学工程师进行验收，试用医用耗材到达医院后由库房管理员进行验收。验收合格后，使用科室在试用协议范围内逐一试用各供应商提供的医学装备。

（6）试用每例患者之前，需签署"医疗设备/耗材试用患者知情同意书"。

（7）医学装备试用完成后，试用科室出具医学装备试用报告并提交至采购供应部。由采购供应部汇总所有试用报告及相关资料，上报医学装备委员会，最终论证结果作为产品准入的决策和依据之一。

（8）任何科室或个人未经医院批准不准试用医学装备，否则一切后果自负。

四、临床试用科室及试用负责人的要求

（1）科室具有与试用设备类型相适应的医务技术人员（包括技术职称、资历、经历）。

（2）科室已具备与试用设备类型相关的医疗、护理技术业务能力，或者有一定的前期临床工作基础。

（3）试用负责人需具备副高及以上职称。

（4）试用负责人向医院相关管理部门提出临床试用申请，方案表中应包含所试用的医学装备出现不良事件、事故等时的应急预案及处理方法，并熟悉临床试用方案。

（5）在试用过程中，发生紧急情况或不良事件时，需做出临床判断，保护患者利益。若因此偏离试用方案，则事后应向医务部和/或护理部报告。

（6）总结并上交临床试用报告，并对报告的正确性、清晰性及可靠性负主要责任。

（7）试用负责人承诺，每个试用病例均需签署"医疗设备/耗材试用患者知情同意书"。

五、临床试用方案表

临床试用方案表是阐明试用目的、利害分析、试用方法、试用步骤等内容的重要文件。

（1）临床试用背景。

（2）临床试用负责人和其他参加者姓名、职称和所在科室。

（3）临床试用持续时间及其确定的理由。

（4）选择病例范围、数量及选择的理由。

（5）临床性能的评价方法、评价标准以及统计处理方法。

（6）不良事件预测及应急预案。

（7）医疗设备/耗材试用患者知情同意书。

六、临床试用报告

临床试用报告至少应包括以下内容。

（1）试用的病种、病例总数。

（2）临床试用效果分析。

（3）临床试用结论。

（4）各试用设备的数据、性能等对比。

七、临床试用期

对一般的医学装备，其临床试用期及病例数由临床试用申请人根据该产品的性能特点、治疗（诊断）机理合理确定，原则上，试用期不得超过 3 个月。

八、医学装备产品供应商需提供的资料

（1）医疗器械经营企业许可证（正副本）。

（2）医疗器械生产企业许可证（医学装备生产者）。

（3）医疗器械注册证、医疗器械注册证登记表。

（4）三证合一或五证合一的营业执照正/副本。

（5）厂家给经销商的授权书以及经销商给业务员的授权书。

（6）使用该医疗器械产品的国内、外医院的名单。

（7）试用医学装备的参数表、配置单。

（8）试用医学装备表面需粘贴的试用标识。

（9）中英文标识及验收的其他资料。

××医院医用耗材新品引进议价办法

为进一步规范医院医用耗材新品引进议价工作，根据上级文件精神和医院《医用耗材新品引进办法》，结合医院实际，制定本办法。

第一条　医用耗材新品引进议价是医用耗材相关新品引进工作中的价格核定环节，采购中心根据器材科报批后的医用耗材新品议价任务组织相关议价工作。

第二条　机关业务管理部门和纪委、审计负责对医用耗材新品引进议价工作进行监督检查。

第三条　医用耗材新品引进议价适用范围如下。

（1）医院《医用耗材供应目录》已有在用品种，无同质量档次品规，因临床需求需新增品规的。

（2）医院《医用耗材供应目录》无在用品种，在省阳光采购平台有挂网限价结果（或备案）的。

（3）属于专机专用配套耗材。

（4）在医院《医用耗材供应目录》内有，因各种原因已全部停供，使用需求量大且无法通过临时采购保障的。

第四条　议价小组由3名评审专家组成，其中应有2名经济类专家和1名医疗器械类专家。议价专家抽取应在议价前2日内进行，由采购中心从省政府采购专家库中随机抽取。议价开始前，由现场专家共同推选或由医院机关指定1名专家作为议价小组组长。

第五条　议价程序，主要包含以下几点。

一、审阅议价文件

审阅议价文件主要包括供应商、生产厂家应当提供的资格证明材料，以及省阳光采购平台挂网限价结果（或备案）、百强医院调研表、省内三甲医院调研表。

二、供应商解释、澄清有关事项

三、议价

（1）以省阳光采购平台挂网限价结果（或备案）、百强医院调研表、省内三甲医院调研表中最低供货价格为最高限价，由议价小组组织进行2轮谈判，供应商进行

3 次报价。供应商报价时应书写公司名称，并由法人代表签字确认。

（2）现场工作人员汇总报价结果，由议价小组 3 名专家签字确认。

（3）议价小组组长依据报价结果组织专家复核，确定最低报价，形成最终议价结论。

（4）议价小组出具议价报告。

第六条　议价产品属于国内领先的新技术、新业务范畴，或者为专科使用产品且使用医院数量较少，可适当放宽百强医院调研表、省内三甲医院调研表中医院排名、级别和数量的限制；属于在国内、省内首先使用的新品，可不提供百强医院调研表、省内三甲医院调研表（国产产品生产厂家提供证明材料，进口产品国内总代理商提供证明材料）。

第七条　属于上市新品，且无相关医院销售记录的，该产品议价最高限价为供应商首次报价；属于全国统一售价的产品（国产产品生产厂家提供全国统一售价的证明材料，进口产品国内总代理商提供全国统一售价的证明材料），经议价小组全票通过，议价最终价格应不高于该产品全国统一售价。

第八条　议价过程中，有下列情形之一的，议价终止（第六条、第七条情况除外）。

（1）不能提供完整议价文件的。

（2）首次报价为最高限价，经两轮谈判，供应商三次报价仍维持首次报价的。

第九条　供应商如提供虚假资质及证明材料的，按照有关规定进行处理。

第十条　本规定由机关业务管理部门负责解释，自印发之日起施行。

附件：医用耗材新品引进议价文件目录。

医用耗材新品引进议价文件目录

一、供应商法定代表人的法人授权书、供应商为法定代表人缴纳社保的证明材料。

二、供应商营业执照、医疗器械经营许可证、议价产品一年以上的一级区域授权书。

三、议价产品生产厂家营业执照、医疗器械生产许可证、产品注册证（备案证）。

四、省阳光采购平台挂网限价结果（或备案）截图。

五、百强医院调研表（××大学百强医院排行榜中，按医院排名由高到低提供不少于5家医院供货价格）。

六、省内三甲医院调研表（提供不少于5家省内三甲医院供货价格）。

××医院设备物资采购执行工作规范

第一节　设备物资政府采购执行工作规范

一、政府采购执行工作规范概述

1. 拟定目的

为规范公立医院设备物资政府采购行为，提高资金使用效益，根据《政府采购法》《政府采购法实施条例》（国务院令第 658 号）、《国家卫生健康委员会政府采购管理暂行办法》（国卫财务发〔2018〕17 号）、《政府采购需求管理办法》（财库〔2021〕22 号）和有关法律法规规定，结合多家公立医院工作实际，拟定本规范，供同行参考。

2. 适用范围

本规范所称设备物资是指公立医院用于医疗、教学、行政办公、后勤保障等所需的各类设备、器械、材料、服务等，与工程建设有关的货物和服务除外。政府采购执行工作规范适用于集采目录以外且限额标准以上的设备物资采购。

3. 实施原则

公立医院设备物资采购实行采管分离，即购置申请、评估论证、采购执行相互分离。

二、政府采购执行组成员及主要工作职责

1. 执行组成员

设备物资采购事项经医院立项批准后，由医院设备物资采购执行小组（以下简称执行组）实施采购，确保执行过程公开、公平、公正。执行组由需求部门（科室）、技术专家、设备物资管理部门、财务部门、职工代表或工会专（兼）职人员等组成。

医院审计部门按照相关法律法规要求对设备物资采购工作实施监督。

2. 执行组主要工作职责

（1）负责采购项目需求调查、采购需求实施计划、招标采购、合同签订等采购相关工作。

（2）审核需求调查中资质证照等信息。

（3）院内专家的抽取和管理。

（4）处理投诉质疑及履约过程中的纠纷。

3. 需求部门（科室）主要工作职责

（1）针对采购事项进行讨论后，提出产品初步功能和配置需求。

（2）对调查对象提供的产品功能、配置要求响应和配置互审情况进行审核。

（3）提交招标文件技术参数。

（4）提供办理进口论证、变更政府采购方式等报批材料。

（5）落实设备安装场地并参与履约验收。

4. 设备物资管理部门主要工作职责

（1）组织设备物资前期需求调查。

（2）办理进口论证、变更政府采购方式等事项。

（3）采购合同拟定、签订，以及督促合同执行。

（4）组织设备物资的安装、调试、验收及售后服务等。

（5）资料归档。

5. 财务部门主要工作职责

（1）负责办理或提供政府采购预算批复，进行预算调整。

（2）按照医院相关要求处理预付款、财务结算等工作。

（3）负责收费项目的确认和办理。

6. 技术专家主要工作职责

参加专家论证会，结合前期需求部门（科室）的需求意见，论证产品需求。

7. 职工代表或工会专（兼）职人员主要工作职责

（1）参与重要、重大设备物资的需求调查。

（2）对采购流程中的问题提出建议。

三、政府采购主要工作流程

1. 需求调查

（1）提出初步需求。需求部门（科室）提出产品初步功能和配置需求。

（2）征集调查对象。采用在中国政府采购网公开采购意向、医院官网发布产品调查公告、科室推荐、邀请等方式征集调查对象。

（3）调查对象响应及配置互审。根据调查对象提供的产品功能和需求部门（科室）确认的情况，组织调查对象对产品配置、参数等响应情况进行互相审核，并将配置互审情况反馈给需求部门（科室）。对有两家及以上调查对象参与的，预算单价较高且技术复杂的设备物资采购，建议组织供应商互审配置。

（4）召开专家论证会。执行组结合前期调查情况进行产品现场咨询和讨论，确定采购产品的采购需求和最高限价等。

（5）需求确认。需求部门（科室）根据专家论证会确定的采购需求，形成招标文件技术参数并签字确认。

2. 委托代理机构执行采购

（1）确定代理机构。采购代理机构通过竞争性方式产生，并按照所签订的委托代理协议办理政府采购事宜。

（2）编制招标文件。采购需求和采购实施计划确定后，医院委托采购代理机构按照政府相关法律法规进行采购。医院建立审查工作机制，执行组对采购需求管理中的重点风险事项，对采购需求和采购实施计划进行审查。采购代理机构根据医院采购需求编制招标文件，执行组对招标文件进行审查签字。

（3）明确采购方式。按照《国家卫生健康委员会政府采购管理暂行办法》（国卫财务发〔2018〕17号），结合项目实际情况，选择恰当的政府采购方式。公开招标应当作为公立医院政府采购的主要采购方式。达到公开招标数额标准的设备物资采购项目需采用公开招标以外采购方式的，按相关规定报上级部门审批执行。未达到公开招标数额标准的设备物资采购项目需采用单一来源方式采购的，按相关规定报上级部门审批执行。

（4）开标及评标。执行组应当积极配合采购代理机构组织的开标、评标、采购结果确认等工作。设备物资管理部门和需求部门（科室）负责项目的评标工作，审计部门派出医院监督代表对评标过程进行监督，采购结果由需求部门（科室）确认。

3. 合同签订及到货验收

（1）合同签订。医院根据采购结果签订采购合同。设备物资管理部门按照中标通知书拟定采购合同，并经部门内部审核后报医院领导审签。非标准化合同由执行组会签。

（2）到货验收。设备物资到货后，设备物资管理部门、需求部门（科室）等应当按照采购合同约定对采购项目履约情况进行验收。设备物资管理部门应当按照采购合同的约定对每一项配置、数量进行确认，需求部门（科室）应当按照采购合同的约定对每一项功能、技术参数、服务、安全标准等履约情况进行确认。验收合格后，财务部门按照合同约定付款。

第二节　设备物资院内采购执行工作规范

一、院内采购执行工作规范概述

1. 拟定目的

为规范公立医院设备物资采购行为，提高采购工作质量与效率，加强廉政建设，保证医院资金合法、高效使用，根据《医疗机构医用耗材管理办法（试行）》（国卫医发〔2019〕43号），参照《政府采购法》《政府采购法实施条例》（国务院令第658号）、《国家卫生健康委员会政府采购管理暂行办法》（国卫财务发〔2018〕17号）、《政府采购需求管理办法》（财库〔2021〕22号）和有关法律法规规定，结合多家公立医院工作实际，拟定本规范，供同行参考。

2. 适用范围

本规范所称设备物资是指公立医院用于医疗、教学、行政办公、后勤保障等所需的各类设备、器械、材料、服务等，与工程建设有关的货物和服务除外。适用于集采目录以外且限额标准以下的设备物资采购。

3. 实施原则

公立医院设备物资采购实行采管分离，即购置申请、评估论证、采购执行相互分离。原则上，公立医院设备物资采购应采用招标性采购方式进行。符合下列情况的，可采取议价采购、直接采购、定点采购、询价采购等非招标性采购方式进行。

（1）在药械集中采购及医药价格监管平台范围内的。

（2）跟在用设备物资关联密切的：在用设备新增封闭性耗材、试剂、器械的；在用设备配套软硬件升级、购买配件或需要从原厂或原厂授权代理商处购买维保服务的；在用系列的器械、耗材、试剂中的个别规格型号升级或替换的。

（3）因临床业务紧急需求、应急救援、突发公共卫生事件、产品临时短期缺货、产品停产等紧急情况，经执行组共同认定比选采购不能满足时限要求的。

（4）经执行组共同认定的其他情形。

二、院内采购执行组成员及主要工作职责

1. 执行组成员

设备物资采购事项经医院立项批准后，由医院设备物资采购执行小组（以下简称执行组）实施采购，确保执行过程公开、公平、公正。执行组由需求部门（科室）、技术专家、设备物资管理部门、财务部门、职工代表或工会专兼职人员等组成。执行组人员应当按照医院相关规定进行业务轮岗。

医院审计处按照相关法律法规要求对设备物资采购工作实施监督。

2. 执行组主要工作职责

（1）负责设备物资采购立项审核、采购管理、评比方案及合同签订等相关事项。

（2）审核资质证照信息、商务文件等。

（3）院内专家的抽取和管理。

（4）处理投诉质疑及履约过程中的纠纷。

3. 需求部门（科室）或技术专家主要工作职责

（1）针对采购事项组织讨论后，提出产品初步功能和配置需求。

（2）对供应商提供的产品功能、配置要求响应和配置互审情况进行审核。

（3）评价产品技术性能。

（4）落实设备安装场地和条件并参与履约验收。

4. 设备物资管理部门主要工作职责

（1）建立和维护供应商数据库。

（2）征集供应商信息，初步审核厂家、供应商及产品的资质证照。

（3）组织设备物资采购工作的实施。

（4）采购合同拟定、签订，以及督促合同执行。

（5）组织设备物资的安装、调试、验收、售后服务等。

（6）资料归档。

5. 财务部门主要工作职责

（1）负责办理或提供采购预算批复，进行预算调整。

（2）按照医院相关要求处理预付款、财务结算等工作。

（3）负责收费项目的确认和办理。

6. 职工代表或工会专兼职人员主要工作职责

（1）参与重要、重大设备物资的需求调查。

（2）对采购流程中的问题提出建议。

三、院内采购主要工作流程

1. 需求公告

需求部门（科室）提交产品功能和配置要求，由设备物资管理部门在医院官网上发布采购项目公告，公告期为 5 个工作日。公告结束后，产品符合需求的供应商数量未达 3 家的，需再次进行公告，公告期为 5 个工作日。对事项紧急的采购需求，可采取邀请招标的方式，不进行需求公告。

2. 资质审核

由设备物资管理部门或医院感染管理部门对报名供应商的经营资质、产品资质等进行初审。

3. 配置响应

符合报名条件的供应商在规定时限内提交产品配置清单、技术参数及功能需求响应表至设备物资管理部门。

4. 配置确认

需求部门（科室）管理小组对报名供应商的产品配置清单、技术参数及功能需求响应表进行确认并签字。

5. 配置互审

对有 2 家及以上供应商参与采购的，预算单价较高且技术复杂的设备物资采购，设备物资管理部门可组织供应商互审配置。供应商有被质疑的配置由相关供应商进行答复。

6. 召开采购会议

在前期工作准备完毕后，由设备物资管理部门组织召开采购会议。

（1）会议通知。联系相关报名供应商及需求科室确定会议时间。

（2）参会人员。原则上应由执行组全体人员参加，但对于配置简单、规格统一、市场价格透明的设备物资采购或报价供应商只有 1 家的，需求部门（科室）可以不参加。

（3）确定评比方法。评比方法分为最低报价法、性价比法、综合评分法。执行组应根据采购设备物资的配置复杂性、市场情况以及竞争程度等实际情况事先确定评比方法。原则上应当按照评比方法和结果选择成交供应商。需求科室（部门）对性能不了解的产品，科室可以按照评标结果排序进行临床验证或进一步详细论证。

经临床验证或详细论证不能满足使用要求的，按照评标结果排序顺序选择下一个供应商，直至选出满足需求的供应商。

（4）按会议议程开展谈判。

① 向参会人员宣布采购会议纪律及要求。

② 供应商介绍产品并答疑。

③ 需求部门（科室）或技术专家对产品性能进行评价。

④ 供应商书面报价。

⑤ 与供应商谈判。

7. 会议纪要签署

设备物资管理部门撰写会议纪要，全体参会人员审核签字后报分管院领导审签，其中成交金额较高的设备或服务采购项目可报院长审签。

8. 协议签订

设备物资管理部门按照会议纪要内容拟定采购合同，报医院领导审签。非标准化合同由执行组会签后报医院领导审签。

9. 到货验收

设备物资到货后，设备物资管理部门、需求部门（科室）等应当按照采购合同约定对采购项目履约情况进行验收。设备物资管理部门应当按照采购合同的约定对每一项配置、数量进行确认，需求部门（科室）应当按照采购合同的约定对每一项功能、技术参数、服务、安全标准等履约情况进行确认。验收合格后财务部门按照合同约定付款。

××医院医疗耗材采购管理制度

一、目标

为进一步贯彻深化医药卫生体制改革的工作要求，根据《医疗机构医用耗材管理办法（试行）》（国卫医发〔2019〕43号）文件精神，通过加强医院医疗耗材管理，促进医疗耗材合理使用，杜绝腐败现象，保证医疗耗材质量、安全管理和成本管控，特制定本制度。

二、适用范围

本文件规定了医院医疗耗材的预算、申请、采购、监测、监督等过程的有效组织实施与管理，以促进临床科学、合理使用医疗耗材的专业技术服务和相关的医疗耗材管理工作，是医疗管理工作的重要组成部分。适用于本院医疗耗材的采购管理。

三、内容

1. 流程图

日常采购流程如附图 B-1 所示。

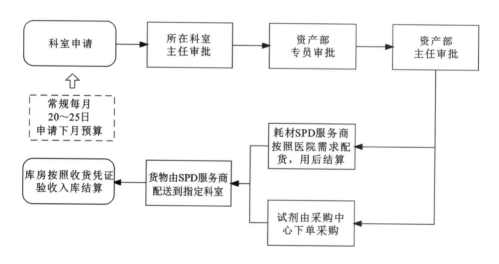

附图 B-1　日常采购流程

临时使用申请流程如附图 B-2 所示。

首次使用申请流程如附图 B-3 所示。

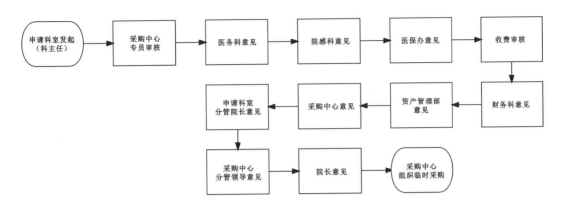

附图 B-2 临时使用申请流程

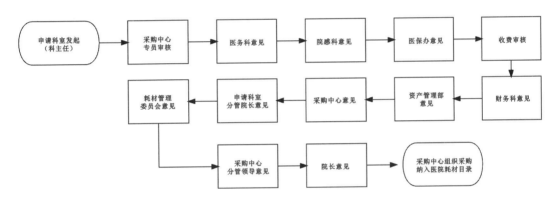

附图 B-3 首次使用申请流程

2. 工作细则描述

（1）定义及分类。

本制度所称医疗耗材，是指经药品监督管理部门批准的使用次数有限的消耗性医疗器械、植入性医疗器械和医用试剂，消耗性医疗器械包括一次性医用耗材及可重复使用医用耗材。

医疗耗材可分为可收费和不可收费两类，收费耗材又分为医用高值耗材和医用低值耗材、植入性医疗器械。

（2）预算和申购。

① 耗材的预算编制是根据上一年度的使用金额与每年的业务量指标的增减幅进行编制。

② 耗材的申购必须先由使用部门召开科室核心小组会议，对申请的医疗器械、耗材及试剂进行论证，会后提交申请流程，经医疗耗材委员会审核并报院长审批同

意后，由采购中心统一采购。

③ 日常采购申请流程。

a. 各科室每月 20—25 日在物资系统中申请下个月的预算，经科室主任审批后提交资产部专员和资产部主任审批。

b. 采购中心根据经资产管理部审批后的各科室每月常规预算申请，在医院医疗耗材 SPD 目录内的，向 SPD 供应商发送电子订单订购；目录外的，则根据《SPD 供应商目录库管理操作规程》的规定执行。

④ 临时使用申请流程。

a. 各科因特殊需要确需使用本院医疗耗材供应目录以外医疗耗材的，可以启动临时申请采购程序。

b. 临时采购必须由临床部门科主任提出申请，说明新技术新项目的科学性、必要性、安全性、可行性及效益分析，以及申请购入医疗耗材名称、规格型号、数量、使用对象、使用理由和希望供应日期等内容。

c. 医务科审核科学性、先进性与合理性，院感科审核产品和供应商资质安全性、医保办审核医保信息、财务科审核物价收费、资产部审核可行性等。

d. 同一品种医疗耗材启动临时采购程序原则上每年 1 次，申请临时采购量不得超过该产品预估两个月的用量。

e. 临时申请需由科主任在 OA 流程中提出，经医疗分管院长、采购中心分管领导、院长线上审批同意，待 OA 申请流程完毕后执行临时采购。

f. 同一产品在临时申请用量使用完毕后若因特殊情况确需继续临时采购的，需由科主任提出书面申请，说明此次继续临时使用申请理由和预估用量，并附第一次临时使用申请 OA 流程表单，经院长书面签字同意后执行后续临时采购。

g. 临时采购后，若需长期使用，须待下一次医院耗材委员会会议召开时，按新增医疗耗材流程进行准入申报，医院组织审核后列入医疗耗材供应目录。

h. 遇有重大急救任务、突发公共卫生事件等紧急情况，以及因危重患者紧急抢救需要应急临时采购目录外医疗耗材的，可以启动应急流程：由临床科室或实施紧急救治的医生口头报告科主任，科主任报医务科，医务科报分管院长同意后通知采购中心，由采购中心紧急一次性购入。应急临时采购申请时，需告知医疗耗材名称、规格型号、数量、使用对象、使用理由和希望供应时间等内容。事后由紧急采购申请科室负责人在 OA 平台上填报临时使用一次性医疗耗材申购流程，并附紧急采购原因说明。

⑤ 首次使用申请流程。

首次使用的医用耗材、医用试剂和医疗器械的申请流程基本同临时使用申请流程，除此之外还须由医疗耗材管理委员会集体讨论决定，审批同意准入后进行批量采购。

通过首次采购程序后所决定的医用耗材、医用试剂和医疗器械纳入医院医疗耗材 SPD 目录，并保持相对稳定时期，若产品的质量、价格、注册证有效期等变化，则重新进入采购程序。

（3）采购执行。

① 医院所有医疗耗材采购活动，不论资金渠道，都须纳入医院财务预算和成本核算，实行统一计划管理。凡无计划、缺预算的项目，采购管理部门不予采购，财务管理部门不予报销。

② 医疗器械、医用耗材和医用试剂如有国家的政府采购目录的，须按照国家的政府采购目录进行，从集中招标的中标企业或中标企业委托的经营企业选定。不在该目录中的，一律由采购中心根据医院采购制度执行采购。

③ 参与医疗耗材采购的投标供应商要求三家以上（包含三家）。但对急需采购耗材，无三家以上符合采购资格的供应商参加（单一来源供应商），及有特殊要求的耗材采购项目，可启动紧急采购流程。

④ 阳光平台采购相关规定（仅针对有医保编码的可单独收费耗材）

a. 每月可收费耗材采购订单需通过信息系统上传阳光平台并确认。

b. 每月可收费耗材采购物资发票需通过信息系统下载确认验收。

c. 新增可收费耗材在采购价格确定后需在阳光平台进行价格备案。

⑤ 加强医疗设备配套使用医用耗材的管理。采购医疗设备时，应当充分考虑配套使用医疗耗材的成本，并将其作为采购医疗设备的重要参考因素。

⑥ 采购工作基础程序包括：编制购置分类目录、采集项目技术参数、确定采购方式、制定采购文件、发布招标信息、组织或参与评标、签订订货合同（包括政府采购）等环节。

⑦ 采购原则。

a. 医用耗材、医用试剂和医疗器械的采购必须坚持"按需购进，择优购进"的原则，遵守国家有关法律法规，保证产品质量。

b. 不得采购质量不合格的产品，不得购进过期，失效或国家明令淘汰的医用耗材、医用试剂和医疗器械。

c. 医用耗材、医用试剂和医疗器械采购要签订购销合同，取得合法票据，并建立完整，真实的采购记录，做到票、账、货相符。

d. 采购中心须将医院所使用的医用耗材、医用试剂和医疗器械的所有品种的产品资质以及其供货方的资质，制作目录并形成档案，妥善保存。定期还需核对资质的有效性，及时更新。

（4）监管。

① 医疗耗材管理作为医院管理的重要内容纳入工作安排，明确资产管理部为耗材管理的牵头部门，财务科、采购中心、SPD 供应商作为协作部门，分工合作，各司其职，临床科室负责人是医疗耗材管理第一责任人。

② 建立耗材临床应用情况通报和诫勉谈话制度。院纪检监察部门对存在明显不合理使用情况的科室负责人进行诫勉谈话。

③ 严肃查处高值医用耗材不合理使用情况。按照《执业医师法》、《医疗机构管理条例》、《侵权责任法》等法律法规，加大对高值医用耗材不合理应用的查处力度。对于存在高值医用耗材临床不合理应用问题的医师，视情形予以通报批评、暂停或取消手术权、医师定期考核不合格等处理。对于存在医用耗材临床不合理应用问题的科室，视情形给予通报批评、限期整改等处理，问题严重的，追究科主任责任。

3. 分工与职责

（1）临床部门负责根据实际情况提出医疗耗材采购申请。

（2）医疗耗材管理委员会负责审核准入。

（3）采购中心主要负责医疗耗材采购工作，并按照医院确定的年度采购计划，按照规定的采购程序进行操作，制定医院的医疗耗材使用目录；汇总首次使用医用耗材、医用试剂和医疗器械的申请并提交医疗耗材管理委员会审定。在采购时应尽量减少耗材的采购品种，同类产品尽量归并减少品规。

（4）资产管理部负责制定医疗耗材年度预算和审批月度部门申购预算，负责医疗耗材到货验收、出入库、发票流转等管理工作；根据采购中心提供的耗材采购目录审批入库的品种与品规，不在目录内的耗材一律不入库；负责物资管理系统出入库数据的正确性，每月对重点监管耗材清单进行数据统计，重点观察"不可收费耗材"的金额、品种和使用科室等相关信息，以便对分析和考核；严格监督管理 SPD 供应商是否按指定的配送清单和配送点执行配送。

（5）医务科、院感科、医保办、财务科和资产管理部负责医疗耗材临时采购或应急临时采购申购审核工作。

（6）SPD 供应商应对所有耗材进行条形码管理，定期提供耗材使用情况等数据作为耗材使用分析的参考数据，方便医院实施监管耗材的消耗数据；梳理临床科室医用耗材定数包上下限和定数系数，制定合理的临床科室定数包库存上下限和合理的补货机制；积极配合医院进行医用耗材的管控，严格执行医院制定的控制医用耗材管理条例。

四、参考

《医疗机构医用耗材管理办法（试行）》（国卫医发〔2019〕43 号）。

五、相关文件

《关于成立医院医疗耗材管理委员会的决定》

《医疗耗材管理委员会工作管理制度》

《SPD 供应商目录库管理操作规程》

××医院一次性卫生材料管理制度

一、目的

为规范一次性卫生材料更有效更全面的管理，特制定此制度。

二、适用范围

采购中心

三、管理职责

设备库房按照一次性卫生材料管理制度规范流程进行操作。

四、定义

一次性无菌卫生材料，是指无菌、无热原、经检验合格，在有效期内一次性直接使用的医疗器械。如无菌注射器、无菌注射针、无菌输液器、无菌输血器和无菌输液袋等。

五、内容和要求

（1）建立无菌器械采购、验收制度，严格执行并做好记录。采购验收记录至少应包括：购进产品的企业名称、产品名称、型号规格、产品数量、生产批号、灭菌批号、产品有效期等。按照记录应能追查到每批无菌器械的进货来源。

（2）从生产或经营企业采购无菌器械，应验明生产企业或经营企业的必要证件（生产许可证、产品注册证、经营许可证），销售人员的合法身份。

（3）建立无菌器械使用后销毁制度。使用过的无菌器械必须按规定销毁，并做好记录。

（4）若发现小包装已破损、标识不清的无菌器械，应立即停止使用、封存，并及时与生产厂家联系，予以更换。

（5）若发现不合格无菌器械，应立即停止使用、封存，并及时报告所在地药品监督管理部门，不得擅自处理。经验证为不合格的无菌器械，在所在地药品监督管理部门的监督下予以处理。

（6）使用无菌器械发生可疑不良事件时，应按规定及时报告省医疗器械不良事件监测中心。

××医院植入与介入类医疗器械管理制度

一、目的

为规范植入与介入类医疗器械的采购、验收和临床使用，保证患者的安全和材料的可回溯性，特制定此制度。

二、适用范围

全院。

三、管理职责

（1）采购中心统一进行全院植入与介入类医疗器械的采购事宜。

（2）各临床使用部门做好植入与介入类医疗器械的使用登记事宜。

四、内容和要求

1. 定义

植入与介入类医疗器械：一般是指通过手术或介入的方式植入并固定于机体受损或病变部位以支持、修复、替代其功能的一类特殊医用材料。其包括骨科内固定植入材料、人工关节、人工晶体、人工乳房、植入式心脏起搏器、人工心脏瓣膜、血管或腔道内导管支架、介入性治疗导管材料、其他金属或高分子植入材料等。

2. 植入与介入类医疗器械采购前资质审核

凡在我院供应植入与介入类医疗器械的厂商都必须提供"医疗器械注册证""企业法人营业执照""医疗器械经营企业许可证""代理授权委托书""产品报价单"、供应商法人授权书及产品质量和售后服务承诺书等材料，保证一次性植入与介入类医疗器械供应商的资质及产品质量。

3. 植入与介入类医疗器械招标采购方式

（1）国家和××省统一招标采购的植入与介入类医疗器械，参照国家和××省招标目录执行。

（2）医院医疗器械审批招标小组按照医院医用耗材招标计划进行院内公开招标，确定医院供货目录。

（3）采购中心器械库房按照医院招标目录进行植入与介入类医疗器械计划采购、出入库等相关管理工作。

4. 植入与介入类医疗器械验收

（1）植入与介入类医疗器械在进入使用部门使用前需有专人验收，验收记录保存在案。产品验收时，应有企业确认的可追溯的唯一性标识，如条码或统一编号。

（2）验收过程中，发现单据不全，应及时与供应商联系，补全手续，方可入账。如在验收过程中发现质量问题，应立即退货；采购中心和使用部门必须严格把好植入性耗材的质量关。

5. 植入与介入类医疗器械临床使用

（1）临床使用植入与介入类医疗器械前必须仔细核对供货商送货单、实物与手术用产品是否一致，灭菌期是否有效。使用结束后应建单扫描并打印"××医院植入性材料登记验收表"。

（2）对紧急使用或必须在手术现场选择型号、规格的植入与介入类医疗器械，可以临时由经确认有资格的厂家直接提供使用，但在手术后必须及时填写植入"××医院植入性材料登记验收表"，与进货发票一起作为验收入库的凭据，并将所有资料作为患者病历档案一起完整保存。

（3）有些贵重或技术难度较高的植入与介入类医疗器械，需请厂家派专业人员进行现场技术指导的，必须核准其从事临床工作的资格。

（4）"××医院植入性材料登记验收表"保存期至少超过产品终止使用后5年。

6. 植入与介入类医疗器械结算

（1）在植入与介入类医疗器械入账前，必须具备经营企业开具送货清单；临床使用结束后应建单扫描并打印"××医院植入性材料登记验收表"并由相关管理人员（包括巡回护士、主刀医生、手术室护士长）签字，方可入账。植入与介入类医疗器械验收员应将送货清单、领用单、"××医院植入性材料登记验收表"整理归档，以备查询。

（2）采购中心须督促供应商加快开具发票，当月手术、当月开票、当月入账、当月出账，做到日清月结，月末无库存。

7. 植入与介入类医疗器械质量控制

（1）对植入与介入类医疗器械的使用质量、安全性控制和反馈方面，采用多种形式：如发放医用材料质量信息反馈表，及时了解各类在用材料的质量情况及用户的满意度情况，要求供应材料的经销商提供医用材料的质量和售后服务承诺书等。

（2）植入与介入类医疗器械的追溯。

（3）登录医用耗材管理系统，通过患者病案号或者耗材名称、条形码追溯植入性医疗器械的产品信息、灭菌信息。

（4）由于植入与介入类医疗器械引起的医疗纠纷，应根据"产品质量与服务承诺书"进行赔偿，承担法律责任。

（5）由于植入与介入类医疗器械引起的不良反应事件，采购中心必须按照相关规定上报有关部门。

五、注意事项

无。

六、相关文件

《医疗器械监督管理条例》。

《××省医疗机构药品和医疗器械使用监督管理办法》。

《医疗器械临床使用安全管理规范》。

《一次性使用无菌医疗器械监督管理办法》。

七、使用表单

××医院植入性材料登记验收表。

八、使用单位

采购中心。

九、植入介入类医疗器械追溯流程图

植入介入类医疗器械追溯流程如附图 B-4 所示。

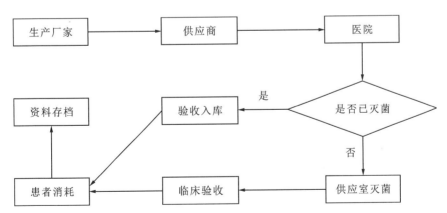

附图 B-4　植入介入类医疗器械追溯流程图

注：可根据患者姓名、病案号、物资条形码进行溯源。

××医院医用试剂管理制度

为保证医院医、教、研工作的顺利开展，规范全院各部门试剂的准入、采购和使用，特制定医院试剂管理制度。

第一条　物流中心试剂管理接受医院物资管理委员会领导，并在其指导下进行试剂的准入、采购及出入库管理工作。具体准入流程、采购流程及出入管理流程详见附件。

第二条　严格试剂首营准入审批，临床使用部门根据实际需求填写《医院试剂首营审批表》，严格按照医院临床试剂首营流程进行审批。

第三条　物流中心试剂采购小组具体实施试剂采购，采购行为严格遵守医院相关采购制度，并接受纪委、审计、财务的全程监督。

第四条　在采购过程中，建立采购、验收、核对、发放等完整的登记制度，严防差错发生。

第五条　严格审核供应商资质，严格审核各试剂生产厂家和销售商提供的合法证件，产品质量符合国家的要求和规定，杜绝假劣、无证试剂进入医院。

第六条　已确定的试剂类型及价格一般不得随意变动，如有特殊情况需要变更，须书面申请，经主任审批后提交儿科医院物资管理委员会讨论决定。

第七条　试剂采购和管理人员，必须加强自律教育，严禁在与试剂生产单位和销售商的接触中接受任何形式贿赂的不法行为，如有违法违规，将严肃处理。

第八条　试剂由物流中心库房集中管理，库管员做好验收、出入库登记及配送工作。

附　　件

一、准入流程

1. 申请

首次在我院临床使用的试剂或需要替换的试剂需要进行准入审批。根据临床实际需要，使用科室通过医院 OA 物流中心工作流程填写《试剂首营品种准入审批表》，申请部门需说明申请增加新试剂（变更试剂）理由以及所需试剂的名称、规格型号，并预估年使用量。

2. 审批

申请科室提出的《试剂首营品种准入审批表》交至物流中心后，物流中心负责将审批表转至医务部、医保办、院感科等职能部门。医务部根据临床部门使用需求给予专业建议；医保办对收费给出专业意见；院感科对院感风险提出建议，最终部门申请将由医院物资管理委员会进行审批。委员会每季度召开一次例会，审批新增及变更试剂的准入，原则上同一类型试剂在一年内只能进行一次申请。

3. 复审及退出

通过准入审批的试剂，物流中心将根据部门的申请执行采购。物流中心负责接收临床部门针对试剂使用的不良事件报告，同时物流中心每年审核试剂供应商的相关证照、资质及授权的合法性、完整性及有效性。医院物资管理委员会每年对全院在用试剂进行复审，如果出现资质证照不合格或不良事件发生率≥3 例次/年，委员会在征询使用部门意见后可以将该试剂强制退出。

二、采购流程

1. 基本原则

（1）遵循公开透明、公平竞争、公正诚信的原则。

（2）在满足医院物资需求的基础上最大限度降低采购成本。

（3）严格审核供应商的合法资质证照，综合把握规模、产品质量、报价、交货响应能力及售后服务等多方面因素。

（4）确定合作的供应商应与医院签订廉政协议书。

（5）接受医院纪委、审计与财务等部门的全程监督。

（6）建立完整的审核及采购记录，严防差错，所有单据、记录均应妥善保管，做好文本材料归档保存工作。

（7）已确定的供应商和试剂价格一般不得随意变动，如有特殊情况需要变更，须部门主任申请，说明更换理由，最终由医院物资管理委员会讨论决定。被替换的试剂品种 3 个月内自动退出采购。

（8）实验室用易制毒化学试剂应严格按照国家有关规定：医疗机构购买第二类、第三类易制毒化学品的，应当在购买前将所需购买的品种、数量，每年一次向所在地的县级人民政府公安机关备案。

2. 采购小组

物流中心设立试剂采购小组，由部门主任、试剂联络员、采购员组成。采购小组在医院物资管理委员会的直接领导下负责试剂的日常采购工作。

3. 采购形式

为改进采购流程，加强供应商管理，减少采购相关成本，物流中心的试剂采购分为小额采购、大额采购及紧急采购。在确定供应商之后，使用部门根据实际需求在医院 OA 系统填写医用试剂采购申请单，物流中心试剂采购小组执行采购。

（1）小额采购：对于预估年采购金额低于 10 万元的试剂由物流中心试剂采购小组在充分征询使用部门意见后通过院内采购流程遴选供应商执行采购。

（2）大额采购：对于预估年采购金额在 10 万元以上的试剂，应报院务会批准后由招标办公室执行社会公开招投标，根据招标结果执行采购。同一供应商的不同产品，采购量应合并计算。

（3）紧急采购：医疗卫生突发事件需要特殊检验试剂、原有试剂非计划退出导致临床工作中断或遇到其他非预期紧急情况，临床部门可以申请紧急采购。物流中心采购小组通过 OA、微信、邮件或电话记录向医院物资管理委员会汇报，在得到委员会同意后，采购小组征询使用部门意见选择供应商进行紧急采购。

紧急采购期不超过 3 个月，如果需要长期使用，部门在提出紧急采购后即可进入正常准入申请流程。

三、出入库管理流程

（1）试剂由物流中心库房做出入库管理，以直入直出方式配送至各使用部门二级库。

（2）试剂到货后库房管理员验收，应重点注意以下几点。

① 是否与部门采购申请单相符。

② 产品是否具有三证。

③ 送货条件是否符合产品要求。

④ 产品的有效期。

⑤ 产品批号和数量。

⑥ 产品包装是否完整；产品标签是否清晰。

（3）以下情况，库房管理员可以拒收。

① 科室自行采购试剂。

② 送货单与实物不符。

③ 送货条件不符合要求的。

④ 质量异常（临近有效期、过期产品）。

⑤ 包装破损、标识模糊。

（4）验收合格后，库房管理员应做好入库记录，并及时配送至使用部门，做好出库手续。

（5）为保证试剂的质量和有效性，物流一级库及部门二级库房管理员应掌握试剂的储存条件，采取正确的仓储方法。

（6）对于各类危险化学品，必须按其危险特性、类别进行隔离存储。剧毒、危害及易制毒品试剂应放在专柜中，双锁双人共同保管。

（7）试剂领用时，领用部门应凭科主任或授权资产管理人签字的试剂专用领物单领用。同时库房管理员应按照领物单出库复核，领发双方确认，做好出库记录。

（8）在使用中如发生试剂质量问题，使用部门应及时向物流中心质量监管人员反映，物流中心及时与供应商联系解决，并记录在案备查。

××医院科研试剂管理制度

一、目的

根据国家卫生计生委和国家食品药品监督管理局的相关法律、法规及医院医用耗材采购管理制度规定，为加强医院科研试剂管理，特制订本制度。

二、适用范围

全院。

三、管理职责

职责一：采购中心进行试剂的采购、验收、出入库管理。

职责二：采购中心进行网上计划订货，对采购中心配送试剂进行二次验收。

职责三：试剂使用部门管理本部门试剂的存放及使用。

四、内容和要求

1. 定义

按照具体用途，我院使用的试剂划分为临床试剂和科研试剂。科研试剂是指所有仅应用于科学实验的试剂。凡是应用于临床诊疗的试剂，均纳入临床试剂的范畴进行管理。临床试剂使用前必须到采购中心备案，管理方法详见《临床使用试剂管理制度》。科研试剂不得用于临床，凡擅自应用于临床的，后果自负。

2. 申购

每次购买科研试剂时，须认真填写"科研试剂申购单"。科研试剂由科研经费开支的，须经课题负责人或导师签署意见后方可购买；科研试剂由科室经费开支的，须经科主任签字后方可购买。申购单内容包括：申购科室、申购人、申购日期、申购理由、经费来源、申购人联系电话、供应商信息、试剂中文名称（根据试剂字典填写）、规格、生产厂家、产地、价格、数量及负责人签字等。

3. 购买

申购人将申购单交至采购中心，进行采购。采购员根据申购单内容进行订货，并在申购单上签字，同时对送货单及发票作以下要求：送货单上必须写明中文名称、产地、品牌、规格型号、数量、单价、生产批号、有效期、定货科室；发票上必须写明中文名称、规格型号、产地品牌、单价、数量、总价。这些均为入账必须信息。

4. 入库

采购中心专设科研试剂目录，并设对应的院内编号。库房收货时，收货者或采购员所应认真核对申购单，并要求供货商同时提供送货清单及发票。库房收货后，及时办理入库手续。库房工作人员对试剂、发票进行认真核对，发票背面填写相应编号，并在申购单上发票号栏填写相应的发票号。

5. 领用

设备库房办理完入库手续后，试剂申购人及时到设备库房办理出库手续。使用科研经费开支的试剂在领用时，领用人须携带科研经费本。

6. 监控

每月末，采购中心对科研试剂的出入库清单进行打印。科教科组织专人对每月的购买情况进行查验，及时对试剂的价格、数量进行监督控制，同时进行纠正。

××医院总务库房物资采购与验收管理制度

一、目的

为规范总务库房物资采购管理与验收管理工作，特制定此制度。

二、适用范围

采购中心总务库房。

三、管理职责

采购中心由科主任、库房采购和库房保管组成的管理团队负责全院总务库房物资的采购、验收工作。

四、内容和要求

1. 采购工作

（1）在院领导及采购中心负责人的领导下，总务库房负责全院的家具、办公劳保、生活用品、锅炉、电器、水暖及水暖维护材料等物资的采购工作。

（2）根据各科室的需要，制订各类物品的月度和临时采购计划，月底报分管领导审批后采购。

（3）根据临床需要，计划采购，计划用款，并注意采购质量。

（4）做好物资采购用款申请和报销工作，严格执行财经制度，履行验收入库手续，做到钱物凭证三对口一次借款，一次清账。

（5）对医疗、教学、科研等急需的物品必须全力以赴积极采购。

（6）紧急采购必须有临床报告，各分管院长审批后方能采购。

（7）贵重物品应会同相关科室进行市场考察、调研，填写申请报告经批准后方能采购。

2. 验收工作

（1）购进的各类物资、材料必须严格按照验收程序进行，严格把关。验收合格以后方可入库。不符合要求或质量有问题的应及时退货或换货或进行索赔。一般验收程序为：外包装检查、开箱验收、数量验收、质量验收。

（2）验收工作要求及时，必须掌握合同验收与索赔期限，以免因验收不及时造成损失。

（3）严格按合同的品名、规格、型号、数量逐项验收。对所有与合同发票不符的情况，应做记录，以便及时与厂商进行交涉或索赔。

（4）对于紧急急救购置的不能够按常规程序验收的设备，可以简化手续，或是先使用事后补办验收手续，但必须由采购中心负责人签字同意。

（5）验收合格的物资应由经手人办理入库手续。入库单一式三联，一联交会计保存做记账凭证，一联交库房保管做入账凭证，一联交采购中心存查。

（6）对违反验收管理制度、造成经济损失或医疗伤害事故的，应追究相关责任人的责任。

××医院供应商动态管理制度

第一条 为加强各院区物资供应商的有效管理，规范供应商的行为，确保各院区物资供应高效、高质量、有序进行，根据《中华人民共和国招标投标法实施条例》《医疗器械监督管理条例》、《医疗机构医用耗材管理办法》等相关法律法规，结合实际情况，制定本管理规定。

第二条 各院区供应商的动态管理在采购供应部、资产管理中心、医学工程服务部等相关部门的评估下进行，本管理规定适用于各院区药品、设备、医用耗材、总务物资供应商的管理。

第三条 医院各相关部门职责。

（1）由采购供应部牵头组织对供应商的诚信等内容进行实时动态管理、评估及日常的监管。采购供应部必须向持有有效产品证件、有效的生产许可证、有相关产品经营范围和（或）授权书的公司进行采购；对政府部门有采购配送要求的应按相关制度进行线上采购，配送商必须是有平台配送资格的供应商，配送商原则上两年内不得更换，中心（集团）内同一产品原则上要求配送商统一；对供应商的基本情况、公共信用、诚信记录进行评估，评估的内容包括企业信息、信用记录、履约情况、违法违规记录、资质文件真实性、投标响应文件真实性、中标执行情况等。

（2）资产管理中心负责对供应商的用户评价进行评估，每季度对食品药品监督管理部门发布的监督抽检结果的通告进行核对，评估的内容包括质量合格率、配送服务、售后服务、不良事件等。

（3）医学工程服务部负责对各类设备的售后服务、维修情况等进行反馈、数据汇总等。

（4）药剂科负责对质量保障、配送服务、售后服务等进行反馈、数据汇总等。

（5）医务部、护理部、院感科等职能部门负责对可疑医疗器械、药品及其他产品的不良事件进行反馈、数据汇总等。

（6）临床一线工作人员负责向相关主管部门反馈产品的质量问题、售后服务情况等。

（7）信息中心负责对软件、计算机相关设备、配件的质量问题、售后服务情况等进行评估；另外根据以上各部门提交的供应商管理需求开发相关模块。

以上各部门对供应商的评估考核建议进行信息化评估管理，取数应以客观数据为主、主观数据为辅，纪检监察部门负责监督和审查。

第四条　为使供应商的评价规范化、制度化、有效化，应对供应商进行综合考核评估打分。总分为 1000 分，由基本情况（100 分）、公共信用（200 分）、诚信记录（400 分）和用户评价（300 分）组成。其中，基本情况包括基础信息 70 分、企业划型信息 10 分、其他政策性扶持企业信息 10 分、联系人及联系方式 10 分；公共信用包括信用记录 100 分、履约情况 100 分；诚信记录包括违法违规记录 160 分、资质文件真实性 80 分、投标响应文件真实性 80 分、中标执行情况 80 分；用户评价包括质量合格率 90 分、配送服务 70 分、售后服务 70 分、不良事件 70 分。

（1）各部门、各岗位及时记录供应商的异常动态，发现问题及时登记记录，登记内容包含发生日期、产品名称、规格型号、生产厂家、供应商、问题产品数量、存在问题、处理日期以及处理结果等。

（2）供应商考核实行千分制，每季度的汇总考核结果由采购员反馈给供应商。针对供应商的行为，考核人员可建议扣分、加分，同一行为不同岗位每季度扣分、加分累计不超过两次。

（3）有以下行为的公司直接扣 400 分，考核等级为差，直接列入供应商配送黑名单。

① 生产销售假药、劣药被撤销药品批准证明文件或被吊销《药品生产许可证》《药品经营许可证》或《医疗机构制剂许可证》的。

② 未取得医疗器械产品注册证书生产医疗器械的，或者生产不符合国家标准、行业标准的医疗器械情节严重的，或者生产、销售其他不符合法定要求的医疗器械造成严重后果的，被吊销医疗器械产品注册证书、《医疗器械生产企业许可证》《医疗器械经营企业许可证》的。

③ 在申请相关行政许可过程中隐瞒有关情况、提供虚假材料的。

④ 提供虚假的证明、文件资料样品或者采取其他欺骗、贿赂等不正当手段，取得相关行政许可、批准证明文件或者其他资格的。

⑤ 在行政处罚案件查办过程中，伪造或者故意破坏现场，转移、隐匿、伪造或者销毁有关证据资料，以及拒绝、逃避监督检查或者拒绝提供有关情况和资料，擅

自动用查封扣押物品的。

⑥ 因药品、医疗器械违法犯罪行为受到刑事处罚的。

⑦ 其他因违反法定条件、要求生产销售药品、医疗器械，导致发生重大质量安全事件的药品、医疗器械违法行为。

⑧ 政府采购领域三年内有重大违法记录，或者被禁止参加政府采购活动 1～3 年的。

⑨ 政府采购黑名单即被列入失信被执行人名单、重大税收违法案件当事人名单或政府采购严重违法失信行为。

⑩ 食品药品监督管理部门发布的监督抽检结果的通告内有严重产品质量问题的。

第五条　供应商动态评分等级划分如下：

供应商考核得分	考核等级	红、黄、绿卡
900 分以上	优秀	绿卡
800～900 分	良好	绿卡
700～800 分	一般	黄卡
600～700 分	较差	红卡
600 分以下	差	黑名单

第六条　采购供应部、资产管理中心、医学工程服务部等相关部门如实记录和客观反映供应商参加中心（集团）采购活动的履约状况，共同建设和管理供应商档案库，充分利用互联网、大数据等技术手段，加强信用监管信息共享和关联整合，逐步建立和完善医院采购绿名单与黑名单联合奖惩体系。

（1）对考核结果优秀绿卡的供应商可优先取得交易机会；可优先支付货款或缩短票期。

（2）对考核结果良好绿卡的供应商继续正常交易和支付货款。

（3）对考核结果一般黄卡的供应商继续正常交易，但要由采购供应部班组长以上约谈业务经理以上人员，信誉不佳的供应商酌情作延期付款等惩处。

（4）对考核结果较差红卡的供应商应由采购供应部主任约谈企业负责人，并重新做调查评核，暂停付款，且应采取订单减量、各项稽查及改善辅导等措施；连续三个季度以上考核较差无改进的供应商视同考核差的供应商。

（5）对考核结果差的供应商应列入黑名单，三年内不能参加中心（集团）的各类招标投标，中心（集团）三年内不能向该公司采购任何产品，若想恢复交易，需接受重新调查评核，并采用逐步加量的方式交易。

第七条　附录：供应商考核评估表。

附录：供应商考核评估表

指标 供应商		供应商 A	供应商 B	供应商 C
基本情况 （100 分）	基础信息 （70 分）			
	企业划型信息 （10 分）			
	其他政策性扶持企业信息 （10 分）			
	联系人及联系方式 （10 分）			
公共信用 （200 分）	信用记录 （100 分）			
	履约情况 （100 分）			
诚信记录 （400 分）	违法违规记录 （160 分）			
	资质文件真实性 （80 分）			
	投标响应文件真实性 （80 分）			
	中标执行情况 （80 分）			

指标 供应商		供应商 A	供应商 B	供应商 C
用户评价 （300 分）	质量合格率 （90 分）			
	配送服务 （70 分）			
	售后服务 （70 分）			
	不良事件 （70 分）			
合计				
考核等级				

后 记

《公立医院采购管理实务》由中国医学装备协会采购分会采购规范化培训部组织编写，先后组织召开了4次研讨会，2次向全国各地公立医院从事采购管理、医学装备、后勤保障、财务、纪监审等领域的专家发出征稿函，其中40余家公立医院的70多位同仁积极响应，从动议、策划、撰写、审核到出版此书历时一年，在此，向每一位奉献自己宝贵经验的专家、撰稿人，以及所有付出辛勤劳动的工作人员致以衷心的感谢！

感谢中国医学装备协会侯岩理事长、中国医学装备协会采购分会于清明会长和武汉大学人民医院王高华院长高度重视此书并撰写序言。

感谢中国医学装备协会李志勇秘书长、张林鹏副秘书长、杨建龙副秘书长和采购分会田玲秘书长的关心和支持！

感谢中国政府采购报贺利娟总编、徐丽红副主编的指导与帮助！

感谢湖北省财政厅政府采购管理处牛庆义、杜春林、程薇、康邓禹及湖北省卫生健康委员会财务处王劲松、黄巍等专家，感谢湖北省政府采购协会的相关专家，在专业性把握方面给予的鼎力支持与协助！

感谢武汉大学人民医院张丙宏教授、何谦然总会计师和陈仕平主任对本书编撰工作的悉心指导！

感谢何轩和刘洋为本书精心设计封面。

本书参考并引用了大量的文献资料和案例，在此，对原作者和出版机构表示衷心的感谢！

在本书出版之际，我们既有喜悦，但更多的是忐忑和压力。尽管付出了很大努力，但受时间、精力和专业水平等的制约，本书难免有不足之处，敬请业界专家和广大读者批评指正。

本书注重理论联系实际，操作性和实用性兼而有之，填补了国内公立医院采购管理在全方位、全流程、系统化、规范化、职业化研究领域的空白，为提高我国医院采购管理水平起到了积极的推动作用。随着本书在国内的推广使用及公立医院采购形势的变化，我们还会适时更新或增加最新的内容并不断进行修订。

真心希望《公立医院采购管理实务》一书能够带给您轻松愉快的阅读体验，能够对您的工作有实质性的帮助。这是全体编者的共同心愿。

《公立医院采购管理实务》编委会

壬寅年中秋

图书在版编目（CIP）数据

公立医院采购管理实务/林青主编. —武汉：华中科技大学出版社，2022.11（2024.6重印）
ISBN 978-7-5680-8875-6

Ⅰ. ① 公… Ⅱ. ① 林… Ⅲ. ① 医院-采购管理-研究-中国 Ⅳ. ① R197.322

中国版本图书馆 CIP 数据核字（2022）第 215230 号

公立医院采购管理实务 林 青 主编
Gongli Yiyuan Caigou Guanli Shiwu

策划编辑：徐晓琦　张　玲
责任编辑：陈元玉
封面设计：何　轩　刘　洋
责任监印：周治超
出版发行：华中科技大学出版社（中国·武汉）　　　电话：（027）81321913
　　　　　武汉市东湖新技术开发区华工科技园　　　邮编：430223
录　　排：华中科技大学出版社美编室
印　　刷：湖北新华印务有限公司
开　　本：787mm×1092mm　1/16
印　　张：30.5　　插页：2
字　　数：550 千字
版　　次：2024 年 6 月第 1 版第 3 次印刷
定　　价：99.00 元